조금씩,
천천히,

자연식물식

주의

~~~~~~

이 책은 일반적인 의학 및 영양학 정보를 제공하고 있다.
따라서 책의 내용을 참고해 건강을 관리하면서 약물의
복용을 중단하거나 치료방법을 바꾸고자 할 경우에는
반드시 주치의와 상의한 다음 결정해야 한다.

조금씩, 천천히, 자연식물식

채식과 건강식을
고민하는
사람들을 위한
필독서

이의철 지음

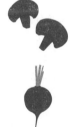

니들북

추천사

황성수 〉 힐링스쿨 교장,
〉 베지닥터 전임 상임대표

무엇을 먹어야 하는가? 이는 사활이 걸린 중대한 질문이다. 왜냐하면 먹는 대로 몸이 되기 때문이다. 젖먹이 아기가 엄마 젖을 먹고 몸이 자라는 것을 보면 젖이 몸이 된다는 사실을 알 수 있다. 먹는 것이 '피가 되고 살이 된다'는 말도 있지 않은가. 가솔린으로 움직이는 자동차가 있고 디젤을 연료로 쓰는 자동차가 있다고 치자. 만약 가솔린 차에 디젤을 주입하면 어떻게 되겠는가? 답은 뻔하다.

의학과 의술은 빠르게 발전하고, 정밀한 의료기기와 새로운 약들이 개발되고 있다. 사람들의 위생도 예전보다 훨씬 나아졌다. 그럼에도 새로운 병과 고치지 못하는 병이 늘어나고, 한번 생기면 평생 동행해야 하는 병도 많아지고 있다. 뭔가 이상하지 않은가? 현대 의학과 의술로는 해결되지 않는 다른 이유가 있다는 의미가 아니겠는가? 그게 혹시 먹는 것은 아닐까?

식품에는 두 종류가 있다. 육식이라고 부르는 동물성 식품과 채식이라고 부르는 식물성 식품이다. 동물성 식품에 속하는 것은 육류, 생선을 비롯한 어패류, 계란을 비롯한 동물의 알, 우유를 비롯한 동물의 젖이다. 식물성 식품에 속하는 것은 곡류, 콩류, 견과류, 감자류, 채소, 과일이다. 이 두 종류의 식품은 내용에서 큰 차이를 보인다. 동물성 식품에는 단백질이 많고, 콜레스테롤이 있고, 탄수화물이 없고, 몇몇 비타민이 적거나 없고, 일부 미네랄이 적고, 섬유질이 없고, 항산화성분이 없다. 식물성 식품은 반대다. 즉, 단백질이 적고, 콜레스테롤이 없고, 탄수화물이 많고, 모든 비타민이 골고루 있고, 모든 미네랄이 충분하고, 섬유질이 있고, 항산화성분이 가득하다. 이처럼 동물성 식품과 식물성 식품 둘 다 식품이라고 부르지만 내용은 전혀 다르다. 그렇다면 둘 중 어떤 것을 먹어야 하는가?

저자는 오랫동안 자연식물식을 하면서 체득한 사실, 이론, 그리고 진료현장에서 경험한 내용을 종합해 이 질문에 대한 답을 제시하고 있다. 뿐만 아니라 10여 년간 베지닥터 사무국장으로 일하며 많은 사람들을 만나고, 다양한 단체들과 접촉하고, 여러 강연을 통해 얻은 식생활 세계의 흐름을 이 책에 담았다. 저자는 세계 여러 연구기관에서 발표한 통계를 제시함으로써 읽는 이로 하여금 확신을 갖게 해준다. 더불어 먹는 것이 육체적 건강에 국한되지 않고 많은 사회문제와 연결되어 있다는 점도 짚어준다. 이 책을 읽고 나면 기후 변화, 동물의 생명권, 토양오염, 수질오염, 농산물 유전자오염 등 매우 중요한 문제들이 반드시 먹는 것을 거쳐 간다는 점을 알게 될 것이다.

이제 스스로에게 질문할 시간이다.

제대로 먹고 있는가? 마땅히 먹어야 할 것을 먹고 있는가?

삶을 진지하게 살기를 원하는 이들에게 이 책의 일독을 권한다.

황윤 　　　〉 영화 〈잡식가족의 딜레마〉 감독,
　　　　　　　〉 《사랑할까, 먹을까》 작가

우리는 누구나 건강하기를 소망하고 일상적으로 '건강하세요'라는 인사를 주고받는다. 시중에는 건강과 관련된 수많은 상품과 정보가 난무한다. 그러나 사막의 모래알처럼 쏟아지는 마케팅과 가짜 뉴스 속에서 진짜 건강에 도움이 되는 정보를 찾아내기란 쉬운 일이 아니다. 가령, 저탄고지 식단은 건강에 도움이 되는가? 탄수화물이 살찌는 주범이니 적게 먹어야 하나? 우유가 뼈를 튼튼하게 만든다는 '신화'는 과학적 사실인가? 탄수화물을 적게 먹고 고기를 많이 먹는 게 당뇨병에 도움이 되나? 동물성 단백질은 과연 '우수한' 단백질이고 성장기 아이들이 많이 먹어야 하는가? 등 푸른 생선과 멸치는 어떤가? 여기, 수많은 혼돈과 잘못된 정보로부터 현대인을 구원할 한줄기 빛과 같은 책이 나왔다.

　이 책은 단지 주장이 아니다. 직업환경의학 전문의로서 수많은 직장에서 노동자들을 만나고 건강 상담을 해온 저자의 경험과 세계적으로 앞서가는 연구진들이 발표한 최신 연구결과를 토대로, 인간이 무엇을 먹어야 건강할 수 있는지 과학적으로 명징하게 보여준다.

　이 책에 따르면, 현대인이 숙명처럼 받아들이는 고혈압, 당뇨, 암, 심근경색, 뇌졸중, 치매, 대상포진 같은 면역계질환, 빠르게 늘어나는 크론병과 비만 등은 비싼 영양제, 치료제, 고가의 다이어트 프로그램이 아니라 '좋은 음식'을 먹음으로써 충분히 예방이 가능하다. 더불어 이 책을 읽고 나면 무엇이 좋은 음식인지 분명하게 알게 될 것이다.

이 책은 흔한 단순 정보성 건강 서적과 차원을 달리한다. 음식과 건강의 관계에 관한 광범위하고 성실한 연구, 그에 기반한 진짜배기 정보를 주는 것만으로도 현대를 살아가는 독자들에게는 유익할 터인데, 개인의 건강을 넘어 사회 전체의 건강함, 나아가 생태계의 건강함과 지속 가능성을 위해서도 우리의 일용할 양식에 대한 신중한 선택이 얼마나 중요한지를 깨닫게 해준다. 공장식 축산이 일으키는 심각한 환경 파괴와 기후 위기의 실태에 관한 대목은 인류의 멸종을 바라지 않는 사람이라면 꼭 읽어야 하지 않을까. 여기에 요리법, 외식 팁, 심지어 라면 선택법까지 식물식 초심자들에게 도움되는 깨알 같은 정보도 들어 있다.

나는 다큐멘터리 영화 〈잡식가족의 딜레마〉를 제작하면서 육류의 대량생산을 위한 공장식 축산이 사람과 가축, 지구 전체에 얼마나 파괴적인 영향을 미치는지 알게 되었고, 그때부터 육류와 유제품을 끊고 채식을 시작했다. 가끔 가공식품을 먹긴 했지만 되도록 현미밥과 콩류, 야채, 과일, 견과류 등으로 이뤄진 자연식물식을 했다. 식습관이 드라마틱하게 바뀐 것만큼 내 몸도 드라마틱하게 달라졌다. 가장 먼저 아토피가 씻은 듯이 사라졌다. 나의 아토피에 대해 부모님은 집안 내력이라 했고, 의사들은 낫지 못하는 병이니 스테로이드약을 쓰는 것 외에는 방법이 없다고 했다. 그러던 것이 육류와 유제품을 끊음으로써 한두 달만에 완치된 것이다. 십 수년 동안 나를 괴롭혔던 위염과 지긋지긋한 편두통도 씻은 듯 사라졌다. 식물식 10년 차인 지금, 나이에 비해 동안이라는 말을 자주 들으며 지치지 않는 체력으로 활기찬 일상을 보내고 있다. 마지막으로 감기에 걸린 게 언제인지 기억조차 희미하다. 건강에 이르는 길은 이토록 간단했는데 나는 너무 먼 길을 돌아 그 길을 발견했다. 이 책이 좀 더 일찍 나와서 내가 어릴 적에 우리 부모님이 읽었거나, 혹은 내가 성장기 때 스스로 읽었다면 병원비도 줄이고 심신을 괴롭히던 질병들의 고통에서 훨씬 빨리 해방되며, 어쩌면 아예 예방할 수 있지 않았을까 생각한다. 사람과 지구의 건강을 소망하는 모든 이들에게 이 책을 강력 추천한다.

이 책은 의학의 눈부신 발전에도 해마다 고혈압, 당뇨, 비만, 치매, 암 같은 질병에 걸리는 사람이 늘어나고, 의료비 부담이 증가하는 이유를 한마디로 정리한다. 건강한 삶과 그렇지 않은 삶의 차이는 그 사람의 식습관과 생활습관에서 비롯된다는 사실을 과학적 자료와 함께 말하고 있는 이 책을 읽고 난 후 당신의 밥상은 더 이상 어제와 같지 않을 것이다. 이 책은 가장 최신의 문헌을 참고하는 전문가로서의 가치를 잃지 않으면서 누구나 읽기 쉬운 형식으로 쓰여졌다. 앞으로 이 책이 각종 기관, 영양학·의학연구자, 언론, 정책결정자 등 폭넓은 분야에서 이용되기를 바란다. 자연식물식은 인간의식의 패러다임이 지배와 파괴에서 공존과 생명 존중으로 나아가는 고리 역할을 함으로써 팬데믹 상태를 종식시킬 수 있는 한 방편이 될 수 있다. 이 강력하고 설득력 있는 책을 읽게 된 것에 진심으로 감사한다.

_ 강성미, 사단법인유기농문화센터 원장

채식이 건강식이라는 사실을 모르는 사람은 거의 없을 것이다. 하지만 단백질 신화에 빠져 있는 현대인들은 채식만 하면 단백질이 부족해질 거라는 걱정 때문에 선뜻 채식을 실천하지 못한다. 이는 많은 학자들이 육식의 중요성에 대해 지나치게 강조하고 부작용에 대해서는 별로 언급하지 않는 탓이다. 권위 있는 학자들의 설명이니 대중들은 당연히 옳을 거라 생각하고 그들의 의견을 따르는 것이다. 아쉽게도 육식은 득보다 실이 훨씬 많고 그 사실들을 조목조목 근거를 제시하며 정확하게 설명할 수 있는 사람은 그리 많지 않다. 저자는 자연식물식 이론에 관해서는 국내 1인자라 할 수 있다. 이 책을 통해 육식의 문제점과 자연식물식의 이점에 대해 정확한 지식을 얻고 채식에 대한 확신을 갖게 되길 희망한다. 동물을 먹지 않는 소극적 채식이 아닌 통곡물 자연식물식이라는 건강한 채식을 실천할 것을 권하며, 이 책을 강력하게 추천한다.

_ 김진목, 신경외과 전문의, 베지닥터 상임대표, 대한통합암학회 이사장

소화기내과 의사로서 속쓰림, 만성복통, 더부룩함, 설사, 변비 등의 증상을 겪는 환자들을 매일 만난다. 환자 대부분은 내시경, 혈액검사 등 온갖 검사를 해도 특별한 이상이 없음에도 불구하고 과민성대장증후군, 기능성소화불량(신경성위염) 같은 매우 괴로운 증상을 호소한다. 정신과 약물을 포함한 여러 위장약을 써보지만 효과가 그리 신통치 않다. 약물과 더불어 생활습관 교정과 균형 있는 식사도 권하는데 구체적인 지침을 주기가 참 어렵다. 부끄럽지만 대부분의 의사들도 습관을 어떻게 바꿔야 하는지 잘 모르고 스스로도 실천해보지 않았기 때문이다. 나는 개인적으로 가공 음식을 피하고 채식 위주의 식단으로 바꾼 후 과민성장증후군 증상이 좋아진 경험이 있기에 식단 변화의 힘을 잘 알고 있다. 이 책은 그동안 많은 환자들이 겪어온 다양한 건강 문제의 근본적 해결방법인 먹을 것에 대한 구체적이고 실질적인 정보가 가득하다. 이렇다 할 이상 없는 증상으로 고통받고 있는 이들에게

이 책을 추천한다.

_ 김진용, 차의과학대 통합의학대학원장, 일산차병원 소화기내과 교수

미국심장학회 전 회장 킴 윌리엄스는 이렇게 말했다. "두 종류의 심장 의사가 있다. 비건 그리고 데이터를 안 본 사람". 이 말이 대중에겐 충격적이고 비채식인 의사에겐 모욕적일 수 있지만, 채식의 장점을 증명하는 연구들이 점점 많이 발표되며 이를 권하는 의사들이 전 세계적으로 급증한 것도 사실이다. 문제는 한국인으로서 채식을 할 때, 우리 사정에 정통한 전문가의 부족이다. 일반인이 해외 논문을 읽기도 어렵고, 의사라도 최신 영양 지식을 모를 때가 많은 게 현실이다. 채식 전문의의 불모지와도 같은 이곳에서 빛나는 사람이 '직업환경의학 전문의' 이의철이다. 그는 검증된 과학과 데이터 그리고 직업환경의학 전문의로서의 풍부한 현장 경험을 바탕으로 신뢰할 수 있는 조언을 건넨다. 게다가 그는 지구 환경에 대해서도 염려하고 발언하는 용기 있는 전문가, 책임 있는 시민이기도 하다. 그의 지식과 지혜가 총망라된 이 책을, 자신의 건강은 물론 지구와 다른 생명체의 건강까지 챙기려는 모든 이에게 주저 없이 권한다.

_ 김한민, 《아무튼, 비건》 작가, 시셰퍼드 활동가

첫째를 낳고 채식을 시작한 지 1년이 지나 둘째를 임신했다. 임신과 수

유 중 채식에 대한 정보가 많이 없어서 베지닥터에 자문하기도 하고 해외 원서나 해외 유튜버를 찾아보기도 했다. 이 책에는 산모와 태아 모두를 위한 디톡스임신, 모유 속 환경호르몬을 낮추는 방법, 임신 및 수유기 산모를 위한 자연식물식 등에 대한 내용이 자세히 담겨 있어 건강한 임신을 원하는 가족과 임산부에게 큰 도움이 될 것이다. 맹목적인 성장 집착이 만연한 한국 사회에서 질적인 성장, 즉 건강한 성장을 위해 어떻게 해야 하는지 과학적 연구결과를 들어 이해하기 쉽게 알려준 부분은 자녀를 둔 부모들에게는 매우 유익하리라 생각한다. 특히 연령단계별 자연식물식 주의사항은 이제 막 세 돌이 지난 첫째 아이의 식단 구성에 실질적인 도움이 되었다. 이 책에 따르면, 동물성 식품의 섭취가 늘어나면서 아이들의 성장속도가 빨라졌지만 동시에 조기사춘기, 성조숙증, 조기초경, 소아비만, 소아당뇨, 소아암 등 다양한 건강문제도 증가했다. 아이가 건강하게, 천천히, 꾸준히 성장하기를 원하는 부모와 교사들이 꼭 읽어야 할 건강 지침서다.

_ 김현지, 유튜브채널 '샤인킴' 및 네이버 카페 '비건맘' 운영

나는 의료생물학을 공부하면서, 또 다이어트를 하면서 근손실 걱정을 많이 했다. 그러면서 동물성 단백질에 집착하기 시작했다. 하지만 동물성 단백질을 다량으로 섭취한 후 느꼈던 컨디션 저하를 설명해주는 자료는 그리 많지 않았다. 때문에 그저 개인적인 체질 문제로만 생각했다. 그 외에도 지금껏 의문이었던 나만의 생리현상이 많았는데, 이런

것들을 사이다처럼 시원하게 풀어주는 책이 바로《조금씩 천천히 자연
식물식》이다. 이 책에는 우리가 몰랐던 수많은 식물성, 동물성 영양학
적 지식이 담겨 있다. 뿐만 아니라 지금껏 궁금해했던 동물성 음식과
뼈 건강, 인슐린저항성의 관계를 자세히 알려준다. 식물성 음식에 대한
편견을 깨고 싶다면 꼭 읽어보길 추천한다.

_ 안백린, 천년식향(@millenial_dining) 오너&philosopher chef

세계의 권위적인 학술지들은 자연식물식을 인간이 섭생해야 할 가장
건강하며 안전한 식생활 패턴으로 거듭 보고하고 있다. 우리나라에도
긴 세월 동안 자연식물식을 철저히 연구하고 학습하며 사랑으로 안내
해온 진실한 의사가 있다. 근로자의 건강문제를 직접 찾아나서는 이의
철 직업환경의학 전문의의 책은 국민과 사회를 건강하고 행복하게 지
켜줄 수 있는 완벽한 대국민 필독서라 해도 과언이 아니다. 이 책은 단
순히 건강한 식생활을 해야 하는 이유와 건강한 식생활 방법을 알려주
지 않는다. 이 책은 당신의 전체적인 삶을 웰빙으로 이끌어줄 것이다.

_ 이승현, 미국 로마린다 의과대학 예방의학과 교수,
대한생활습관의학교육원 설립자·원장

몸과 마음의 재활을 위해 일하는 의료 및 운동 분야 종사자들을 지도
하면서 가장 중요하게 생각하는 부분은 바로 학문의 실용성이다. 매일

다양한 건강, 영양 분야 책들이 쏟아짐에도 과학적 근거와 실용성을 두루 갖춘 책은 찾아보기 힘들다. 과학적 내용을 다루더라도 이론적 당위성만 강조할 뿐 그 방편이 실생활과 동떨어진 경우가 많다. 반면에 이 책은 단순히 자연식물식의 영양학적 가치나 당위성을 나열하는 데 그치지 않고, 저자의 직접적인 체험과 고민을 바탕으로 실질적인 실천법을 함께 제시한다는 점에서 높은 가치가 있다. 특히 운동을 하는 사람들은 동물성 식품 섭취를 하지 않으면 근육의 성장이나 퍼포먼스에 저하가 올 것이라는 우려가 많으나 이는 사실과 다르다. 저자의 말처럼 한국은 아직 자연식물식을 실천하기에 적합한 환경을 갖추고 있지 않다. 다만 책의 제목처럼 조금씩 천천히 자연식물식을 실천하고 운동을 병행한다면 살도 빠지고 만성질환도 개선되어 피트니스 수준이 향상된 자신을 발견할 수 있을 것이다.

- 이재준, 몸마음연구소장, 대한라이프스타일운동학회장

처음 채식을 결심했을 때 살아 있는 모든 동물을 먹지 않고 식물성 음식만 먹으면 된다고 생각했다. 초기에는 배고픔을 자주 느껴 보상 심리가 생기면서 폭식을 하거나 눈 떨림 현상을 겪기도 했다. 건강을 위해 채식을 시작했는데 외려 두통이 오고 피로감이 몰려왔다. 이런 이상 신호들이 왜 생기는지 알 수 없던 차에 이의철 선생님을 만났다. 선생님을 통해 제대로 된 자연식물식에 대한 아주 구체적이고 실용적인 지침을 알게 되었다. 이 책은 음식으로 온전하고 건강한 몸을 유지하는 동시에, 자연과 지구를 지키는 지속가능한 생활습관을 가질 수 있게 우리를 이끌어줄 것이다. 자연식물식은 생각하는 것만큼 어렵지 않다. '조금씩 천천히' 선택하고 실천하면 된다.

_ 임세미, 배우, 비건지향 제로웨이스트 실천가, 유튜브채널 '세미의 절기' 운영_

채식이라고 다 같은 채식이 아니다. 나는 최근까지 소위 '정크 비건'으로 살았다. 채식 라면, 콩고기, 마라샹궈, 튀김 요리 등을 주로 먹었다. 윤리적 이유에서 채식을 시작했기 때문에 건강식은 뒷전이었다. 고기, 생선, 계란, 우유만 안 먹어도 충분히 건강한 것 아닌가? 하며 매일같이 인스턴트 비건 버거를 주문하면서 자위했다. 나의 비거니즘은 '~을 먹는 것이 좋다'가 아닌 '~을 먹지 말아야 한다'였다. 덜어낸 자리에 무엇을 채워야 할지 몰랐다. 그러다 '직업환경의학 전문의' 이의철을 만났다. 그는 내게 분명한 이정표를 제시해줬다. 현미밥에 구황작물, 채소, 과일, 견과류를 먹어라. 설탕과 식용유를 쓰지 마라. 천천히 씹어 먹어라. 이는 결국 산업화 이전 한국인의 밥상을 되찾는 일이었다. 공장식 축산과 유전자 조작 이전의 식단으로 돌아가는 것이다. 가공식품과 배달 음식에 평생 길들여진 나로서는 쉽지 않은 변화였지만, 그건 처음 채식을 시작했을 때도 마찬가지였다. 나는 조금씩 천천히 자연식물식에 도전하기로 했다. 정크 비건이라는 오명을 벗고 건강하고 모범적인 채식주의자가 되리라! 한국의 비건들에게 이의철의 존재는 참 든든하다. 동물성 단백질의 신화가 지배하고 우유가 완전식품으로 권장되는 사회에서 그는 비건도 건강할 수 있다고 말할 뿐만 아니라, 건강하려면 비건이 되어야 한다고 주장한다. 나아가 어떤 비건 식단이 가장 건강한지까지 믿음직하게 설명해준다. 내가 처음 채식을 시작했을 때 이의철을 몰랐다는 게 억울할 정도다. 그의 조언을 따르고 난 후 나의 비건 생활은 한층 활기차졌으며 미각도 풍부해졌다. 채식을 실천하고 있는 사람, 채식에 기웃거리는 사람, 육식을 버리지 못하는 사람 모두 이의철의 처방에 귀 기울일 필요가 있다. 우리네 식탁을 둘러싼 관습과 습관을 처음부터 다시 생각하는 계기가 될 것이다.

_ 전범선,《해방촌의 채식주의자》작가, 가수

자연식물식이란 과일, 채소, 통곡물(현미·호밀) 등 자연에서 가져온 것을 주식으로 하는 식사법을 말한다. 일부 채식주의자들은 고기에 반대하는 반면 각종 공장 음식(라면, 빵, 청량음료, 과자 등)에는 비교적 관대한 편이다. 현대 사회의 식품환경이 이미 너무나 많은 공장 음식으로 넘쳐나기 때문이다. 그러나 지속적이고 빈번한 가공식품 섭취는 비만을 부르거나 영양·건강문제를 가져오기 십상이다. 이 책은 방대한 참고문헌에 근거해 현대 의학, 현대 영양학 연구의 한계를 진술하고 있다. 인체생리와 각종 물질의 대사과정 등 어려운 주제와 내용을 이 분야에 대한 지식이 별로 없는 대중도 쉽게 이해할 수 있는 언어로 바꾸어 매우 친절하게 풀어낸다. 저자는 자연식물식을 실천하는 사람이다. 저자가 직접 실천하고 분명한 경험을 했기 때문에, 그리고 이를 의사의 의학적, 영양학적 지식으로 해석했기 때문에 더욱 설득력이 크다. 저자는 이 책에서 확고한 신념을 바탕으로 왜곡된 건강 지식을 바로잡고 건강한 삶을 위한 올바른 섭생원리를 대중에게 알리고자 많은 노력을 기울였다. 지구촌에 살고 있는 뭇 생명들이 평안하게 공존하는 상태라야 비로소 인간도 건강한 삶을 살아갈 수 있다. 이러한 견지에서 인간이 건강해질 수 있는 해법이 이 책에 고스란히 담겨 있다.

_ 정명옥, 안양 삼성초등학교 영양교사, 전국교직원노동조합 영양교육위원회 위원장

시대의 요구에 부응하는 새로운 영양학적 담론이 우리 사회에서 확산되기를, 그리고 이 흐름을 대변할 전문가와 서적이 나오기를 오랫동안 기다렸다.《조금씩 천천히 자연식물식》은 이런 변화의 본격적 출발을 알리는 책이 될 것이다. 저자는 오랜 기간 연구와 임상, 그리고 사회활동가로서의 경험을 바탕으로 과학적으로 신뢰할 수 있고 친절한 채식 가이드북을 완성시켰다. 육식이 기후와 생태계에 끼치는 악영향 때문에 채식에 관심을 가지는 사람들조차 채식만으로는 영양이 부족하지 않을까 망설인다. 특히 자녀를 둔 부모들은 성장기에는 반드시 육류를 섭취해야 한다고 생각하는 경우가 많다. 이 책은 단백질을 동물성 단백질과 동일시하고, 면역력을 키우려면 동물성 단백질을 섭취해야 한다는 통념이 편견이자 잘못된 상식이라는 것을 과학적으로 입증한다. 식물성 식단은 단백질을 비롯해 칼슘, 철, 오메가3, 아연같이 건강에 필요한 주요 영양소뿐 아니라 비타민, 항산화 작용을 하는 다양한 파이토케

미컬, 그리고 장 건강은 물론 암, 심혈관계질환 예방에 필수적인 섬유소에 이르기까지, 육식 위주의 식생활에서 결핍되기 쉬운 다양한 영양소의 보고다. 이 책은 주변에서 쉽게 구할 수 있는 다양한 곡물, 콩류, 견과류, 채소, 과일만으로도 임신기·수유기 여성, 성장기 아이, 격한 운동을 하는 선수들의 체력과 건강을 보살필 수 있는 영양소가 충분하다는 점을 자료를 통해 확실하게 제시한다. 이 책은 채식을 시도하는 이들에게 믿음직한 안내자가 될 것이며, 식단을 짜는 영양사들에게는 지구와 사람에게 유익한 식품을 그들의 레시피에 담는 데에 조언자 역할을 할 것이다. 영양학과 의학을 공부하는 학생, 기존의 영양학자에게도 이 책이 '지속가능한 영양학'에 대한 관심을 갖는 계기가 될 수 있을 것이다. 요컨대 이 책은 건강은 단순히 보약이나 영양제를 통해 얻을 수 있는 것이 아니라 거칠고 소박한 음식, 건강을 유지하는 데 필요한 몇 가지 원칙을 지킴으로써 얻을 수 있다는 것이라는 사실을 보여준다.

- 조길예, 기후행동비건네트워크 대표, 전남대 명예교수

왜 자연식물식을 권하는가

나는 직업환경의학 전문의다

직업환경의학 전문의가 하는 일은 작업장이나 환경과 관련해서 발생하는 질병을 발견하고 이를 예방할 수 있는 적절한 방법을 찾아내는 것이다. 한마디로, 어떤 질병이 직업병인지 혹은 환경병인지를 판단하고 이를 예방하기 위한 활동이 직업환경의학 전문의의 일이다. 그래서 매일매일 여러 사업장을 돌아다니며 수많은 사람들을 만나고 일하면서 어려운 일은 없는지, 건강상태는 어떤지, 일하는 환경과 생활습관은 어떤지 등을 살핀다.

진료실 환자는 빙산의 일각

나는 하루에 대략 70~100명 정도의 사람들을 만난다. 방문하는 사업장은 공장, 연구실, 일반 사무실, 건설 현장 등 매우 다양하다. 다양한 일터에서 일하는 직장인들의 가장 큰 건강문제는 바로 비만, 고지혈증, 고혈압, 당뇨병, 지방간 등이다. 이런 요인들은 직업성 뇌심혈관질환의 발생 위험을 증가시킨다. 2018년 산업재해 통계에 따르면, 업무와 관련된 질병으로 인해 사망한 사람의 39%가 뇌심혈관질환으로 사망했다. 일하면서 노출되는 다양한 유기용제와 중금속, 분진 등에 의해 죽는 것이 아니라 몸에 쌓인 지방과 그에 따르는 문제들로 인해 죽는 사람들이 압도적으로 많은 것이다. 그래서 직업환경의학 전문의들은 공장을 돌아다니면서 일하는 사람들의 건강상태를 정기적으로 진단하고 혈압, 혈당, 혈중 콜레스테롤과 중성지방, 간수치 등이 높은 사람들을 찾아내 건강이 악화되지 않도록 관리한다. 보통 의사들은 진료실에 찾아오는 사람들만 진료하는데 이렇게 진료실을 찾는 환자들은 빙산의 일각에 불과하다. 때문에 나와 같은 직업환경의학 전문의들은 건강문제가 있음에도 진료실을 찾지 않는 사람들, 건강관리에 별 관심이 없는 사람들을 관리하기 위해 열심히 돌아다닌다.

평생 약을 먹여야 하나?

과거 나의 건강상담 내용은 이런 것이었다.

> 혈압이 높으니 고혈압약 드세요.
> 콜레스테롤, 중성지방이 높으니 고지혈증 치료제 드세요.
> 혈당이 높으니 당뇨약 드세요.
> 간수치가 높으니 간장약 드세요.
> 이러다 큰일 날 수 있으니 빨리 병원 가세요.

하지만 이런 건강관리는 그다지 효과가 없었다. 약을 열심히 먹을수록 환자들이 먹는 약의 개수만 점점 늘어갔다. 처음에는 혈압만 높았는데 그다음에 혈당이 올라가고 혈중 콜레스테롤과 중성지방이 고공행진을 계속하는 경우가 많았다. 고혈압약을 먹다 발기부전 같은 부작용이 생겼다는 소문이라도 돌면 그 사업장에서는 약을 먹게 하는 일이 더욱 힘들어진다. 특히 고지혈증약은 애물단지였다. 복용 시 간수치가 상승할 수 있어 정기적으로 혈액검사를 해야 하고, 고지혈증수치가 낮아지면 약 처방을 중단해야 하는데 약을 끊으면 대부분 고지혈증수치가 다시 상승하기 때문이다. 열심히 약을 먹어도 혈압이나 혈당이 조절되지 않는 경우도 적지 않았다. 이런 생활을 몇 년 반복하면서 의사로서 회의가 들기 시작했다. 사람들에게 평생 약을 먹게 하려고 의사가 된 건가? 도대체 왜 고혈압, 당뇨병, 고지혈증 환자들은 늘기만 하는가? 그리고 왜 점점 더 발병연령이 낮아지는가?

식물식이 정말 효과가 있을까?

매너리즘에 빠져 있을 때 서점에서 우연히 현미식물식 관련 책을 읽게 되었다. 'MBC 스페셜' 제작팀이 저술한 《목숨 걸고 편식하다》였다. 간단히 말해, 한 달간 현미밥을 먹고 채식을 했더니 체중이 줄고 혈압이 떨어졌다는 내용이다. 텔레비전 공중파에 나온 것이니 조작이나 과장은 아닐 터였다. 약 없이, 부작용 없이 혈압이 좋아지고 다른 건강상태까지 좋아진다니 이만한 치료법이 없겠다 싶었다. 그럼에도 여전히 미심쩍었다. 그래서 2~3개월간 관련 책과 논문들을 찾아봤다. 의구심이 완전히 해소된 것은 아니었지만 건강에 긍정적인 효과는 분명히 있을 것 같아 일단 나에게 실험을 해보기로 했다. 현미식물식이 정말 효과가 있는지, 어려운 점은 없는지, 부작용은 없는지 의사로서 먼저 확인을 해봐야 했다. 다행히 당시에도 이미 현미밥을 먹고 있었기 때문에 고기, 생선, 계란이 들어간 반찬과 우유나 유제품이 들어간 음식만 먹지 않으면 되었다. 그 대신 채소 반찬을 많이 먹기 시작했다.

먹는 것의 놀라운 힘

효과는 놀라웠다. 일주일이 채 되기도 전에 피로감이 사라졌다. 나는 노동자들의 교대 근무 시간에 맞춰 공장으로 가야 하기 때문에 새벽 출장이 잦다. 그런데 어느 날 자정을 넘긴 밤임에도 전혀 지치지 않고 보고서를 작성하고 있는 나를 발견한 것이다. 심지어 그렇게 일을 하고도 다음 날 몸이 아주 가뿐했다. 일주일 정도 지나니 세수할 때 만져지던 이마와 입 주변의 자잘한 피지가 어느새 사라져 있었다. 대변의 양이 늘기 시작했고 이전에 느껴보지 못한 쾌변을 경험했다. 체중은 6주에 걸쳐 6kg 정도가 빠졌고 허리둘레가 32인치에서 28인치로 줄었다. 고등학교 시절 몸매가 된 것이다. 혈압은 10 정도 낮아져 110/70이 되었고, 콜레스테롤과 중성지방이 각각 140, 70 수준이 되었다. 점심 식사 후 약간 속이 빈 듯 허전하긴 했지만 상쾌했다. 무엇보다 대학 입학 후 나이를 먹으면서 점점 늘어만 가던 허리둘레가 줄어든 게 가장 신기했다. 79kg일 때나 72kg일 때나 허리둘레는 여전히 32인치여서 '뱃살은 나잇살'이라 어쩔 수 없다고 생각했는데, 뱃살 회춘은 얼마든지 가능한 일이었다.

현미식물식에 미치다

스스로 식물식의 위력을 경험하고 더 이상 매너리즘에 빠져 있을 이유가 없어졌다. 의사로서 약이나 수술 이외에 새로운 치료의 가능성에 눈뜨게 된 것이다. 당장 이해되지 않더라도 일단 건강상태가 좋아진다는 각종 비법을 소문이나 뉴스, 텔레비전, 인터넷을 통해 알게 되면 관련 책과 논문을 찾아 읽고 직접 경험하기도 했다. 그리고 이런저런 방법들을 내 몸에 직접 실험했다. 단식을 해보기도 하고, 고가의 유산균제나 식물성 단백질 보충제를 먹어보기도 하고, 밀가루 음식을 완전히 끊었다 먹어보기도 하고, 견과류를 많이 먹었다 끊어보기도 하고, 과자나 튀김을 많이 먹어보기도 하고, 치즈나 고기를 먹어보기도 하고, 식물성 고기를 먹어보기도 하고, 코코넛오일을 입에 잔뜩 머금고 있어 보기도 했다.

매일이 나 자신에 대한 실험이었고 그때 몸의 반응은 국내외 관련 논문을 검색하는 주제가 되었다. 그렇게 하루하루 살다 보니 벌써 10년이라는 시간이 흘렀다. 수많은 논문과 책, 나와 주변 사람들, 환자들의 경험은 결론을 더욱 명확히 해줬다. 답은 역시 현미밥과 저지방 식물식이었다. 이런 노력 덕분에 난무하는 온갖 건강 정보 속에서 옥석을 가릴 수 있게 되었고, 더욱 풍부하게 그리고 자세하게 무엇을 어떻게 먹어야 할지에 대해 설명할 수 있게 되었다.

약 없이 건강해지는 법

나를 식물식에 경도되어 연구결과들을 곡해 및 과장하는 전문가로 여기는 사람들도 있다. 하지만 나는 식물식을 하는 사람으로서가 아니라 의사로서 이 책에 그간의 경험을 담아내려고 한다. 이 책은 약 없이도 얼마든지 건강을 되찾을 수 있다는 사실을 증명하는 다양한 연구결과와 경험을 전할 것이다. 텔레비전이나 신문 등에서 볼 수 있는 '전문가'의 의견과 다른 주장에 당혹스러울 수 있겠지만 선입관을 내려놓고 본다면 이 책을 통해 의외의 도움을 얻을 수 있으리라 믿는다. 우리는 약 없이도 얼마든지 건강할 수 있다!

아울러 나는 이 책을 통해서 최신 연구결과들을 참고문헌과 함께 소개할 것이다. 이 연구결과들을 확인한다면, 의약 자본, 식품 자본, 건강보조식품 자본, 축산업, 낙농업, 요식업 등의 광고 지배하에 있는 주요 매체에서 다루지 않는 중요한 건강 정보를 얻을 수 있을 것이다. 특히 의료 및 영양 전문가들은 이 책에 실린 참고문헌들을 꼭 읽어보기를 권한다. 열린 마음으로 참고문헌들을 읽다 보면 내가 느낀 것 이상의 큰 깨달음을 얻을 수 있을지 모른다.

《조금씩 천천히 자연식물식》 간단 사용법
이 책은 크게 5개의 파트로 구성된다.

> **Part 1** '왜 자연식물식인가?'에서는 지난 수십 년간 우리나라의 건강상태와 식습관의 변화를 살핌으로써 만성질환의 원인에 대한 단서를 찾는다.

Part 2 '만성질환의 모든 것'에서는 인슐린저항성의 원인과 각종 만성질환의 원인에 대해 살펴본다. 본인이 관심 있는 질환이 있다면 목차에서 찾아 먼저 읽어봐도 좋다. 영양생리 부분은 다소 어려울 수 있지만 기초이론으로 무장하면 다양한 영양 정보 가운데 옥석을 가려내는 일이 훨씬 수월해지리라 믿는다.

Part 3 '자연식물식 실천하기'는 어렵고 막연하게만 느껴지는 자연식물식을 유연하게 실천할 수 있는 방법을 식품 선택, 식단 구성, 장보기, 외식, 여행 등에 맞춰 소개한다. 이미 자연식물식의 효과를 잘 알고 있는 독자들은 바로 Part 3으로 넘어가도 좋다.

Part 4 '자연식물식을 둘러싼 걱정들'은 '성장기 아이들은 단백질이 부족해서 위험하지 않나요?' 같은 자연식물식을 둘러싼 다양한 걱정들이 실제로는 기우나 편견에 지나지 않는다는 사실에 대해 알아본다.

Part 5 '지속가능한 삶'은 지속가능한 건강과 지속가능한 먹거리를 위해 필요한 것은 무엇인지 살펴본다. 축산이 환경에 미치는 영향에 대해 관심이 많은 독자라면 Part 5의 내용이 흥미로울 것이다.

이 책이 나오기까지 많은 사람들의 도움이 있었다. 내가 만난 환자들과 강연장의 청중들 덕분에 책을 완성할 수 있었다. 이들을 통해 먹는 음식의 효과가 얼마나 큰지, 무엇이 문제이고 무엇을 더 공부해야 하는지를 알 수 있었다.

출판사 관계자분들에게도 감사의 인사를 전한다. 아울러 이 책이 나오길 기다려주고 응원해준 많은 식물식 및 동물권 활동가들에게도 감사의 인사를 전한다. 이 책이 그들의 응원에 작은 보답이 되고 그들의 운동에 보탬이 되기를 바란다.

마지막으로 나보다 먼저 식물식을 시작했고, 나를 식물식의 길로 인도한 나의 가장 가까운 벗, 지효에게 무한의 감사를 전한다. 이 책에서 언급한 나의 자연식물식 경험과 일상에서 자연식물식을 유연하게 실천하는 방법은 그녀 없이는 불가능한 것들이다. 지난 10년간 자연식물식의 가치를 알리고 함께 실천해온 그녀는 나의 아내이기 전에 시대를 앞서 고민한 훌륭한 활동가다. 덕분에 혼자였다면 하지 못했을 다양한 주제에 대한 고민을 할 수 있었고 많이 배울 수 있었다. 이 책의 실질적 공저자인 아내 지효에게 이 책을 바친다.

직업환경의학, 생활습관의학 전문의,
선병원 직업환경의학센터 센터장,
대한생활습관의학 교육원 부원장,
이의철

contents

Part 1 〉 왜 자연식물식인가?

Part 2 ⟩ 만성질환의 모든 것

Part 3 〉 자연식물식 실천하기

Part 4 〉 자연식물식을 둘러싼 걱정들

Part 1 왜 자연식물식인가

현재 한국인의 건강상태는 심각하다. 그리고 이런 상태가 된 지 꽤 오래되었다. 이렇게 건강이 좋지 않은 상태가 지속되다 보니 병들면 약에 의존하는 일이 일반화되었다. '불(不)건강'이 일반화되면서 '정상'이 되고, 오히려 '건강'이 소수가 되어 '비정상'이 되어가고 있다. 최근의 비만 기준 상향화 논의도 이런 세태의 한 단면이라 할 수 있다. 한국인의 건강문제를 제대로 이해하려면 현재의 한국만 들여다봐서는 안 된다. 지난 50여 년간 한국인이 겪은 큰 흐름을 조망하면서 건강문제의 원인을 찾아야 한다. 이 변화 과정을 제대로 살펴보면 자연스럽게 자연식물식의 치유 효과와 필요성 또한 이해하게 될 것이다.

chapter

1

한국인의
건강상태 변화

01 유행병의
전환

현대 한국인은 비만에 익숙하다. 고혈압, 당뇨병, 고지혈증 또한 너무 흔해서 이런 질병들에 대해 별다른 위기감을 느끼지 않는 사람들이 많다. 그리고 뇌심혈관질환이나 암에 걸려 사망하는 것 또한 누구나 겪을 수 있는 일이라고 생각한다. 하지만 불과 50년 전만 해도 지금과는 상황이 많이 달랐다. 50년 전이라 하면 까마득하게 느껴지겠지만 생각보다 그리 먼 옛날이 아니다.

대학 시절 기생충학 강의 때 50년 전 한국의 별명은 '기생충 천국(Paradise of Parasites)'이었다는 이야기를 들었다. 물론 기생충학 교수님의 말이라 본인 전공을 과시하기 위해 과장이 섞여 있긴 했겠지만, 50년 전을 기억하는 60세 이상 한국인의 일상사를 들어보면 아예 일리가 없는 말은 아니다.

실제로 1969년에 시행된 전국 실태조사에서 한국인의 기생충란 양성률은 90.5%에 달했다.[1] '국력을 횡령하는 기생충'이라는 제목의 1971년 중앙일보 기사에 따르면, 회충이 1년간 전 국민으로부터 흡수한 당분의 양이 쌀 445만 톤에 달했다. 1970년의 쌀 총생산량이 450만 톤 정도였던 걸 감안하면 어마어마한 수준이다. 촌충은 하루에 0.4cc의 피를 빨아 먹는데, 당시 국민 1인당 10마리 정도의 촌충에 감염된 현실을 감안하면 촌충으로 인한 연간 혈액 손실량은 1,168만L에 달했을 것으로 추정된다.[2] 상황이 이렇다 보니 정부는 1966년 '기생충질환예방법'을 제정해 1969년부터 학생들을 대상으로 대변 기생충검사를 시행하기 시작했다. 채변봉투에 대변을 담아 학교에 제출하는 기생충검사는 1995년까지 지속되었고, 77%에 달하던 학생들의 기생충란 양성률은 1995년 마지막 검사 때 0.2%로 감소했다.[3]

기생충 감염이 줄어들면서 대변검사와 구충제 처방으로 기생충 박멸 사업을 벌이던 한국기생충박멸협회는 1986년 한국건강관리협회로 전환되었다. 한국의 대표 질병이 기생충증을 포함한 감염성질환에서 비감염성질환(NCDs; Non-Communicable Diseases)으로 전환된 현실이 반영된 것이다.

1996년 이후에 학교를 다닌 사람들은 기생충검사를 위해 채변을 한 적이 없다. 그래서 기생충이 만연했던 한국을 상상하기 힘들다. 이와 비슷하게 2020년을 살아가는 많은 한국인은, 현재 한국인이 겪고 있는 건강문제의 상당수가 수십 년 전만 해도 거의 없다시피 했다는 사실을 망각하고 있다. 대중들뿐만 아니라 의료 전문가들도 마찬가지다.

이와 같이 한 사회의 사망률이 감소하면서 주된 질병이 감염성질환에서 비감염성질환으로 전환되는 과정을 '역학적 전환(Epidemiologic Transition)'이라고 한다. 우리나라는 한국전쟁 이후 인구 1,000명당 33명에 달했던 사망률이 1950년대 후반 현대 의학의 도입과 함께 급격히 감소하기 시작해 1960년대 후반에는 저사망의 기준인 10명 미만까지 줄어들었다. 그리고 1980년대 초반부터는 출생률 또한 저출산의 기준인 인구 1,000명당 20명 미만으로 감소해 불과 20~30년 사이에

왜 자연식물식인가?

그래프1-1. 한국의 출생률과 사망률 변화 추이[4]

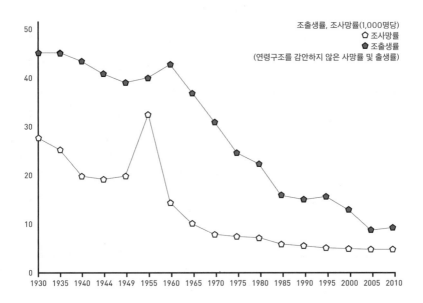

역학적 전환이 완료되었다.[4] 스웨덴의 경우 사망률이 감소하기 시작한 19세기 초부터 출생률이 감소한 20세기 중반까지 150년이 넘는 시간에 걸쳐 역학적 전환이 진행된 것을 감안하면, 한국의 역학적 전환은 엄청나게 빠른 속도로 진행되었다는 것을 알 수 있다.

한국의 역학적 전환 특성은 현대인이 겪고 있는 만성질환들의 발생 원인을 통찰하는 데 시사하는 바가 크다. 불과 몇 십 년 사이에 다양한 만성질환들이 증가했다는 것은, 그 몇 십 년 사이에 이 만성질환들의 원인이 발생했다는 것을 뜻하기 때문이다. 스웨덴이라면 1800년대까지 거슬러 올라가 자료를 찾아야 하지만, 한국은 비교적 최근이라 할 수 있는 1960년대 이후의 요인들을 검토하면 된다. 더욱이 이런 전환 과정을 직접 경험한 세대들이 아직 살아 있어 연구가 유리하다.

대부분의 건강 정보는 문제가 되는 질병이 없는 지역의 특징을 정리한 것들이다. 가령, 현재 심혈관질환에 좋은 건강 식단으로 알려진 '지중해식 식단'은 1950~60년대 그리스와 이탈리아 등 지중해 지역 사람들이 미국, 핀란드, 네덜란드 사람들에 비해 심혈관질환이 적게 발생한다는 연구결과에서 시작되었다.[5] 심혈관질환이 적은 지역 사람들의 특징을 따라 하면 심혈관질환 발생률도 비슷해질 것이라는 기대가 반영된 것이다. 마찬가지의 관점으로 1960~70년대 한국의 상황을 바라볼 필요가 있다. 당시에는 비만, 고혈압, 당뇨병, 이상지질혈증, 심혈관질환, 아토피, 염증성장질환, 각종 자가면역질환, 성조숙증 등이 드물었다. 이런 명백한 사실들은 현재 유행하는 만성질환을 예방하고 치료하는 데 기여할 수 있는 요인들이 1960~70년대 한국인의 삶에 있다는 것을 뜻한다.

지금부터 간단하게 각 질병의 변화 양상에 대해 살펴보자.

왜 자연식물식인가?

비만, 고지혈증, 당뇨병,
고혈압, 뇌심혈관질환, 암

비만

요즘 '다이어트'라는 단어는 일상 용어가 되었다. 온라인, 오프라인 할 거 없이 하루에도 수차례 다이어트 관련 광고를 접하게 된다. 진료 상담 중에도 다이어트와 관련한 말을 수시로 듣는다. 2018년 〈국민건강영양조사〉에 따르면, 19세 이상 성인의 34.7%가 비만이다. 남자는 42.8%, 여자는 25.5%가 비만이고, 30대 남자의 경우 무려 51.3%가 비만이다.[6] 상황이 이렇다 보니 다이어트라는 말을 입에 달고 살거나, 다이어트라는 말에 피로감을 느끼는 것이 충분히 이해가 간다.

하지만 우리나라 사람들이 원래부터 비만했던 건 아니다. 1998년 조사에서는 19세 이상 성인의 26%가 비만이었다. 남녀 각각 25.1%, 26.2% 수준이었고, 30대 남자의 28.4%가 비만이었다.[6] 불과 20년 만에 30대 남자 비만율이 2배 가까이 증가한 것이다.

아쉽게도 1960~70년대 한국의 비만 관련 자료는 찾을 수 없다. 당시에는 비만이 지금과 같은 사회적 문제가 아니었던 터라 관련된 조사나 연구가 거의 없었기 때문이다. 오히려 당시에는 영양 섭취 부족과 기생충 감염으로 인한 저체중이 더 큰 사회적 문제였으니 어쩌면 당연한 일이다.

학생들의 비만상태 변화는 더욱 극적이다. 1979~2002년 사이에

비만 기준

비만 기준은 다양하다. 하지만 국제적으로 주로 통용되는 기준은 체질량지수(BMI; Body Mass Index)다. 체질량지수는 체중(kg)을 키 (m)의 제곱으로 나눈 값으로, 아시아·태평양 지역의 경우 18.5 미만은 저체중, 18.5~22.9는 정상, 23~24.9는 과체중, 25~29.9는 비만, 30 이상은 고도비만으로 구분한다. 단, 서구권에서는 18.5 미만은 저체중, 18.5~24.9는 정상, 25~29.9는 과체중, 30 이상은 비만으로 구분하고 있어 비만 유병률 비교 시 주의가 필요하다.

최근 아시아인이 점점 비만해지면서 비만 기준을 서양인과 비슷하게 바꿔야 한다는 주장도 있다. 하지만 나는 반대로 서양인들도 아시아·태평양 지역의 동양인 기준으로 체중을 관리하는 것이 더 타당하다고 생각한다. 동양인이 서양인에 비해 비교적 최근까지 자연상태에 가까운, 즉 각종 불건강한 음식과 생활습관에 덜 오염된 삶을 살아온 것을 감안하면, 인체의 지방 축적에 대한 대사반응이 인류의 본성에 더 가까울 것이라 생각하기 때문이다. 다만, 한국인을 포함한 동양인의 식습관과 생활습관 변화가 매우 극적이라서 앞으로 수십 년 후에는 서양인과 동양인의 대사반응 차이가 점점 줄어들 것으로 예상된다.

서울 지역 6~17세 학생의 비만 추이를 분석한 연구에 의하면, 1979년 남학생의 비만 유병률은 1.7%에 불과했지만 2002년에는 17.9%로 불과 23년 만에 10배 이상 증가했다. 여학생의 비만 유병률도 1979년 2.4%에서 2002년 10.9%로 4배 넘게 증가했다.[7] 특히 남학생들의 비만은 1990년대부터 폭발적으로 증가했다.

학생들의 비만 자료를 검토할 때 주의할 점은 그 기준이 성인과 다르다는 것이다. 학생들의 비만 기준은 성인보다 엄격해 통상 성인의 고도비만(체질량지수 30 이상) 수준에 해당될 경우에만 비만으로 구분한다. 때문에 앞으로 비만에 속했던 청소년들이 성인이 되면 한국의 고도비만 유병률 또한 급격히 증가할 가능성이 크다. 이런 이유로 경제협력개발기구(OECD)는 2014년 4.5% 수준이던 고도비만 유병률이 2030년이 되면 2배 가까이 증가한 8.7%에 달할 것으로 전망했다.[8]

그렇지만 미래는 결정된 것이 아니다. 한국은 수십 년 전만 해도 비만이 거의 없었다. 그때 한국인이 먹었던 음식과 생활습관을 참고해서 지금 우리의 식단과 삶을 바꿔나간다면 비만 증가를 막고 나아가 비만이 없던 때로 돌아갈 수 있다.

소아 및 청소년 비만 기준

청소년은 성장 중이므로 충분한 영양 섭취가 무엇보다 중요하다. 따라서 비만에 대한 우려 때문에 청소년의 영양 섭취가 제한되지 않도록 청소년 비만 기준을 성인과 다르게 두고 있다. 보통 성별, 연령별 체질량지수의 95%를 초과할 경우 비만으로 정의한다. 일부 연구에서는 성별, 연령별 표준 체중의 120%를 초과한 경우를 비만으로 정의하기도 한다. 두 기준 모두 성인기 체질량지수 30과 비슷한 의미를 가지고 있기 때문에 성인의 고도비만과 유사한 기준에 해당한다.

하지만 체질량지수를 이용한 방법이든, 표준체중을 이용한 방법이든 시기와 지역별로 소아·청소년의 성장패턴이 다르므로 비교에는 주의가 필요하다. 가령, 한국의 1970년대 성별, 연령별 표준 체중 혹은 체질량지수 기준으로 2020년대 소아 및 청소년들의 비만 여부를 판단하면 비만 유병률이 훨씬 높아진다. 실제로 2007년 소아·청소년 표준성장도표의 남자 비만 기준이 미국의 비만 기준보다 높아(즉, 미국 기준으로는 비만인 체중이 한국 기준으로는 정상이 된다), 2017년에는 1997년의 연령별 체질량지수 값을 참고해 기준을 낮추기도 했다. 현재의 표준성장도표는 아이들이 비만해질수록 비만 기준이 높아지고 아이들이 날씬해질수록 비만 기준이 낮아질 가능성을 내포한다. 따라서 어떤 기준을 적용할지, 그리고 그 기준이 타당한지에 대해 비판적으로 검토할 필요가 있다.

고지혈증

고지혈증은 비만만큼이나 지난 수십 년간 극적으로 증가한 문제로, 과거 한국인의 식습관 및 생활습관에서 해결책을 찾을 수 있는 대표적인 건강문제다. 2005년 30세 이상 한국인 중 공복 시 혈중 콜레스테롤 농도가 240mg/dL 이상인 고콜레스테롤혈증 유병률이 8%였는데, 2018년에는 21.4%로 불과 15년 만에 3배로 증가했다.[6] 15년 사이에 고콜레스테롤혈증 유병률이 3배가량 증가한 자체만으로도 엄청난 것이지만, 2005년의 유병률 또한 안심할 만한 수준이 아니다. 1961, 1962년 대한순환기학회에서 발표한 〈혈청지질에 관한 연구〉에 의하면, 당시 정상 한국 성인의 평균 혈청 총콜레스테롤은 139mg/dL 수준이었다.[9] 반면, 2005년 〈국민영양조사〉에서는 그 수치가 187.3mg/dL로 증가했다(내가 근무하는 병원에서 건강 진단을 받은 사람들의 최근 평균 총콜레스테롤 농도는 약 190~200mg/dL다).[10] 이런 일련의 추세를 통해 2가지 사실을 알 수 있다. 하나는 1960년대부터 현재까지 한국인의 콜레스테롤 수치가 꾸준히 증가해왔다는 것이며, 또 하나는 한국인의 콜레스테롤 수준이 낮았을 당시의 특성을 이해하면 고지혈증 예방 및 치료에 도움이 될 수 있다는 것이다.

한 가지 흥미로운 점은, 1960년대 본태성고혈압*을 진단받은 환

---

* 원인을 알 수 없는 고혈압을 본태성고혈압이라고 하고, 혈압을 증가시키는 분명한 질환이 있는 경우에는 이차성고혈압이라고 한다. 본태성고혈압은 전체 고혈압의 95% 이상을 차지하며, 흔히 말하는 대부분의 고혈압이 여기에 해당한다. 하지만 이는 과거의 분류이고, 현재까지의 연구결과들을 종합했을 때 본태성고혈압의 원인은 '내피세포 기능장애'다(고혈압에 대한 보다 자세한 설명은 chapter 5의 '만성질환 바로 알기' 부분 참고).

자들의 평균 총콜레스테롤 농도는 154mg/dL,[11] 신장질환 환자들은 218mg/dL였다는 사실이다.[12] 앞으로 살펴보겠지만, 높은 혈중 콜레스테롤 수준은 고혈압, 당뇨병, 신장질환과 매우 밀접한 관련이 있다. 현재 한국인의 평균 콜레스테롤 수치가 1960년대 고혈압 환자의 수치보다 높고 신장질환 환자의 수치와 비슷한 것은, 현재 한국인에게 고혈압이 만연하고 신장질환이 급격히 증가하고 있는 현실의 반영이기도 하다. 세계보건기구(WHO)는 국가별 비교를 위해 고콜레스테롤혈증을 '총콜레스테롤 190mg/dL 이상 및 치료제 복용'으로 정의하고 있다. 참고로, 2011년 한국의 고콜레스테롤혈증 유병률은 43.2%에 달했다.[13] 1960년대 한국인의 평균 혈중 총콜레스테롤 수치가 130대 수준이라는 것을 감안하면, 당시 한국인의 특징을 찾아내 따라 하면 고지혈증을 예방 및 치료할 수 있을 뿐만 아니라 다양한 만성질환 또한 예방하고 치료할 수 있을 것이다.

당뇨병

2018년 우리나라의 30세 이상 당뇨병 유병률은 10.4%다. 다시 말해, 성인 10명 중 1명이 당뇨병 환자인 것이다. 우리나라에서 국가 차원의 체계적인 당뇨병 통계는 2005년부터 시작되었는데, 당시 유병률은 9.1%였다.[6] 수치만 보면 지난 13년간 큰 변화가 없어 보이지만, 우리나라의 당뇨병 유병률이 2000년대 이전에 이미 현재 수준까지 급격히 증가한 사실이 반영되었기 때문이다.

1998년 한국의 첫 〈국민건강영양조사〉 결과에 대해 심층 분석한
보고서에서는, 우리나라의 당뇨병 유병률이 1960년대 0.9%, 1970년
대 2.35% 수준이었다가 1990년대에 현재와 비슷한 6~9%로까지 급
격히 증가했을 것이라고 추정했다.[14]

1960년대 한국에 당뇨병 환자가 얼마나 드물었는지 짐작할 수 있
는 자료가 있다. 1965년부터 1969년까지 5년간 가톨릭 의과대학 성
모병원 내과에서 치료받은 당뇨병 환자는 378명이었다. 이 중 입원 환
자는 280명이었는데, 5년간 내과에 입원한 환자 5만여 명 중 당뇨병
환자 비율은 1%도 되지 않았다. 1965~1969년 사이에 입원했던 당
뇨병 환자는 1년에 49~62명 정도였는데,[15] 요즘은 어지간한 내분비
내과의원의 하루 진료 환자 수도 이보다 많다. 현재의 기준으로 보면
1960~70년대의 한국은 당뇨병이 없는 것이나 마찬가지였다.

따라서 우리가 원하는 것이 당뇨병의 조질이 아닌 완치와 예방이라
면, 1960~70년대 한국의 어떤 요인들에 의해 당뇨병이 거의 없다시피
했는지 살펴보는 건 당연한 일이다.

고혈압

2018년 30세 이상 성인의 고혈압(수축기 혈압 140mmHg 이상 혹은 이
완기 혈압 90mmHg 이상) 유병률은 28.3%다. 고혈압에 대한 국가 차원
의 조사는 1998년 〈국민건강영양조사〉에서 시작되었는데, 당시 유병
률은 29.8%로 현재와 비슷한 수준이었다.[6] 다시 말해, 지난 20년 전부

터 한국 성인 3~4명 중 1명이 고혈압 환자였고, 1990년대 후반에 고혈압 유병률이 이미 정점에 도달한 것이다.

1990년 전국 단위 조사에서 고혈압 유병률은 20% 수준이었고,[16] 1976년 춘천 지역 고혈압 유병률은 8.1~9.5% 수준에 불과했다.[17] 1970년대 이후 본격적으로 비감염성질환 사망자가 증가하기 시작하면서[18] 고혈압도 급격히 증가하기 시작한 것이다. 고혈압 또한 과거 고혈압이 지금보다 매우 적었던 시절 한국인의 특성을 참고해야 성공적으로 예방하고 치료할 수 있다.

고혈압 기준

현재 상식처럼 알려져 있는 고혈압 기준은 140/90이다. 수축기 혈압이 140mmHg 이상이거나 이완기 혈압이 90mmHg 이상인 경우 고혈압이라고 한다. 하지만 고혈압 기준은 시대별로 계속 변해왔다. 현재의 기준은 1988년 미국의 고혈압 가이드라인 합동재정위원회(JNC; Joint National Committee)에서 발표한 것이다. 당시 세계보건기구는 160/95를 '확정역고혈압' 기준으로 제시하고, 합동재정위원회에서 1기 고혈압으로 분류한 수축기 혈압 140~159mmHg, 이완기 혈압 90~95mmHg 범위의 혈압상태를 '경계성고혈압'이라는 보다 느슨한 용어로 불렀다.

1960년대만 해도 높은 혈압을 건강 이상 신호로 받아들이지 않았기 때문에 고혈압 기준은 불과 몇 십 년 전까지도 꽤 높았다. 합동재정위원회도 1977년 첫 번째 고혈압 기준을 발표할 때는 이완기 혈압 105mmHg 이상만 고혈압으로 정의했다. 이후 1980년에 이완기 혈압이 90mmHg 이상인 경우도 경증고혈압으로 정의하기 시작했고, 1984년에서야 이완기 혈압이 90mmHg 미만이더라도 수축기 혈압이 140mmHg 이상인 경우 경계성고혈압으로 구분하기 시작했다. 그러다 1988년에 이르러 우리에게 익숙한 140/90 기준이 확립되었다.

하지만 2017년 미국심장학회와 미국심장협회는 고혈압 합동가이드라인을 통해 130/80을 새로운 고혈압 기준으로 제시했다. 수축기 혈압 120mmHg 미만을 목표로 치료한 집중치료군(평균 혈압 121.5mmHg)이 140mmHg 미만을 목표로 치료한 표준치료군(평균 혈압 134.6mmHg)보다 심혈관질환 발생률이 25% 적었고, 총사망률 또한 27% 적었기 때문이다.[19]

심혈관질환

고혈압 증가와 함께 고혈압과 관련된 심혈관질환(고혈압성심장질환, 관상동맥성심장질환, 허혈성심장질환 등)도 급격히 증가하기 시작했다. 국립의료원을 비롯해 전국 병원에 심장질환으로 입원한 환자들 중 고혈압성심장질환(허혈성심장질환을 제외한 고혈압 관련 심장질환) 환자 비율이

1950년대 26.4%에서 1995년 65.5%로 2배 이상 증가했고, 관상동맥성심장질환도 같은 기간 2.8%에서 6.3%로 비슷한 비율로 증가했다.[15] 이런 변화는 이후의 사망 통계에서도 확인된다. 사망 통계는 1983년부터 제공되기 시작해 그 이전의 건강상태 지표와 직접적으로 비교할 수는 없지만, 그 이후의 건강상태 변화 추세를 파악하는 데는 유용하다. 사망 통계의 사망률은 인구 10만 명당 사망자 수를 뜻하는데, 심근경색 사망률은 1983년 1.6명에서 2018년 19.1명으로 35년간 11.9배 증가했고, 같은 기간 허혈성심장질환으로 인한 사망률은 2.3명에서 28.3명으로 12.3배 증가했다. 반면, 고혈압성심장질환은 47.3명에서 11.8명으로 1990년대까지 급격히 감소하다 2000년대 들어서면서 소폭 증가하는 양상을 보였다.[20] 심지어 1950년대 한국인의 혈관에는 동맥경화가 전혀 없었다는 연구결과도 있다. 한국전쟁 당시 사망한 미군과 한국군을 부검한 연구에서 평균 연령 22.3세였던 미군의 77.3%에서 죽상동맥경화가 관찰되었지만, 한국군에서는 전혀 관찰되지 않았다.[21]

　다양한 자료들을 감안하면 우리나라의 심혈관질환은 1960년대에 서서히 증가하다 1970년대 이후 급격하게 증가했을 것으로 추정된다. 더불어 1990년대에 시작된 적극적 혈압강하제치료 덕분에 고혈압 자체에 의한 질환은 감소했지만, 혈관에 눌어붙은 콜레스테롤과 그로 인한 혈액순환장애로 발생하는 허혈성심장질환 및 심근경색은 급격히 증가했다는 사실도 확인할 수 있다.

　현재 심장질환은 암 다음으로 사망률이 높다. 그렇지만 1960년대 이후 한국에서 진행된 생활습관 관련 변화를 이해하면 앞서 설명한 다른 질환들처럼 심장질환으로 인한 사망률 또한 10~20분의 1 수준으로 줄일 수 있다.

뇌혈관질환

1983년 첫 사망 통계가 집계되었을 때 뇌혈관질환 사망률은 인구 10만 명당 67.5명으로, 암(69명) 다음으로 높았다. 이후 1994년 82.1명을 기록할 정도로 증가하다 2000년대 들어 감소세로 돌아섰고 2018년에는 44.7명으로 줄어들었다. 사망원인 순위도 2위에서 4위로 떨어졌다.

그런데 뇌혈관질환 변화의 실체를 이해하려면 뇌출혈 감소, 뇌경색 증가 경향도 함께 살펴봐야 한다. 1983년에는 뇌출혈 사망자가 뇌경색 사망자보다 7.6배 많았으나 이후 뇌출혈/뇌경색 비율이 지속적으로 감소해 2018년에는 0.7이 되었다.[20] 2002년 이후 뇌경색 사망자가 뇌출혈 사망자를 추월하기 시작했고, 현재는 뇌경색 사망자가 뇌출혈 사망자보다 약 50% 더 많다. 이런 변화는 사망 통계가 발표되기 전인 1960년대부터 이미 시작된 것으로 추정된다. 전국의 주요 대학병원에 입원한 뇌혈관질환 환자들의 뇌출혈/뇌경색 비율이 1960년대 1.36에서 1980년대 1.02로 감소했다.[22] 전국 통계보다 대학병원 통계에서 뇌출혈/뇌경색 비율이 낮은 것은 당시 뇌출혈 환자들이 병원에 도착하기 전에 사망한 경우가 많았기 때문이다.

뇌경색 증가 경향은 심근경색 및 허혈성심장질환의 급격한 증가 경향과 동일선상에 있다. 심장뿐만 아니라 뇌도 혈관 안쪽에 콜레스테롤과 지방이 침착되면서 시작되는 죽상동맥경화에 의해 손상을 받기 때문이다. 과거 한국에 죽상동맥경화가 거의 없었던 상태에서 만연한 상태로 변해가는 과정을 이해하면 동맥경화를 되돌릴 수 있는 열쇠를 찾을 수 있다.

정상 혈압은 110/70

많은 사람들이 120/80을 정상 혈압으로 알고 있다. 하지만 엄밀히 따지면 120/80mmHg는 정상이 아니다. 현재 대한고혈압학회는 수축기 혈압이 119mmHg 이하이면서 이완기 혈압이 79mmHg 이하인 경우를 정상으로 규정하고 있다.

수축기 혈압이 120~129mmHg이면서 이완기 혈압이 79mmHg 이하이면 주의 혈압, 이완기 혈압이 80~89mmHg이거나 수축기 혈압이 130~139mmHg이면 고혈압전단계로 규정한다. 즉, 혈압이 120/80mmHg이면 정상이 아니라 고혈압전단계인 것이다. 그럼에도 대부분의 사람들이 120/80을 정상으로 알고, 심지어 125/85 정도의 혈압도 정상이라고 착각해 혈압 관리를 방치하는 경우가 많다. 고혈압에 대한 이런 태도는 서서히 고혈압을 키우며 고혈압 위험을 높인다.

혈압 115/75를 기준으로 수축기 혈압이 20mmHg 올라갈 때마다 혹은 이완기 혈압이 10mmHg 올라갈 때마다 뇌심혈관질환 발생 위험이 2배씩 증가한다. 수축기 혈압이 135mmHg이면 정상 혈압에 비해 뇌심혈관질환 발생 위험이 2배, 155mmHg이면 4배가량 되고, 이완기 혈압이 85mmHg이면 뇌심혈관질환 발생 위험이 2배, 95mmHg이면 4배가량 된다. 이런 상황을 이해한다면 125/85란 혈압은 결코 가볍게 볼 상태가 아니다.

그럼에도 많은 의료인들은 135/85(140/90 미만) 정도의 혈압에 대해 "아직 약 먹을 정도는 아니니 싱겁게 먹고 운동하세요." 같은 짤막한 조언만 건넨다. 이런 말을 듣는 환자들 또한 본인의 상태를 그다지 심각하게 받아들이지 않고 혈압을 어느 수준까지 조절해야 되는지조차 모른 채 서서히 올라가는 혈압을 방치하고 만다. 이들 모두 고혈압은 약으로 관리한다는 고정관념이 초래한 결과다. 혈압을 올리는 불건강한 생활습관을 교정하면 혈압을 얼마든지 110/70 근방(100~119/60~79)으로 떨어뜨릴 수 있다. 일단 적극적으로 혈압을 관리하려면 정상 혈압은 120/80이 아니라 110/70이라는 사실을 기억해야 한다.

암

2017년 한 해 동안 23만여 명이 새롭게 암 진단을 받았다. 인구 10만 명당 453.4명꼴로 암이 발생한 것이다. 암에 대한 전국적인 통계를 시작한 1999년의 암 발생률 215.4명과 비교하면 18년 사이에 암 발생률은 2.1배가 되었다. 바꿔 말해, 한국인이 기대수명 83세까지 생존할 경우 암에 걸릴 확률은 35.5%다.[23] 현재 암은 한국의 사망원인 1위다. 하지만 애초부터 한국인이 암에 잘 걸렸던 건 아니다. 암은 1950년대에는 사망원인 9위, 1981년까지는 2위였다.[24] 공식적 사망 통계가 처음으로 발표된 1983년에 암은 간발의 차로 뇌혈관질환을 누르고 사망원인 1위가 되었고, 이후 인구 10만 명당 암 사망률은 1983년 69명에서 2018년 146.7명으로 2.1배가 될 정도로 급격하게 증가해 현재 압도적인 1위가 되었다.[20]

한국인의 암 발생과 관련해서 주목할 점은 암 발생이 급격하게 증가한 것뿐만 아니라 많이 발생하는 암의 종류도 급격하게 변하고 있다는 사실이다. 1960년대에 남성에서 10위, 여성에서 9위였던 대장암이 2017년에는 남녀 모두 3위 암이 되었다. 2017년 남성에서 4위인 전립선암은 1960년대에는 10위권 내에 있지도 않았다. 반면, 1960년대 남성에서 2~5위를 차지했던 암들은 2017년에는 10위권에서 아예 사라졌다. 1960년대 여성에서 압도적인 1위였던 자궁경부암은 2017년 7위로 순위가 떨어졌다(표1-1 참고). 유방암은 순위상 큰 차이는 없으나 1999~2002년 인구 10만 명당 27.8명이었던 발생률이 2017년에는 86.9명으로 15년 사이에 무려 3.1배가 되었다.[26~27] 위암은 남녀 모두에서 순위가 높긴 하지만 과거부터 발병률이 높았던 건 아니다. 위암이 본격적으로 증가한 시기는 1960년대 중반부터이고 2000년대 들어서면서 감소하기 시작했다.

향후 한국에서 발생률이 증가할 것으로 예상되는 암은, 남성의 경

왜 자연식물식인가?

우 대장암과 전립선암, 여성의 경우 유방암과 대장암이다. 역시나 이런 종류의 암을 예방하고 치료 후 재발을 억제하기 위해서는 이 암들이 드물었을 당시 한국인의 특성을 이해하는 것이 중요하다.

표1-1. 성별 자주 발생하는 암

* 남성

순위	1963~1969[25]	1999~2002[26]	2017[27]
1	위	위	위
2	후두	폐	폐
3	기도, 기관지 및 폐	간	대장
4	림프절	대장	전립선
5	비강, 부비동, 중이 및 내이	방광	간
6	간 및 간내 담도	식도	갑상선
7	혀	담낭 및 기타 담도	췌장
8	식도	췌장	신장
9	피부	전립선	담낭 및 기타 담도
10	대장	입술, 구강 및 인두	방광

* 여성

순위	1963~1969[28]	1999~2002[29]	2017[30]
1	자궁경부	위	유방
2	유방	유방	갑상선
3	위	대장	대장
4	갑상선	자궁경부	위
5	비강, 부비동, 중이 및 내이	폐	폐
6	난소	갑상선	간
7	림프절	간	자궁경부

8	기도, 기관지 및 폐	담낭 및 기타 담도	췌장
9	대장	난소	담낭 및 기타 담도
10	간 및 간내 담도	췌장	자궁체부

* 우리나라의 암 발생 통계는 1999년부터 산출되기 시작했기 때문에 이전 시기의 자료와 직접적인 비교가 불가능하다. 단, 전체 암 환자 중 암 종류의 비율은 이전과 비교할 수 있기에 암 종류별 순위만 제시했다. 1960년대 자료는 원자력병원에 내원한 암 환자에 대한 자료로서 전국을 대표한다고 볼 수 없지만 경향을 비교하는 데는 무리가 없을 것으로 판단된다.

03 염증성 장질환

염증성장질환(IBDs; Inflammatory Bowel Diseases)은 장에 원인 불명의 만성 염증이 지속되는 질환으로, 복통, 설사, 혈변, 체중 감소 등의 증상이 수 개월에 걸쳐 반복적으로 나타난다. 대표적인 질환은 궤양성대장염과 크론병이 있다. 궤양성대장염은 주로 대장에 국한해 장점막에 만성염증이 있는 상태로, 대장 중에서도 직장 부위에 잘 생긴다. 크론병은 대장뿐만 아니라 소장과 대장 전 부위에 만성염증이 있는 상태로(직장은 잘 침범하지 않는다), 점막부터 점막하층, 근육층, 장막층 등 장벽의 전 층을 침범하는 염증이 특징이다.

궤양성대장염은 혈변이 가장 주요한 증상이고 복통, 잔변감, 배변 급박감 등이 동반된다. 크론병은 초기에 복통, 설사, 체중 감소가 나타나다가 이후에 혈변, 항문통, 변비, 복부종괴, 발열 등이 동반된다. 크론병의 10%는 항문 증상이 먼저 발생해 수술 후에도 치루가 아물지 않고 재발하기를 반복하다 진단되기도 한다.

두 질환은 연령대에 있어서도 차이가 있다. 궤양성대장염은 30대 중후반 환자가 가장 많고, 크론병은 10대 및 20대 환자가 가장 많다.

염증성장질환을 원인 불명의 만성염증에 의해 발생하는 질환으로 정의하는 것에서 알 수 있듯, 현재 의료계에서는 원인치료가 아닌 증상조절치료만 하고 있다. 그래서 환자들은 "이 병은 완치가 없는 병입니다. 평생 함께 가야 하는 병입니다."라는 말을 들을 수밖에 없다(환자들은 주치의로부터 이런 말을 들었을 때 가장 크게 절망한다고 한다). 심지어 이게 끝이 아니다. 염증성장질환 환자들은 대장암 발생 위험이 정상인보다 2~11배 높다. 염증이 지속되면 암세포 발생 가능성도 증가하기 때문이다.

환자들은 설상가상의 상황 속에서 처방받은 약을 의사의 지시에 맞춰 꾸준히 복용해야 한다. 우선 가장 약한 염증억제제로 5-아미노살리실란(5-ASA) 계통 약물인 설파살라진(살라조피린), 메살라진(살로팔크, 펜타사) 등의 약이 처방된다. 설사 증상이 없더라도 약은 계속 복용해야 한다. 염증이 심할 때는 스테로이드를 복용하는데, 스테로이드를 줄이거나 끊어야 하는 상황에서 면역억제제가 처방된다. 이상의 모든 약에 반응이 없을 때는 생물학적 제제로서 항-TNF제제(tumor necrosis factor-α; 종양궤사인자-α)를 쓴다. 여기에 장의 염증을 가라앉히기 위해 혹은 치루가 있는 경우 항생제가 처방된다.

이 모든 치료에도 염증이 조절되지 않아 장협착, 장파열(누공), 심한 출혈 등의 합병증이 발생하면 수술을 하게 된다. 대장염증이 심하면 대장 전체를 제거하고 복막에 인공항문을 만들고, 소장에 병변이 있으면 소장부분절제술을 시행한다. 다만, 수술을 해도 나머지 장에 재발 가능성이 높으므로 꼭 필요한 경우에만 수술을 시행한다.

내가 의대에 다닐 때는 이 질병들에 대해 크게 신경 쓸 필요가 없었다. 이 질병들은 교과서에만 나오지 실제 환자들을 볼 일은 거의 없다는 이야기를 소화기내과 강의 시간에 듣기도 했다. 치료법이 없는 이

절망스러운 질병들에 대해서는 시험문제에 답을 달 수 있을 만큼의 기본적인 특징만 외우고 넘어갔다. 그런데 2000년대에 들어서면서부터 사정이 달라졌다. 주변에서 크론병을 진단받았다는 사람들이 속속 나오고, 언론에서 크론병이 증가하고 있다는 보도를 자주 접하면서 관련 자료를 찾아보지 않을 수 없었다.

1986~2005년 사이에 서울 지역의 염증성장질환 발생률을 조사한 연구에서, 궤양성대장염 연평균 발생률은 1986~1990년 인구 10만 명당 0.34명에서 2001~2005년 3.08명이 되었고, 크론병은 같은 기간에 0.05명에서 1.34명이 되었다. 20년간 궤양성대장염과 크론병이 각각 9.1배, 26.8배로 증가한 것이다.[28] 이 연구에서 크론병의 증가는 아주 인상적이다. 연구 첫해인 1986년에는 크론병 진단자가 단 한 명도 없어서 발생률이 0이었고 2005년에는 1.68명이었다. 이 연구에서 5년치 연평균 발생률을 계산한 이유는 1980년대에 염증성장질환 발생이 너무 적었기 때문이다.

한편, 2003년에서 2008년까지 6년간 전국의 군 입대 신체검사 대상자들을 대상으로 염증성장질환 발생률을 계산한 연구에서는, 궤양성대장염 연평균 발생률이 2003~2004년 1.7명에서 2007~2008년 5.4명으로 증가했고, 같은 기간 크론병 발생률은 1.8명에서 5.1명으로 증가했다. 불과 6년 만에 두 질환의 발생률이 각각 3.2배, 2.8배가 된 것이다.[29] 두 연구 결과에서 궤양성대장염과 크론병의 발생률이 무서운 속도로 증가하는 것을 확인할 수 있다.

이런 급격한 변화 양상을 고려했을 때 한국은 염증성장질환의 원인을 이해하는 데 아주 중요한 위치에 있다. 20년간 한국인이 겪은 변화들 가운데 세계에서 유래를 찾기 힘들 정도로 염증성장질환이 급격히 증가한 원인이 있기 때문이다.

물론 아직 한국의 궤양성대장염과 크론병 발생률은 미국, 캐나다, 뉴질랜드, 호주 등 서구국가 발생률의 2~3분의 1 수준에 불과하다.[30] 하지만 한국은 아시아국가 중 서구국가들의 발병패턴과 가장 유사하게 변해가고 있다.

보통 염증성장질환이 해당 지역에서 발생하기 시작할 때 궤양성대장염(UC)이 먼저 증가하고 이어 크론병(CD) 발생이 뒤따르다 결국 두 질환의 발생률이 동등해지거나 크론병이 더 많이 발생하게 된다. 이런 추세를 'UC/CD비'로 평가하는데 염증성장질환이 서구화될수록 값이 작아진다. 우리나라는 이 값이 1986년 6.8에서 2005년 2.3으로 감소했고,[28] 군 입대 신체검사를 받은 젊은 남자로 한정하면 그 비율이 2008년 1.1로 더욱 감소했다.[29] 나아가 2000년대 들어 19세 이하 소아 환자들에서는 궤양성대장염보다 크론병이 3.4배 많이 발생하면서 UC/CD비가 0.29까지 감소했다.[31] 시간이 경과할수록, 환자의 연령이 어려질수록 염증성장질환이 더욱 서구화되는 패턴을 확인할 수 있다. 앞으로 1980년대 중반 이후 출생자들이 사회에서 더 많은 비중을 차지하게 되면 이런 변화는 가속화될 것이다.

이를 차단하려면 1970년대부터 현재에 이르기까지 한국인의 삶이 어떻게 변했는지, 특히 식습관이 어떻게 변했는지 확인하는 것이 무엇보다 중요하다. 현재 추세대로라면 몇 년 이내에 염증성장질환 발생률이 서구국가 수준으로 증가할 것이 불 보듯 뻔하다.

여러 연구에서 염증성장질환 발생 위험을 증가시키는 요인으로 서구화된 식단, 동물성 단백질, 고기, 설탕, 패스트푸드, 지방, 리놀레산(오메가6지방산; 공장식 축산 방식으로 사육된 동물성 식품과 식용유에 풍부한 지방산), 마가린(경화유, 수소 첨가 지방; 트랜스지방산 함유 가능성이 높다) 등이 반복해서 지적되고 있다. 반대로, 발생 위험을 감소시키는 요인으로는 채소, 과일, 식이섬유 섭취 등이 거론된다.[30]

식이 관련 요인들을 성분으로 나열하면 복잡해 보이지만 음식으로 풀어 설명하면 이해가 쉽다. 고기, 생선, 계란, 우유 등 모든 동물성 식품, 식용유, 설탕 등이 염증성장질환을 유발하는 것이다. 이 음식들은 서구식 식단의 핵심이다. 식단이 서구화되었다는 것은 식단에 이런 음식들이 점점 많아졌다는 의미다. 우리나라의 염증성장질환이 폭발적으로 증가한 원인이 궁금한가? 그렇다면 지난 수십 년간 우리나라 사람들의 이 음식들 섭취 변화가 어떤지 살피면 알 수 있다. 식이 변화에 대한 보다 자세한 설명은 chapter 2의 '한국인의 식습관 변화' 부분을 참고하기 바란다. 아울러 염증성장질환을 포함한 각종 자가면역질환 및 다양한 만성염증성질환의 원인에 대한 보다 자세한 설명은 chapter 5 '만성질환 바로 알기'의 '09 반복되는 염증' 부분을 참고하기 바란다.

04

점점 어려지는
초경

'초경포비아'라는 말이 있다. 초경이 빨라지면 성장판도 빨리 닫혀 아이의 키가 남들보다 작을지도 모른다는 부모들의 걱정을 가리키는 용어다. 과거보다 확연히 어려진 초경연령을 경험하면서 부모들은 이런저런 걱정이 많아졌다. 현재 조기초경은 만 12세 미만에 시작되는 월경으로 정의된다. 초등학교 6학년이 되기 전에 월경을 시작하면 조기초경인 것이다. 하지만 이 기준이 과연 적절한가에 대해서는 의문이다.

한국인의 초경연령은 출생 연도별로 상당한 차이가 있다. 나는 강연에서 "몇 살에 초경을 하는 게 정상일까요?"라는 질문을 자주 한다. 주의를 환기시키고 참가자들의 연령대도 대략 짐작해볼 요량에서다. 만약 "15살이요."라는 대답이 많이 들리면 1965~1974년 사이에 출생한 여성들이 많을 것으로 짐작한다. 이 연령대의 평균 초경연령이 만 14세 근방인데, 보통 본인의 경험을 '정상'이라 여기기 때문이다. 참고로, 1920~1940년대생은 만 16~17세, 1950년대생은 만 15세 즈음, 1980년대생은 만 13세 즈음, 1990년대생은 만 12세 즈음에 초경을 했다.[32~33]

〈국민건강영양조사〉를 분석한 연구에서, 1920~1995년 한국 여성들의 평균 초경연령이 10년마다 0.68~0.73년씩 감소한 사실이 확인된다.[32~33] 20세기 인류가 평균적으로 10년마다 3개월(0.25년)가량 초

왜 자연식물식인가?

경연령이 감소해온 것을 감안하면,[34] 우리나라의 초경연령 감소 경향은 매우 강하며 2000년 이후 태어난 여성들의 평균 초경연령은 12세 미만이 될 가능성도 있다. 현재까지 평균 초경연령이 12세 미만인 나라는 보고된 바 없다.

인류의 초경연령 감소 경향은 1900년 이후에 본격화되었다. 유럽도 1900년 이전에는 평균 초경연령이 만 17세 수준이었다. 인류의 초경연령이 12~17세로 다양하다면 과연 몇 살에 초경을 하는 게 자연스럽고 이상적일까?

1920년대에 태어난 한국 여성은 만 16.59~16.9세에 초경을 했다.[32~33] 반면, 동시대에 태어난 서구국가 여성들은 만 14~15세경에 초경을 했다. 초경연령은 미국이 가장 낮았는데, 1900년에 이미 만 14세 미만이었고 1947년에는 12.8세였다.[35] 초경연령의 지역적 분포를 보면, 대체로 산업화와 경제 발전이 진행되고 영양상태가 '개선'된 지역에서 초경연령이 낮았다. 이런 현상은 초경연령 감소를 '경제 발전, 선진화, 사회적 성취'로 인식하게 만들었다.

그렇지만 낮은 초경연령은 다양한 건강문제와 관련이 있다. 조기사망, 유방암, 자궁내막암, 암, 심혈관질환, 비만, 대사증후군, 인슐린저항성, 고혈압, 당뇨병, 우울증, 조기성관계, 10대 임신 증가 등이 초경연령 감소와 관련이 있다. 반대로, 초경이 늦을 경우에는 골밀도가 낮은 것으로 알려져 있다.[34, 36]

한국은 지난 50년간 초경연령 감소와 함께 위에서 언급한 문제들이 급격하게 증가하고 있다. 비단 한국뿐만 아니라 서구사회 또한 여러 질환들이 증가하기 시작한 시기와 초경연령이 감소한 시기가 일치한다. 특히 초경연령 저하가 가장 현저하게 나타난 미국에서는 1921년부터 심혈관질환이 사망원인 1위다. 이 모든 것을 고려했을 때 현재 정상 초경연령의 기준인 만 12세가 과연 적절한지 강한 의문이 들 수밖에 없다.

초경연령을 감소시킬 수 있는 요인들로는 동물성 단백질 섭취(특히 만 3~5세), 하루 2시간 미만의 신체활동, 인슐린저항성, 성조숙증, 사춘기 이전 비만, 사춘기 이전 큰 키, 생후 9개월까지 급격한 체중 증가, 환경호르몬(내분비교란물질) 노출 등이 있다. 사춘기 이전의 동물성 식품 섭취 증가, 그리고 이로 인한 성장 촉진, 지방 축적, 인슐린저항성이 초경연령 감소와 각종 만성질환 증가로 이어지는 것이다. 반면, 초경연령을 늦추는 요인들로는 식물성 단백질 섭취, 활발한 신체활동, 극심한 스트레스, 식품 섭취 제한, 영양 흡수장애(크론병 등) 등이 있다.[35]

다시 초경포비아로 돌아가보자. 많은 부모들의 관심사가 자녀의 초경과 키의 관련성에만 집중되어 있지만 조기초경은 그보다 더 큰 문제들과 관련이 있다. 조기초경에 대한 관심은 건강한 성장과 조기초경의 원인에 대한 고민으로 이어져야 한다.

여성의 사춘기는 '① 2차 성징(유방 발육; 사춘기 시작), ② 최대 성장속도, ③ 초경' 등의 주요 사건으로 구성된다. 이 중 초경은 사춘기 후반의 사건으로, 통상 최대 성장속도(1년간 신장이 가장 많이 성장하는 시기) 발생 후 6개월 정도 지나 발생한다.[35] 때문에 유방 발육이 빠르거나(성조숙) 키 혹은 체중 증가 속도가 빠른 경우 초경 및 성장판 폐쇄도 빨라져 총성장 기간이 짧아질 가능성이 커진다. 그 결과 천천히 성장하는 아이들보다 성인기의 키가 작을 가능성도 커진다. 서울 지역 16~18세 여성들을 대상으로 한 연구에서, 평균 초경연령이 9.9세, 12.5세, 15.1세로 증가함에 따라 평균 신장이 각각 160.4cm, 161.8cm, 162.3cm로 증가하고, 평균 체질량지수는 각각 21.2, 20.1, 19.2로 감소하는 현상이 관찰되었다.[37] 다시 말해, 초경이 빠를수록 키는 작고 체중은 많이 나가게 될 가능성이 높은 것이다.

물론 성인기 키에 영향을 미치는 요인이 초경연령과 성장속도만 있는 건 아니다. 유전적 배경, 사춘기 성장 기간의 길이, 스트레스, 수면 시간, 중요한 시기의 질병 여부, 환경호르몬 등 다양한 변수들이 존재한다. 실제로 1970년 이후 서구국가에서는 사춘기가 일찍 시작되지만 진행은 느린 경향을 보이고 있다. 이는 미처 파악하지 못한 새로운 환경적 요인들이 있을 가능성을 시사한다.

대부분의 부모들은 아이들에게서 위에 언급한 위험 신호를 감지하면 성조숙증클리닉 혹은 성장클리닉을 찾아 뼈 나이와 호르몬을 검사하고 진행을 지연시키기 위한 약물치료를 고민한다. 하지만 자녀들에게서 왜 이와 같은 신호들이 보이는지를 고민하는 것이 우선이다. 초경 자체가 아니라 초경을 초래한 원인들이 성인기에 다양한 건강문제를 야기할 수 있기 때문이다. 단지 키만 걱정할 것이 아니라 자녀가 성인이 되어 건강한 삶을 유지할 수 있도록 건강한 생활습관을 익히게 하는 일이 훨씬 중요하다.

나는 부모들에게 만 12세 이후의 초경보다 만 15세 이후의 초경과 관련 있는 생활습관들을 권한다. 만 15세 이후의 초경과 관련 있는 생활습관은 한국인이 만 15세 근방에 초경을 하던 때의 생활습관을 떠올리면 쉽게 이해할 수 있다. 핵심은 동물성 식품 섭취를 최소 1970년대 수준으로 줄이고, 양질의 식물성 식품을 충분히 섭취하는 것이다. 아울러 하루 2시간 이상 열심히 뛰어놀고, 낮에 충분한 햇볕을 쬐고, 야간의 빛 노출을 줄이고, 밤에 충분한 수면을 취하는 것도 필요하다. 단, 초경이 늦어질 경우 감수해야 할 것도 있다. 초경 전까지는 초경과 성장 속도가 빠른 아이들에 비해 키가 작을 수 있다. 하지만 초경이 시작될 즈음 최대성장이 찾아와 얼마든지 따라잡기 성장이 가능하므로 걱정할 필요가 없다. 연령별 키 성장에 대한 보다 자세한 설명은 chapter 8의 '건강한 성장을 위해' 부분을 참고하기 바란다.

05 성조숙증과 각종 생식기계질환

조기초경과 함께 증가 추세에 있는 문제가 있다. 바로 성조숙증이다. 성조숙증은 여아의 경우 만 8세 이전에 유방 발달(혹은 만 9세 이전에 초경), 남아의 경우 만 9세 이전에 음모 발달, 고환 크기 증가 등의 사춘기 현상이 시작되는 것을 말한다. 남아는 고환의 부피가 4mL 이상 커지는 것이 첫 신호인데, 전문가가 아닌 이상 확인하기 쉽지 않다. 반면, 여아의 유방 발육 및 초경은 누구나 쉽게 인지할 수 있어서 주로 여아의 성조숙증이 주된 관심을 받는다.

2008~2014년 한국 청소년(여자 만 12세, 남자 만 13세 미만)의 10만 명당 성조숙증 발생률은 남자의 경우 1.6명에서 14.7명, 여자의 경우 89.4명에서 415.3명으로, 불과 6년 만에 남녀 각각 9.2배, 4.7배나 증가했다. 그 결과 2014년에는 10만 명당 성조숙증 유병률이 남녀 각각 30.1명, 946.4명에 달하게 되었다. 이는 여아 100명당 1명꼴로 성조숙증 환자라는 것을 뜻한다.[38] 세계 최고 수준이다. 이런 급격한 변화에 영양, 빛 공해, 스트레스, 환경호르몬 등의 환경적 요인이 기여한 것으로 추정되며, 이 중에서도 특히 환경호르몬이 주목받고 있다.

환경호르몬은 체내호르몬과 비슷한 모양을 가지고 있어 정상적인 호르몬 작용을 교란시키는 화학물질을 뜻한다. 프탈레이트, 비스페놀A(BPA), 다이옥신, 다염화비페닐(PCBs), 브롬화난연제(PBDEs),

DDT(유기염소계 농약), 피레스로이드계 살충제 등이 여성호르몬 유사 작용을 하거나 남성호르몬을 억제해 사춘기를 앞당기는 것으로 알려져 있다.

환경호르몬은 노출되는 시기에 따라 인체에 미치는 영향이 달라진다. 환경호르몬이 자궁 안에서 노출되면 장기 발달에 영향을 미쳐 선천성이상, 특히 생식기계이상 및 자궁내막증, 다낭성난소증후군 등의 발생 가능성이 증가한다. 또 출생 후 모유와 음식을 통해 노출되면 신경·내분비계에 영향을 미쳐 비만, 성조숙증, 조기초경 등의 발생 가능성이 증가한다.

2008~2014년에 한국의 선천성기형은 매년 9.1%씩 증가해 2014년에는 신생아 1만 명당 563.6명이 선천성이상을 안고 태어났다. 신생아 생식기계이상의 경우 남아에서 더 자주 발견되는데, 잠복고환과 요도하열은 매년 각각 8.2%, 6.7%씩 증가해 2014년 남자 신생아 1만 명당 76.2명, 15.3명의 빈도로 발생했다.[38]

특히 요도하열은 요도구멍이 정상적인 위치가 아닌 남자 성기의 아랫부분에 위치한 상태로 남성의 여성화 및 생식능력 저하와 관련 있어 중요하다. 요도하열이 있는 경우 항문 생식기 간 거리(AGD; Anogenital Distance)도 짧아지는데, AGD가 짧은 남성들은 정자 수가 적고 정자 농도와 운동성도 낮아 생식능력이 떨어질 가능성이 높다.[39] 또한 AGD는 프탈레이트 노출 수준이 높을수록 짧아지는 경향을 보이는데, 이는 프탈레이트가 남성호르몬 억제 작용을 하기 때문이다.[40]

AGD는 발생 초기 자궁 안에서 태아가 남성호르몬에 노출되어 생

그림1-1. 요도하열의 종류

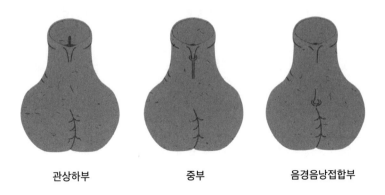

| 관상하부 | 중부 | 음경음낭접합부 |

식선이 발달하는 정도를 반영한다. 이 시기에 프탈레이트에 노출되면 남성 생식기 발달이 방해를 받아 짧은 AGD, 요도하열, 생식능력 저하 등으로 이어진다. 프탈레이트는 대표적인 환경호르몬으로, 우리가 일상적으로 사용하는 랩, 페트병 등 다양한 플라스틱 세품 및 개인 위생 용품들을 통해 노출된다.

자궁내막증은 자궁 안에만 있어야 할 자궁내막조직이 자궁 밖에도 존재하는 질환으로, 가임기 여성의 10~15%가 앓고 있는 것으로 알려져 있다. 아직까지 발생 원인이 명확하지는 않지만, 월경혈이 난관을 통해 역류하면서 자궁내막세포가 골반 안에 안착해 발생한다는 가설이 유력하다(단, 이 가설은 복강 이외 자궁내막증은 설명하기 어렵다). 증상은 자궁내막조직이 어디 있는지에 따라 다양하다. 대장 주변에 있으면 설사 또는 변비, 배변 중 통증, 방광 주변에 있으면 배뇨통, 치골 위 통증, 절박뇨, 난소 주변에 있으면 극심한 급성통증, 반복적인 출혈에 의한 자궁내막종 형성, 불임 등의 증상이 발생할 수 있다. 인턴 시절 응급실에서 자궁내막조직이 기도에 위치해 매달 피를 토하는 여고생을 본 적도 있다. 그렇지만 역시 가장 중요한 증상은 심한 하복부통증이다. 6개월 이상 지속되는 하복부통증 혹은 진통제로 조절되지 않는 심한 월경통이 있는 여성의 40~80%에서 자궁내막증이 확인된다.

과거 한국에서 자궁내막증은 흔한 질병이 아니었다. 인구 1,000명당 자궁내막증 유병률은 2002년 1.2명에서 2013년 3.5명으로 3배 정도 증가했고, 연령대별로는 20대에 급격하게 증가해 30~34세에서 가장 높았다.[41] 자궁내막증이 증가한 세대의 초경연령, 출산 횟수, 월경주기 감소로 인해 월경 횟수가 증가하면서 월경혈 역류 가능성이 높아진 것이 이런 변화의 원인으로 추정되나, 지난 수십 년간 환경호르몬 노출 증가의 영향 또한 결코 무시할 수 없다.

환경호르몬 중 반감기가 짧은 프탈레이트나 비스페놀A는 플라스틱 용기, 랩, 비닐 포장 음식, 캔, 통조림 등을 통해 노출될 수 있고, 반감기가 긴 다이옥신, 다염화비페닐, 과불화탄소(PFCs), 브롬화난연제, DDT 등은 먹이사슬을 통해 농축되어 노출된다. 반감기가 짧은 환경호르몬은 노출을 중단하고 1주일 정도만 지나면 체내에서 거의 사라지지만, 반감기가 긴 환경호르몬은 체내에 수년에서 수십 년 동안 잔류하기 때문에 특히 주의가 필요하다.

반감기가 긴 환경호르몬은 주로 동물성 식품에서 발견되는데, 그 이유를 해양 조건에서 살펴보면 다음과 같다. 먼저 환경호르몬이 바다로 유입된다. 이 환경호르몬은 바닷물을 섭취하는 식물성 플랑크톤에

왜 자연식물식인가?

서 농축되고, 이 식물성 플랑크톤을 섭취한 동물성 플랑크톤에서 또다시 농축되고, 이 동물성 플랑크톤을 먹는 크릴이나 무척추동물에서 또다시 농축된다. 그리고 이 동물들을 먹는 작은 어류들에 의해 다시 농축되고, 이 어류들을 먹는 더 큰 어류들에서 또 농축된다. 그 결과 큰 어류들에서는 환경호르몬이 바닷물에서의 농도보다 수십만~수백만 배 농축된다.

육지에서도 마찬가지다. 흙이나 하천에 잔류하던 오염물질이 동물에 농축된다. 그리고 먹이사슬의 가장 끝에 있는 인간이 고기, 생선, 계란, 우유 등의 동물성 식품을 먹으면 농축된 환경호르몬이 인체에서 다시 농축된다. 사람들이 다이옥신에 노출되는 주된 경로가 소고기, 우유, 유제품인 이유가 바로 여기에 있다.[42]

이렇게 인체에 농축된 환경호르몬은 모유를 통해 신생아에게 전달된다. 결과적으로, 세대를 거듭하면서 환경호르몬 노출이 증가하고 이와 관련된 다양한 문제들도 증가 추세에 있다. 우리나라 산모들의 모유에서도 다이옥신, 다염화비페닐, 과불화탄소, DDT, 브롬화난연제 등 다양한 환경호르몬들이 검출되고 있다.[43~47] 우리나라 산모들의 모유 속 환경호르몬 농도는 대부분 허용치 미만이지만, 유사 작용을 하는 다양한 환경호르몬들이 복합적으로 작용할 경우에 대해서는 아직까지 연구가 미비하다. 실제 현실에서는 과거에 볼 수 없었던 다양한 문제들이 발생하고 있기 때문에 모유의 환경호르몬을 최소화하기 위한 관심과 노력이 반드시 필요하다. 모유를 통한 환경호르몬 대물림을 끊기 위해서는, 동물성 식품을 완전히 배제한 식단을 유지할 경우 다이옥신 농도가 3분의 1 정도로 감소한다는 연구결과를 주목할 필요가 있다(환경호르몬과 관련된 보다 자세한 설명은 chapter 8 '건강한 성장을 위해'의 '04 환경호르몬에 오염된 모유, 05 산모와 태아 모두를 위한 디톡스임신' 부분 참고).[48]

지금까지 살펴본 다양한 생식기계 관련 문제들은 과거에 비해 급격하게 증가하고 있을 뿐만 아니라, 생식능력을 떨어뜨려 우리 사회의 재생산을 방해할 수 있다. 이는 심각한 문제가 아닐 수 없다. 한국에서는 지난 수십 년간 내분비 교란을 초래하는 화학물질 사용 및 노출이 증가했고, 이 화학물질이 농축된 동물성 식품 섭취 또한 증가했다. 우리가 겪고 있는 다양한 생식기계 문제의 원인을 교정할 수 있는 실마리는 바로 이 지점에서 찾아야 한다.

왜 자연식물식인가?

chapter
2

한국인의
식습관 변화

01   탄수화물은
억울하다

많은 사람들이 다이어트할 때 탄수화물부터 줄인다. 진료실에서 체중 관리 중이라는 사람들에게 식이 관리를 어떻게 하느냐고 물어보면, 십 중팔구 탄수화물, 특히 밥 양을 줄였다고 답한다. 하지만 이것만큼 다 이어트에서 잘못된 것도 없다.

최근 저탄수화물 다이어트가 크게 유행하며, 텔레비전에서는 흰 가 운을 입은 의사들과 영양 전문가들이 탄수화물 때문에 살이 찌고 고 지혈증, 당뇨병이 생긴다고 주장한다. 또 인터넷에서는 이런 방송 내 용을 정리한 정보가 넘쳐난다. 그러니 체중관리를 하려는 사람들이 탄 수화물을 줄이고, 대신 닭가슴살, 계란, 단백질셰이크 등을 챙겨 먹는 것도 충분히 이해된다. 게다가 최근에는 저탄수화물뿐 아니라 지방을 많이 먹는 저탄고지(저탄수화물 고지방) 다이어트나 케톤 다이어트까지 각광을 받고 있다.

나는 밥 양을 줄이면서 체중조절이나 건강관리를 하려는 사람들에 게 다음과 같은 질문을 던진다.

"1970년대 한국인들은 지금보다 밥을 적게 먹었을까요? 많이 먹 었을까요?"

그러면 대부분의 사람들은 "그때는 밥을 많이 먹었죠."라고 한다. 물론 1990년대 후반 이후에 태어난 사람들 가운데 간혹 "그땐 가난했으니까 밥을 못 먹지 않았나요?" 하고 반문하는 경우도 있지만, 대부분은 과거의 한국인들이 지금보다 밥을 더 많이 섭취했다는 사실을 잘 알고 있다. 그러면 다시 질문을 던진다.

"1970년대와 지금을 비교했을 때 언제 사람들이 더 뚱뚱한가요?"

사람들은 두 번째 질문에는 잠시 멈칫한다. 그리고 "1970년대에 더 날씬했을 거 같은데요. 지금이 더 뚱뚱하고요."라거나, "옛날에 더 날씬했죠. 밥은 많이 먹었어도 다른 걸 덜 먹었으니까요."라고 답한다. 또다시 질문한다.

"그러면 밥을 많이 먹으면 살찐다는 말이 맞는 말일까요?"

여기까지 대화가 진행되면 대부분의 사람들은 "그러게요. 왜 탄수화물이 문제라는 얘기가 유행하는 걸까요?"라거나 "그럼 어떻게 먹어야 돼요?" 같은 반응을 보인다.

많은 사람들이 탄수화물 때문에 살찐다는 것을 '팩트'로 받아들이고 있다. 그렇다 보니 그 말의 옳고 그름과 상관없이 다이어트를 선언한 순간 탄수화물부터 끊으려 한다. 하지만 무턱대고 탄수화물 섭취를 줄이기 전에 우리나라 사람들이 지금보다 훨씬 날씬했던 시절에 어떤 음식을 먹었는지 한번 확인해볼 필요가 있다.

유엔 식량농업기구(FAO)의 통계에 따르면, 한국인은 1961년에 하루 270g의 쌀을 먹었고 2011년에는 234g을 먹었다. 한국인이 쌀을 가장 많이 먹었을 때는 1978년으로 하루에 394g을 먹었다. 쌀을 가장 많이 먹은 시기와 비교했을 때 현재 한국인은 과거에 비해 쌀을 40% 덜 먹고 있다. 쌀뿐만 아니다. 보리, 밀, 고구마, 감자, 옥수수 등의 녹말 탄수화물 식품도 가장 많이 먹었던 때의 양에 비해 지금은 절반밖에 먹지 않는다. 특히 인상적인 것은 1960~1970년대 초반까지 한국인이 고구마를 상당히 많이 먹었다는 사실이다. 1965년에는 하루 평균 215g 정도를 먹었다. 쌀을 포함한 녹말 식품, 즉 당류를 제외한 탄수화물 식품을 가장 많이 먹었던 해는 1973년으로 하루에 771g을 먹었다. 그리고 2011년의 탄수화물 식품 섭취량은 464g으로 가장 많이 먹었을 때보다 40% 감소했다.

만약 탄수화물 때문에 비만과 고지혈증이 생기고 고혈압, 당뇨병, 암 발생률이 증가한다면 1970년대 이후의 한국인은 더 날씬하고 건강해져야 했다. 그러나 경험으로 알고 있듯이 사람들은 점점 더 비만해졌고 만성질환은 폭발적으로 증가했다. 요컨대, 탄수화물을 지금보다 더 줄이면 날씬해진다는 것은 말도 안 되는 주장이다.

그렇다면 탄수화물 식품 이외의 음식 섭취는 어땠을까? 1961년에 한국인이 먹은 고기(돼지, 닭, 소 및 기타 부산물)는 12.2g에 불과했다가 2011년 180g이 되었다. 50년간 15배가량 많이 먹게 된 것이다. 심혈관질환에 좋고 오메가3가 풍부하다는 생선 및 기타 어패류는 1961년 36.2g에서 2011년 164g으로 5배 증가했다. 콜레스테롤이 많은 해산물을 제외하고 생선류만 따로 보더라도 1961년 24.7g에서 2011년 105g으로 4배 증가했다. 심혈관질환에 좋다는 생선을 이렇게 많이 먹게 되었음에도 심혈관질환이 증가 추세라면 생선이 심혈관질환에 좋다는 주장에 대해서 의문을 제기할 만하지 않을까?

몸에 좋다고 알려진 불포화지방이 많은 식용유(들기름, 참기름, 올리

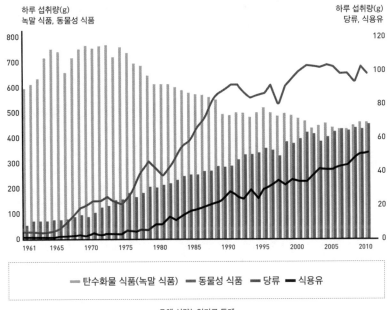

그래프1-2. 한국인의 일일 식품 섭취량 변화(1961~2011)

하루 섭취량(g)
녹말 식품, 동물성 식품

하루 섭취량(g)
당류, 식용유

— 탄수화물 식품(녹말 식품) — 동물성 식품 — 당류 — 식용유

유엔 식량농업기구 통계
www.fao.org/faostat/en/#data/FBSH

브유 등이 모두 포함된 기름) 섭취량은 1961년 하루 평균 1.2g에서 2011
년에 50.9g으로 자그마치 42배나 증가했다. 같은 기간 설탕 섭취량은
20배, 저탄수화물 다이어트의 필수품인 계란 및 기타 알류는 8배, 완
전식품으로 알려진 우유 및 유제품은 48배 증가했다.

지난 50년간 우리나라 사람들이 비만해지고 과거에 없던 만성질
환이 증가했다면 이유가 무엇일까? 일단 과거보다 40%나 적게 먹는
탄수화물을 이유로 지목하기는 어렵다. 그렇다면 과거보다 눈에 띄게
많이 먹는 육류, 어패류, 계란, 우유, 식용유, 설탕 등을 의심하지 않을

왜 자연식물식인가?

수 없다(왜 탄수화물은 문제가 없고 모든 동물성 식품 및 식용유, 설탕이 문
제를 일으키는지에 대한 보다 자세한 설명은 chapter 4의 '공공의 적, 인슐린
저항성' 부분 참고).

02 밀가루의
누명

대부분의 탄수화물 식품이 비만의 원인이라는 누명을 쓰고 있지만 그 중에서도 가장 억울한 것은 밀가루가 아닐까 한다. 진료 중 밀가루를 끊었더니 살이 좀 빠졌다고 말하는 사람들을 적잖이 만난다. 그런 사람들에게 다음과 같이 물어본다.

"그러셨군요. 그런데 정말 밀가루를 끊어서 좋아진 걸까요? 아니면 그 음식에 든 지방, 설탕 등을 안 먹게 돼서 좋아진 걸까요?"

밀가루를 끊었다고 하면서 예를 드는 음식들은 라면, 빵, 과자, 피자 등 매우 다양하다. 일례로, 라면을 많이 먹으면 체중이 증가하고 중성지방, 콜레스테롤, 혈당도 상승한다. 이런 결과가 모두 밀가루만의 탓일까? 나는 밀가루와 관련된 상담을 하면서 다음과 같은 질문을 자주 던진다.

"1970년대와 지금 중에서 언제 밀가루를 더 많이 먹었을까요?"

보통은 "지금 더 많이 먹지 않나요?"라고 되묻거나 "잘 모르겠어요."라고 답한다.

우리나라 사람의 1인당 밀가루 섭취량은 1961년에 31.9g이었다. 이후 섭취량이 증가해 1972년에 152g까지 달했다가 2011년 142g에 이르기까지 큰 변화가 없었다. 밀가루를 먹으면 살찐다는 말을 철석같이 믿고 밀가루 섭취를 애써 참아왔는데, 지금만큼 밀가루를 많이 먹었던 1970년대 한국인이 더 날씬했다니 뭔가 이상하지 않은가? 1970년대나 지금이나 밀가루 섭취량에 큰 차이가 없다면 왜 당시 사람들은 밀가루를 먹어도 살이 찌지 않았을까? 굳이 밀가루를 끊지 않아도 된다는 건가?

결론부터 말하면, 1970년대와 현재의 밀가루 섭취 방식 차이 때문이다. 1970년대에는 밀가루를 주로 칼국수, 수제비, 술빵 등의 방식으로 먹었다. 당시 밀가루 반죽에는 밀가루, 물, 약간의 소금 이외에 들어가는 게 없었다. 그리고 호박, 감자, 쑥갓 등 다양한 채소를 넣어 끓인 국물에 국수나 수제비를 삶아 먹었다. 계란이 귀한 시절이라 계란을 반죽에 넣거나 국물에 푸는 일은 드물었다. 술빵도 마찬가지다. 밀가루에 막걸리를 넣어 발효시킨 다음 쪄서 만들었다. 빵 맛을 돋우기 위해 설탕을 넣는 일도 없었다. 하지만 요즘 밀가루 음식은 어떤가? 빵을 만들어본 사람이라면 잘 알 것이다. 빵 반죽에는 밀가루, 설탕, 버터, 식용유가 거의 동량으로 들어가고 계란도 필수로 들어간다. 오히려 이 정도만 들어가면 다행이다. 여기에 치즈나 햄 등이 들어간 빵도 부지기수다. 이런 음식을 과연 '밀가루 음식'이라고 할 수 있을까?

라면, 과자, 짜장면, 피자, 치킨 등 소위 밀가루 음식이라 불리는 음식들 치고 순수하게 밀가루 음식인 것은 없다. 다시 말해, 이런 음식들이 문제를 일으키는 원인은 밀가루가 아니라 밀가루와 함께 먹는 고기, 생선, 계란, 우유, 식용유, 설탕인 것이다. 그럼에도 불구하고 밀가루만 문제라고 생각하면 함정에 빠질 수밖에 없다.

5년 전쯤 담양을 방문한 적이 있었다. 날씨도 좋았고, 공기도 좋았

다. 기분 좋게 드라이브를 즐기는데 길가에 있는 '현미 100% 죽순빵'
이라는 간판이 눈에 들어왔다. 차를 돌려 빵집에 갔다. 죽순 모양의 틀
에 현미로 빵을 굽고 있었다. 진료실에서 현미를 먹으라고 노래를 부르
던 터라 이 빵을 지나칠 수 없었다. 하지만 빵을 사서 한 입 먹고 난 다
음에야 현미 100%에 눈속임을 당했다는 걸 깨달았다. 밀가루는 전혀
들어가지 않았지만, 반죽에 버터와 설탕이 잔뜩 들어가 있고 앙금도 너
무 달았다. 아무리 몸에 좋은 현미라 하더라도 이런 재료들이 들어간
빵이 체중 감량이나 건강관리에 도움될 리 만무하다. 요컨대, 밀가루냐
아니냐는 건강한 음식의 판단 기준이 될 수 없다.

'밀가루 제로, 100% 옥수수가루 치킨'이라는 광고를 본 적도 있다.
과연 밀가루 대신 옥수수가루를 썼다고 닭튀김이 건강해질 수 있을까?
이런 속임수는 온갖 글루텐 프리 제품에서 확인할 수 있다. 밀가루나
글루텐성분이 없다 하더라도 지방과 설탕이 넘쳐나고 우유나 계란 등
이 포함된 제품이 많다. 글루텐 프리는 건강한 음식의 지표가 될 수 없
다. 글루텐 프리든 아니든 체중조절과 건강을 위해 식품을 선택할 때는
지방, 설탕, 유제품, 계란 및 기타 동물성 식품 성분이 얼마나 들어가는
지 반드시 확인해야 한다. 다시 핵심 질문으로 넘어가보자.

"밀가루를 먹어도 살이 안 찌는가?"

물론 현미나 가공이 덜 된(껍질을 덜 벗기고 가루를 내지 않은) 알곡을
삶아 먹는 것보다 좋지는 않다. 하지만 밀가루 음식에 우유 및 유제품
(크림, 버터, 치즈 등), 계란, 설탕, 식용유, 그리고 육류 및 해산물 등이 포
함되지만 않는다면 A- 정도의 점수는 줄 수 있다. 밀가루 음식에 사용

된 밀가루가 통밀이면 A까지도 상향될 수 있다. 나아가 통밀을 알곡째, 현미나 기타 통곡물 먹듯이 건강한 방법으로 조리해 먹는다면 A+다.

나도 빵을 즐겨 먹는다. 다만 빵을 고르는 원칙이 있다. 성분에 밀가루 외에 소금과 물만 들어간 것을 고른다. 보통 이런 기준을 말하면 "그런 빵이 있나요?"라고 되묻는다. 바게트, 캄파뉴, 호밀빵 등은 비교적 안전하게 먹을 수 있다. 그 밖에 각종 천연 발효종을 이용한 빵도 선택 가능한 착한 후보군이다. 단, 구입 시 성분을 확인하고 표기가 불명확하면 유제품, 계란, 유지류(각종 기름)가 들어갔는지 직접 문의하는 것이 좋다. 바게트의 경우 간혹 유제품을 넣기도 하므로 구입 시 유제품 유무를 확인하는 것이 좋다. 건과일이나 견과류가 들어간 발효빵도 큰 문제없이 선택할 수 있지만, 간혹 당절임 과일이 사용된 경우 설탕이 과도할 수 있어 주의가 필요하다. 일단 구입해서 맛을 보며 기름이나 설탕이 얼마나 많이 들어갔나 확인한 다음 계속 구입할지 말지 판단하면 된다.

사실 우리가 빵이라고 부르는 음식을 서양에서는 크게 '빵'과 '페이스트리' 두 종류로 구분한다. 빵은 서양에서 bread, brot, pan, pain 등 다양하게 불리는데, 곡물가루와 물을 섞어 만든 반죽을 굽거나 찐 음식을 뜻한다. 그런데 페이스트리(pastry)는 빵과 달리 반죽에 유지류가 첨가된다. 대체로 빵은 식사용으로, 페이스트리는 후식이나 간식으로 먹는다. 하지만 우리나라에서는 이 둘을 구분하지 않고 다 빵이라 불러 혼란이 생긴다. 나는 빵을 좋아하는 사람들에게 페이스트리류를 먹지 말고 '진짜 빵'을 먹기를 권한다. 빵 이름에 brot, pain, pan

그래프1-3. 한국인의 일일 탄수화물 식품 섭취량 변화(1961~2011)

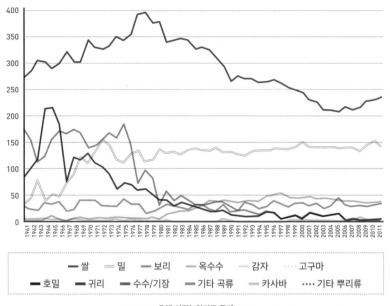

유엔 식량농업기구 통계
www.fao.org/faostat/en/#data/FBSH

등이 붙은 것들은 진짜 빵일 가능성이 높으니 세부성분을 검토했을 때 큰 문제가 없다면 먹어도 된다.

또 나는 라면을 금지하지 않는다. 대신 라면의 종류와 먹는 방법을 바꿀 것을 권한다. 라면의 식품 유형에 '유탕면'으로 표시된 것은 손대지 않아야 한다. '건면, 호면' 등으로 표시된 라면 중에서만 고르고, 될수 있으면 동물성 식품이 포함되지 않은 제품을 선택한다. 그리고 국물은 되도록 먹지 말고 면만 건져 먹기를 권한다(국물을 먹지 않는 것이 좋은 이유에 대한 보다 자세한 설명은 chapter 3 '알아두면 좋은 영양생리의 기초'의 '04 소화생리' 부분 참고).

결론을 내리자면, 식용유, 설탕, 우유, 유제품, 계란, 고기, 생선 등의 '불순물'만 없다면 밀가루 음식은 큰 문제가 없다. 이는 아무리 채식빵, 비건빵이라도 식용유와 설탕(원당, 당절임 과일 포함)이 들어가면 건강과 거리가 멀다는 뜻이기도 하다. 채식이라고 다 같은 채식이 아니다. 건강한 채식을 해야 건강해진다.

03 식물성 기름과 축산의 연결고리

진료실에서 고기, 생선, 계란, 우유, 식용유, 설탕이 들어간 음식을 먹지 말 것을 권하면 사람들은 '먹을 게 없네, 도대체 뭘 먹으라는 거죠?' 등의 반응을 보인다. 이 6가지 음식 중에서 가장 피하기 어려운 것은 무엇일까? 각자 취향이 있으니 피하기 어려운 음식도 제각각이겠지만, 건강하게 음식을 고를 때 가장 마지막까지 통제하기 어려운 것이 바로 '식용유'다. 식용유의 범위에는 참기름, 들기름, 올리브유 등 소위 건강에 좋다고 소문난 식물성 기름도 포함된다. 나물이나 산채비빔밥에는 마무리로 꼭 참기름이 들어간다. 설탕이 첨가되지 않은 떡인 절편도 만든 후에 서로 들러붙지 않도록 기름을 잔뜩 바른다. 사소해 보이지만 이렇게 추가된 기름은 절대 무시할 수 없다.

많은 한국인이 과거부터 먹어왔던 참기름이나 들기름을 건강에 좋다고 생각한다. 그래서 기왕에 참기름, 들기름을 넣을 거라면 듬뿍듬뿍 넣으려고 한다. 하지만 이렇게 들기름이나 참기름을 많이 먹으면 혈당이 치솟을 수 있다. 지방이 어떻게 인슐린저항성을 초래하고, 혈당조절을 방해하고, 다양한 질병을 일으키는지에 대한 구체적인 내용은 나중에 다루기로 하고, 우선 과거 한국인이 어떻게 기름을 먹었는지부터 확인해보자(보다 자세한 설명은 chapter 4 '공공의 적, 인슐린저항성'의 '04 인슐린저항성의 주원인 2. 지방' 부분 참고).

왜 자연식물식인가?

1961년 한국인이 하루에 섭취한 식용유의 양은 1인당 1.2g이었다. 당시 콩기름이 국내에서 생산되기 전이라 그때 한국인이 먹던 기름은 참기름, 들기름, 고추씨기름 정도였다. 보통 물 4방울이 1g인 걸 감안하면 당시 사람들은 하루 평균 5~6방울의 참기름이나 들기름을 먹었던 셈이다. 그렇다고 매일 몇 방울씩 기름을 먹은 것은 아니고, 특별한 날에만 참기름, 들기름을 쓴 음식을 먹고 나머지 날에는 아예 기름성분을 먹지 않는 식의 식단을 유지했다고 보는 것이 타당할 것이다.

진료실이나 강연장에서 1960~70년대를 기억하는 연령대의 사람들에게 물어보면, 당시에는 참깨나 들깨를 기름으로 짜서 먹기보다 그냥 먹거나 가루로 만들어 먹는 경우가 대부분이었다고 답한다. 즉, 참깨나 들깨를 통째로 먹었지 기름성분만 추출해서 먹지 않았다는 것이다. 그 시절에는 기름의 보관도 용이하지 않아 참깨나 들깨를 필요할 때 바로바로 갈아서 사용하는 것이 더 적절했을 것이다. 때문에 현재 참기름이나 들기름이 많이 들어간 음식은 과거 한국인이 먹던 음식이 아닐 확률이 높다. 설사 과거에 그런 음식이 있었다 하더라도 그 음식은 일상적으로 먹는 것이 아닌 특별한 날에만 먹는 것이었다고 봐야 한다. 그러니 전통 방식을 따른다면 현대인들도 참깨나 들깨를 가끔씩 먹는 것이 타당하다.

현대인은 참기름, 들기름뿐만 아니라 식용유로 튀기거나 볶은 음식을 먹지 않고 하루를 보내는 것이 거의 불가능하다. 특히 단체 급식의 경우 더욱 그렇다. 돈가스, 동그랑땡, 튀김, 계란프라이, 전, 김치볶음, 채소볶음, 볶음면, 볶음밥 등은 단체 급식의 인기 메뉴들이다. 일반 식당의 메뉴도 상황이 크게 다르지 않다. 현재는 과거보다 50배 가까이 식물성 기름을 더 먹고 있다. 그렇다면 과연 한국인은 언제부터 본격적으로 식용유를 많이 먹기 시작했을까?

한국의 대표 식용유 브랜드 '해표식용유'의 역사에서 그 답을 찾을 수 있다. 해표식용유는 1971년 진해에 대규모 대두 가공 공장이 완공되면서 생산되기 시작했다. 그리고 이전까지 요리에 돼지기름을 사용해오던 주부들을 상대로 적극적인 마케팅 활동을 벌여 '콩기름은 유용한 식용 기름이며, 식용유는 콩기름이다'라는 인식을 심는 데 성공했다. 더불어 전국의 중·고등학교 가사 실습 시간에 해표식용유를 제공하고 요리 강연회를 활발히 펼쳤다. 이 과정에서 '불포화지방은 건강에 좋다, 식물성 기름은 건강에 좋다'는 인식이 굳어졌다.

1971년 해표식용유가 탄생하기 전까지 지금 우리들이 익숙하게 먹는 식용유로 조리한 음식들은 없는 것이나 마찬가지였다. 기름으로 조리한 음식(빈대떡, 전 등)은 대부분 돼지기름을 이용했는데 돼지기름은 돼지고기만큼 구하기 힘들었다. 그러니 이런 음식들은 어쩌다 한번 먹는 귀한 음식일 수밖에 없었다. 그러다 해표식용유의 탄생과 함께 과거의 귀한 음식이 일상 음식으로 자리 잡게 되었다.

하지만 해표식용유를 생산하게 된 데는 또 다른 이유가 있다. 바로 가축 사료다. 대두 가공 공장에서는 식용유뿐만 아니라 가축 사료의 원료인 대두박도 생산한다. 사실 매출액만으로 따지면 대두박 매출이 식용유의 1.5배가량 되기 때문에 오히려 식용유가 부산물인 셈이다. 식용유와 축산, 식용유와 동물성 식품은 동전의 앞뒷면과 같다. GMO 콩

왜 자연식물식인가?

을 수입해서 가축 사료와 식용유를 생산하고 각각을 판매해 수익을 올리는 구조이기 때문이다. 상황이 이렇다 보니 실제로 1971년을 기점으로 식용유와 동물성 식품 섭취량은 거의 평행하다고 할 수 있을 정도로 유사한 패턴으로 증가했다(그래프1-2 참고).

　이런 밀접한 관계는 사료가 팔리지 않으면 식용유 생산도 멈춰 식용유 가격이 오르고, 반대로 식용유가 팔리지 않으면 사료 생산도 멈춰 사료 가격이 오르는 상황을 초래한다. 실제로 한국에서는 1990년에 값싼 수입 대두박 때문에 국산 대두박이 팔리지 않는 일이 벌어졌다. 그로 인해 대두유 생산이 70%나 감소하는 이른바 '식용유 대란'이 벌어졌다.[1~2] 건강을 위해 동물성 식품 섭취를 줄이려면 식용유 섭취도 줄여야 한다. 그래야 사료 가격이 상승해 동물성 식품 생산이 자연스럽게 감소하고 식생활 환경도 건강해지기 때문이다.

04   우유가 뼈를 구원할까?

진료실이나 강연장에서 다음과 같은 질문을 많이 받는다.

"우유도 안 좋다고요? 우유는 완전식품 아닌가요?"

"그럼 애들은요? 성장기 아이들은 우유 많이 마셔야 하는 거죠?"

"뼈 건강에 우유가 좋다고 해서 많이 마시고 있는데요?"

그러면 나는 다음과 같이 되묻는다.

"미국이랑 한국 중 어느 나라가 우유를 더 많이 마실까요? 그리고 어느 나라에서 뼈가 더 많이 부러질까요?"

그래프1-4를 보면 2011년 기준으로 미국인은 한국인보다 우유를 9.7배 많이 먹는다. 만약 우유가 골절 예방 효과가 있다면 한국보다 우유를 10배 더 마시는 미국의 고관절골절이 한국의 10분의 1, 아니면 최소한 절반 수준 정도는 되어야 한다. 하지만 미국의 고관절골절 발생률은 한국의 2배다. 전 세계 50세 이상 성인 10만 명당 고관절골절 발생률을 비교한 연구에서(2000년대 중반 기준) 미국 여성(553.5명)은 한국 여성(262명)의 2배, 미국 남성(197.2명)은 한국 남성(137명)의 1.4배 수준으로 뼈가 더 많이 부러졌다.[3]

우유를 10배나 많이 마시는데 고관절골절이 1.4~2.1배 더 발생한다면 우유가 뼈 건강에 도움이 된다는 주장에 대해 의문을 제기할 만하지 않을까? 오히려 우유가 골절 발생을 증가시키는 요인은 아닌지 의

그래프1-4. 한국과 미국의 일일 우유 섭취량 변화 비교(1961~2011)

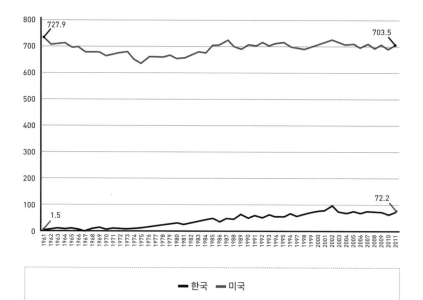

유엔 식량농업기구 통계
www.fao.org/faostat/en/#data/FBSH

문을 제기하는 것이 합리적이지 않을까? 최소한 우유가 뼈 건강에 별다른 영향을 주지 않는다는 정도의 판단은 할 수 있지 않을까? 우유가 뼈 건강에 좋다는 선입견을 내려놓으면 얼마든지 합리적인 판단이 가능하다. 미국과 한국의 비교뿐만 아니라 지난 수십 년간 한국의 우유 섭취량 및 고관절골절 발생률의 변화 양상을 살펴보면 우유가 뼈 건강에 도움이 되는지에 대해서 다시 한번 검토해볼 수 있다.

　　1961년과 2011년을 비교했을 때 한국인은 50년간 우유를 50배 정도 더 마시게 되었다. 우유가 뼈 건강에 도움이 된다면 이 기간 동안 고관절골절이 감소하거나 적어도 증가는 하지 않아야 했다. 섭취량이 2~3배도 아니고 50배나 늘어났으니 말이다. 하지만 골절 발생률은 오히려 급격히 증가했다. 1991~2011년 광주·전남 지역 50세 이상 성인의 고관절골절 발생률을 분석한 연구에 의하면, 20년 사이 여성은 5배, 남성은 3배로 증가했다.[4] 이런 급격한 증가에 놀란 정부와 연구자들은 2000년대부터 전국적인 고관절골절 발생률을 조사하기 시작했는데, 과거에 비해 2000년대 이후에는 증가 폭이 다소 완화된 것이 확인되었다.

역설적이게도, 한국인의 고관절골절은 우유와 유제품 섭취량이 급격히 증가하던 시기에 똑같이 급격히 증가했다. 지난 40년간 우유를 50배나 더 마셔도 줄이지 못했던 고관절골절을 지금보다 더 많이 마신다고 예방할 수 있을까? 한국보다 10배나 더 많은 우유를 마시는 미국의 고관절골절 발생률이 2배 높다는 사실을 감안하면 그 가능성은 희박하다.

우리가 원하는 답을 얻기 위해서는 우유에 대한 편견을 버리고 있는 그대로의 사실에만 집중해야 한다. 그럼에도 여전히 뼈 건강을 위해 우유를 마시라는 권고가 상식처럼 받아들여지는 현실을 보면 세상이 뭔가 잘못 돌아가는 게 아닌가 하는 합리적인 의심이 든다. 진실이 왜곡되는 데에는 낙농업자들의 무절제한 홍보, 의료계 및 영양학계의 지나치게 편협하고 단순화된 환원론적 관점, 상업주의에 눈감는 관행의 탓이 크다.

우유가 뼈 건강에 도움이 되지 않는다고 주장하는 것은 나뿐만이

왜 자연식물식인가?

아니다. 하버드대학교 또한 우유가 뼈 건강에 도움이 되지 않을 뿐만 아니라 전립선암, 자궁내막암, 난소암 등의 발생 위험을 증가시킬 수 있다며 우유 섭취를 권장하지 않는다.[5] 우유를 마실 바에야 차라리 물을 마시기를 권한다. 물보다 못한 게 우유라는 것이다. 또한 우유를 권장 식품이 아니라, 마시지 말거나 정 마시길 원한다면 하루에 2잔을 초과해서 먹지 말아야 할 '제한 식품'으로 분류한다(하버드 공중보건대학원 '한 끼 건강식(Healthy Eating Plate)' 참고).[6]

우유가 뼈 건강에 도움이 되지 않는 사실을 인식하면 자연스럽게 칼슘 섭취에 대해서도 의문을 가질 수밖에 없다. 사실 전 세계적으로 칼슘을 많이 먹는 국가일수록 뼈가 많이 부러진다. 이런 현상을 '칼슘 역설(Calcium Paradox)'이라고 한다. 우유나 유제품을 먹지 않으면서 칼슘 섭취에 대한 걱정 없이 뼈를 튼튼하게 할 수 있는 방법에 대한 보다 자세한 설명은 chapter 9 '영양소의 늪'의 '01 칼슘 역설'과 '02 뼈를 튼튼하게 하는 채소와 과일' 부분을 참고하기 바란다. 잠시 핵심을 언급하자면, 뼈 건강을 위해서는 매일 30분~1시간 이상의 신체활동을 하고 충분한 채소, 과일 특히 푸른 잎채소를 섭취하는 것이 매우 중요하다.

05 　등 푸른 생선이
정말 건강에 좋을까?

건강 상담을 하다 보면, 총콜레스테롤 280mg/dL, LDL콜레스테롤 190mg/dL가 넘는 사람들 중 고기는 잘 먹지 않는다고 아주 완강하게 주장하는 이들을 적지 않게 만난다. 이런 사람들에게는 다음과 같은 질문을 조심스럽게 건넨다.

"그럼 혹시 생선은 많이 드시나요?"

개인적 경험으로 위의 질문을 받은 70~80%의 사람들은 비슷하게 답한다.

"생선은 많이 먹죠. 고기보다 생선이 좋다고 해서 일부러 챙겨 먹어요."

하지만 생선도 혈중 콜레스테롤을 높일 수 있고, 등 푸른 생선의 대표 격인 고등어는 삼겹살과 별반 다르지 않다. 특히 뼈 건강을 위해 매끼 멸치를 챙겨 먹는 사람들에게서 콜레스테롤이 높은 경우를 많이 본다. 이런 사람들은 식단을 건강하게 관리한다고 스스로 굳게 믿는 경향이 있어서, 자신들의 높은 콜레스테롤 수치가 생선 탓이 아니라 가족력이나 본인의 체질 탓이라고 여기는 경향이 강하다. 그리고 식단을 바꾸기보다 약물 복용을 선택하려 한다.

1960년대 130~140mg/dL 수준이었던 한국인의 평균 혈중 총콜레스테롤 농도가 1990년대 이후 190~200mg/dL 수준으로 50%가

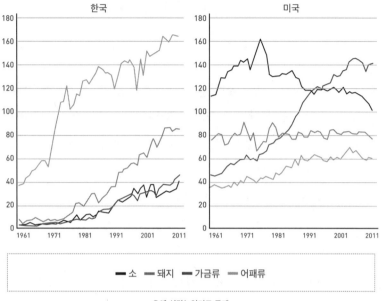

그래프1-5. 한국과 미국의 일일 동물성 식품 섭취량 변화 비교

유엔 식량농업기구 통계
www.fao.org/faostat/en/#data/FBSH

량 증가했다는 사실을 chapter 1에서 이미 확인한 바 있다. 혈중 콜레
스테롤을 증가시키는 것으로 잘 알려진 고기 섭취량이 증가했으니 충
분히 그럴 만하다고 짐작할 수 있을 것이다. 그러나 간과해서는 안 될
요인이 하나 더 있다. 바로 한국인의 생선 섭취량이다.

생선은 콜레스테롤 수치가 높은 사람들에게 고기 대신 먹으라고 권
고되는 대표적인 식품이다. 1961~2011년 사이 한국인의 생선 섭취량
은 4배 증가했다. 생선 이외의 동물성 수산물(두족류, 갑각류, 연체동물류
등)까지 포함한 섭취량은 5배 증가했다. 그 결과 한국은 현재 전 세계

에서 생선 및 기타 어패류를 가장 많이 먹는 나라들 중 하나가 되었다. 그래프1-5를 보면 한국인의 생선 및 기타 어패류 섭취가 미국과 비교했을 때 얼마나 급격하게 증가했는지 알 수 있다. 더불어 한국인의 평균 혈중 콜레스테롤이 급격히 증가했고, 1960년대에 미미했던 당뇨병, 고혈압, 뇌심혈관계질환이 폭발적으로 증가했다.

　미국 입장에서 한국은 매우 바람직한 식사를 하고 있는 나라다. 미국보다 소고기나 돼지고기 같은 '붉은 고기(red meat)'를 하루 평균 1인당 50g 정도 덜 먹고, 생선류는 70g 이상, 기타 어패류는 110g 정도 더 먹고 있기 때문이다. 참고로, 생선 및 기타 어패류는 닭고기와 함께 대표적인 '흰 고기(white meat)'로 불리며 붉은 고기 대신 권장된다. 그럼에도 과연 현재의 한국이 미국이 바라는 이상적인 건강상태에 있다고 할 수 있을까? 물론 한국은 미국보다 유방암, 전립선암, 심혈관질환 발생률이 낮기는 하다. 하지만 그 이유가 생선을 많이 먹어서는 아니다. 지금보다 생선을 훨씬 적게 먹었을 때 한국인의 유방암, 전립선암, 심혈관질환 발생률은 지금과 비교할 수 없을 정도로 낮았기 때문이다.

　잠시 표1-2를 살펴보자. 고등어는 삼겹살에 비해 지방 함량이 적지만 여전히 지방 칼로리 비율이 68.7%에 달하는 지방 덩어리다. 그리고 포화지방산 비율도 지방의 3분의 1이다. 오메가3지방산 비율이 높기는 하나 콜레스테롤 함량은 삼겹살의 2배 정도다. 과연 이런 고등어를 건강에 좋다, 심혈관계에 도움이 된다고 말할 수 있을까? 건강상태를 악화시키는 데 있어서는 고등어나 삼겹살이나 오십보백보다.

　크기가 작아서 딱히 먹는다는 자각을 하지 못하는 멸치의 경우, 삼

표1-2. 삼겹살, 고등어, 멸치의 지방 및 콜레스테롤 비교[7]

구분	100g당 칼로리	칼로리 대비 지방 함량	포화 지방산 비율	오메가3 지방산 비율	오메가6 지방산 비율	100 kcal당 콜레스테롤
삼겹살 (생것)	379kcal	84.8%	42.3%	1.1%	11.1%	18.1g
고등어 (생것)	278kcal	68.7%	30.4%	37.1%	3.9%	33.2g
건멸치 (중간 크기)	246kcal	12.1%	41.5%	37.3%	0.9%	202.2g

겹살이나 고등어와 비교되지 않을 정도로 콜레스테롤 함량이 매우 높다. 멸치의 콜레스테롤은 삼겹살보다 10배 이상, 고등어보다 6배 이상 높다(표1-2 참고). 멸치에 대해 별도의 자료를 찾아본 데는 이유가 있다. 나의 조언을 듣고 열심히 채식을 했는데 콜레스테롤 수치가 280mg/dL 아래로 떨어지지 않는 환자가 있었다. 알고 보니 이 환자는 뼈 건강을 위해 칼슘을 섭취한다는 생각에 매일 멸치를 먹고 있었다. 멸치도 생선이라는 생각을 미처 못한 것이다. 덕분에 멸치의 어마어마한 콜레스테롤 함량에 대해 알게 되었다. 이후 나름 열심히 채식을 하는데도 혈중 콜레스테롤이 떨어지지 않는 사람들 중 멸치를 무의식적으로 계속 먹고 있었던 사례를 심심찮게 찾아낼 수 있었다. 크기가 작

다고 멸치를 우습게 봐서는 안 된다.

1970년대 이후 생선 및 기타 어패류 섭취량이 급격히 증가했음에도 한국인의 혈중 콜레스테롤 수치, 뇌심혈관질환, 유방암 및 전립선암, 치매 등이 급격히 증가하는 것을 보면, 생선이 건강에 좋은 이유라고 제시되는 오메가3지방산이 심혈관계 및 신경계에 도움이 되는지에 대해서도 의문을 가져야 한다. 오메가3지방산의 효과는 매우 과장되어 있고 부작용도 만만찮다. 나는 다른 어떤 영양제보다 오메가3 보충제를 가장 먼저 쓰레기통에 버리라고 권한다. 오메가3지방산에 대해 이렇게 권고하는 이유에 대한 보다 자세한 설명은 chapter 9 '영양소의 늪'의 '04 오메가3 낚시질' 부분을 참고하기 바란다.

요컨대, 한국의 지난 50년의 경험으로 미루어 보면 고등어, 멸치를 포함한 생선 및 어패류도 소고기, 돼지고기 같은 붉은 고기와 거의 차이가 없다.

06 채소와 과일을 많이
먹는 것만으로는 부족하다

적지 않은 사람들이 "고기, 생선, 계란, 우유, 식용유, 설탕을 드시지 마세요."라는 조언에 "저도 채식 좋아해요. 채식 많이 해요."라고 답한다. 이런 환자들에게 다음과 같이 말해준다.

"채식은 많이 하고 적게 하고의 문제가 아니라 하냐, 하지 않냐의 문제입니다. 채소도 많이 먹고 고기도 많이 먹으면 소용없습니다."

물론 채소를 많이 먹으면 적게 먹는 것보다는 여러모로 건강에 좋다. 하지만 그것만으로는 건강상태를 획기적으로 변화시키긴 어렵다.

한국인은 채소를 얼마나 먹을까? 미국과 비교해보자. 그래프1-6을 보면 2011년 기준으로 미국인은 하루 평균 310g 정도의 채소를 먹고 있는 반면, 한국인은 해조류를 포함해 무려 655g의 채소를 먹고 있다. 한국인이 미국인의 2배가 넘는 양의 채소를 먹고 있는 것이다. 하지만 과일은 미국인이 하루 평균 264g으로 184g을 먹는 한국인보다 1.4배 더 많이 먹고 있다. 미국인의 채소와 과일 섭취량은 지난 50년간 점진적으로 증가하다 정체된 양상을 보이지만, 한국인은 1970년대 들어서면서 채소와 과일 섭취량이 확연하게 증가하는 것을 확인할 수 있다. 특히 채소류 섭취량은 단 몇 년 만에 2배가 될 정도로 급격하게 증가해 1980년대에 이미 현재 수준의 섭취량만큼 많아졌다.

갑작스럽게 채소와 과일 섭취량이 증가했음에도 한국인은 비만, 고

그래프1-6. 한국과 미국의 채소, 과일 섭취량 변화 비교

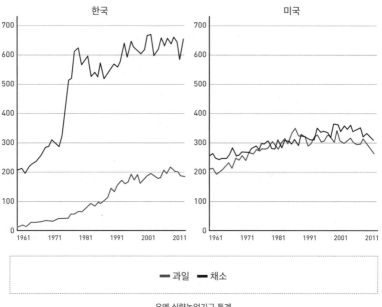

유엔 식량농업기구 통계
www.fao.org/faostat/en/#data/FBSH

지혈증, 고혈압, 당뇨병, 심혈관질환, 암, 염증성질환, 초경연령 저하, 성조숙증 등 다양한 건강문제가 폭발적으로 증가했다. 같은 기간 동안 고기, 생선, 계란, 우유, 식용유, 설탕 등 건강을 해치는 음식의 섭취 또한 10~50배 가까이 증가했기 때문이다. 한국의 경험을 살펴보면, 기존의 식단을 유지하면서 단순히 채소와 과일을 많이 먹는 것만으로는 체중을 줄이고, 고지혈증, 고혈압, 당뇨병 등을 예방하거나 정상상태로 되돌리는 것은 불가능하다. 건강문제를 해결하기 위해서는 건강에 좋은 음식을 많이 먹는 것뿐만 아니라 건강을 해치는 음식도 줄여야 한다.

왜 자연식물식인가?

한국인의 채소 섭취량이 많은 이유는 단연 김치와 나물 덕분이다. 김치와 나물은 한국인이 채소를 먹는 매우 독특한 방법이다. 하지만 아쉬운 점도 있다. 일부 연구에 의하면, 한국인이 섭취하는 채소의 40%는 김치류일 것으로 추정된다. 그런데 김치에는 소금이 너무 많이 사용되어 채소를 통해 얻을 수 있는 이득이 반감될 수 있다. 나물도 과거에 비해 참기름이나 들기름 등의 식용유를 과도하게 첨가해 채소가 주는 이익을 저해할 수 있다. 또한 다양한 채소를 기름에 볶거나 튀겨 먹는 경향이 강화되면서 단지 채소 섭취량이 많다고 건강이 향상되리라는 예측이 점점 어려워지고 있다. 때문에 기왕에 채소를 먹는다면 신선하게, 그리고 기름, 설탕, 소금을 최소한으로 첨가해서 먹는 것이 좋다.

　나는 '드레싱 없이' 샐러드 먹기를 권한다. 그러면 대부분은 무슨 맛으로 먹느냐는 반응을 보인다. 하지만 샐러드는 채소 고유의 맛을 음미하면서 먹어야 한다. 드레싱의 달고 짜고 고소한 맛으로 샐러드를 먹으면 샐러드를 정크푸드, 즉 쓰레기 음식으로 만들어 먹는 것과 다름없다. 막상 드레싱 없는 샐러드를 먹어보면 많은 사람들이 염려하는 것처럼 그렇게 맛이 없는 것도 아니다. 신선함은 물론 기분 좋게 쌉싸름하면서 달기도 하다. 이런 채소가 맛없게 느껴진다면 채소에 문제가 있는 것이 아니라 미각에 문제가 있는 것이다. 채소의 맛이 잘 느껴질 때까지 드레싱 없이 샐러드 먹기를 실천하다 보면 어느 순간 채소 자체가 맛있어진다. 나는 이를 '미각 재활 과정'이라고 부른다. 이렇게 미각이 재활되어야 건강한 음식이 맛있어져 더 건강한 방식으로 먹게 되고, 건강하지 않은 음식이 과하게 달고 짜고 느끼하게 느껴져 자연스레 피하게 된다.

물론 고기, 생선, 계란, 우유, 식용유, 설탕을 포기하지 못하면 채소와 과일을 아무리 많이 먹더라도 아무 의미가 없다는 말은 아니다. 건강을 해치는 음식을 계속 먹더라도 채소와 과일을 꾸준히 섭취하면 여러 가지 부작용을 줄일 수 있기는 하다. 채소와 과일에 풍부한 비타민과 항산화성분은 염증을 줄여줘 비염, 피부염, 각종 알레르기반응 및 '~염'자가 붙은 각종 질환의 증상이 완화될 수 있다. 또한 식이섬유가 배변활동을 도와 변비나 소화기계와 관련된 불편한 증상이 완화될 수 있고, 치질과 그로 인한 빈혈까지 개선될 수 있다.

의식적으로 채소와 과일을 먹기 시작한 사람들은 공통적으로 속이 편해지고 소화가 잘 되기 시작했다는 경험담을 들려준다. 단, 채소를 거의 먹지 않던 사람들이 갑자기 많은 양의 채소를 먹을 경우 식이섬유를 충분히 씹는 연습이 부족하고 소화기관의 적응도 덜 되어 단기적으로 속쓰림이나 소화불편감을 경험할 수 있다. 하지만 이런 증상을 겪는 사람들도 채소와 과일을 잘근잘근 충분히 씹어 먹으면 과거보다 확연히 편안한 소화 과정을 경험하게 되니 불안해할 필요가 없다.

한국인이 평균적으로 채소를 많이 먹고 있기는 하지만, 젊은 세대에서 채소 섭취가 부족한 사람들이 증가하고 있는 것은 심각한 문제다. 우유를 완전식품이라고 영양 교육하듯이 '채소는 필수 식품'이라는 인식을 심어줘야 한다. 이를 위해 건강한 방식으로 채소와 과일을 먹을 수 있도록 학교와 군대 등에서 대대적인 교육과 캠페인을 벌이고, 구체적인 사업을 진행할 필요가 있다. 최근 군대에서 채식 장병들을 위한 '채식선택권'을 보장하기 위해 다양한 방법을 모색하고 있다. 앞으로 이런 시도가 전 사회적으로 확대되었으면 하는 바람이다.

Part 2 만성질환의 모든 것

현재 한국인 중 비만, 고지혈증, 고혈압, 당뇨병, 지방간 등 기본적인 건강지표가 모두 정상인 사람은 5% 미만에 불과할 정도로 만성질환이 보편적이다. 이런 악화된 건강상태로 인해 사망자의 절반 이상이 암, 심혈관질환, 뇌혈관질환, 당뇨병으로 사망한다. 게다가 65세 이상 노인층의 10%가 치매상태로, 20년마다 환자 수가 2배씩 증가할 것으로 예상된다. 앞으로 태어날 한국 신생아들은 노년기에 2~3명 중 1명 확률로 치매에 걸리게 된다. 이 모든 건강문제들은 공통의 원인을 공유하고 있다. 바로 '인슐린저항성'이다. 현대 만성질환의 공통 원인인 인슐린저항성의 근본 원인이 무엇인지, 이와 관련된 다양한 만성질환은 어떤 것들이 있는지 살펴보자.

chapter
3

알아두면 좋은
영양생리의 기초

요즘 탄수화물은 '절대 악'처럼 취급된다. 하지만 이는 탄수화물을 비롯한 기본 영양소에 대한 몰이해, 음식성분 및 특성을 이해하는 방식의 왜곡, 건강상태 인식 방법의 편협함, 질병 발생 원인에 대한 무지가 어우러져 발생한 촌극에 불과하다. 앞서 한국인의 건강상태와 식습관의 변화에서 살펴봤듯이, 현재 유행하고 있는 '저탄고지, 케톤 식이, 고단백 식이' 등의 주장은 1970년대 한국인의 건강상태와 이후의 변화에 대해 설명하지 못한다. 현실과 역사적 변화 과정을 뒷받침하지 못하는 주장이나 가설은 낭설에 불과하다. 안타깝게도 인터넷상에서 검색할 수 있는 정보와 대중매체에 등장하는 전문가들 대부분의 주장 또한 이와 크게 다르지 않다. 상황이 이렇다 보니 넘쳐나는 건강 정보에서 진짜 보석을 찾아내는 연습을 해야만 자신을 보호할 수 있다.

지금부터 스스로를 지켜주는 '영양생리 방역'에 도움이 되는 탄수화물, 단백질, 지방, 소화생리에 대해 간단하지만 핵심적인 설명을 시작하겠다.

01   탄수화물

탄수화물에 대한 가장 잘못된 주장은 '탄수화물은 당분으로 구성되어 있기 때문에 모든 탄수화물은 설탕이나 마찬가지다'라는 것이다. 이는

'도자기는 흙으로 빚어졌기 때문에 모든 도자기는 모양이나 크기에 상관없이 흙이나 다름없다, 그러니 흙이 집을 더럽히지 못하게 도자기를 죄다 갖다 버리는 게 좋다'라는 주장과 큰 차이가 없다. 그런데 생각보다 많은 사람들이 이런 주장을 진지하게 받아들인다.

탄수화물은 영어로 carbohydrate다. 이름에서 알 수 있듯이 탄소(C)와 물(H_2O)이 결합된 생체분자(수화된 탄소화합물)를 뜻하며, 탄소의 개수에 따라 $(C \cdot H_2O)n$의 화학식을 갖는다. 영양학적 측면에서는 탄소 6개로 구성된 단당들이 기본적인 단위이고, 이 단당들이 결합한 정도에 따라 이당류(단당류 2개), 올리고당류(단당류 3~9개), 다당류(단당류 10개 이상)로 나뉜다.

단당류는 포도당(glucose), 과당(fructose), 갈락토오스(galactose) 등 3가지가 있다. 과당은 포도당보다 단맛이 강하며, 직접적으로 혈당을 올리지 않고 간에서 포도당이나 젖산으로 변환된 후 에너지로 사용된다. 갈락토오스의 단맛은 포도당과 비슷하며, 체내에서 포도당으로 전환된 후 에너지로 사용된다. 세 단당류는 탄소, 수소, 산소 원자 개수가 같아 화학식이 동일하나 구조가 달라 인체에서 다른 물질로 인식된다.

이당류는 단당류 2개가 결합한 당으로, 포도당 2개가 결합한 엿당(maltose; 맥아당), 포도당과 과당이 결합한 자당(sucrose; 설탕, 서당), 포도당과 갈락토오스가 결합한 젖당(lactose; 유당) 등 3가지가 있다. 이당류는 소장점막에서 분비하는 말타아제(maltase), 수크라아제(sucrase), 락타아제(lactase; 젖당분해효소) 등의 효소에 의해 포도당, 과당, 갈락토오스로 분해되어 소장상피세포를 통해 흡수된다. 이 중 락타아제는 주로 젖을 먹는 기간(5세 미만)에만 분비되고 이후에는 분비되지 않는다. 젖당은 포유류의 젖(모유, 우유 등)에만 존재하는데, 이는 인간이 젖먹이 시기가 끝나면 다시 젖을 먹지 않도록 진화했다는 증거이기도 하다.

올리고당류는 단당류들이 3~9개 결합된 다양한 탄수화물을 뜻한다. 포도당으로만 결합된 말토덱스트린(maltodextrin)은 적당한 단맛이 나며, 탄소 개수가 적을수록 쉽게 분해되고 단맛이 강해지고 점성이 낮아진다. 과당이 여러 개 결합되어 있거나 포도당에 과당이 여러 개 결합되어 있는 프럭토올리고당(fructooligosaccharide)은 설탕보다 단맛이 적고, 점도가 있어 물엿이나 시럽의 원료로 많이 사용되며, 아가베, 바나나, 양파 등에서도 추출된다.

통상 단당류와 이당류를 묶어서 단순당 혹은 단순탄수화물이라 하며, 올리고당은 다당류와 단순당의 중간 정도에 위치하되 다당류인 녹말이나 식이섬유와 비교했을 때는 단순당에 보다 가깝다. 일부 올리고당은 소화효소가 분해하지 못해 대장에서 장내세균의 먹이가 되기도 한다.

다당류는 10개 이상의 단당류가 사슬처럼 결합된 것으로, 포도당이 수백~수십만 개 결합된 녹말(starch)과 글리코겐(glycogen)이 영양학적으로 중요한 의미를 가진다. 녹말은 주로 식물에서 에너지를 저장하는 방식이며, 포도당이 결합되는 방식에 따라 아밀로스(amylose)와 아밀로펙틴(amylopectin)으로 구분된다. 아밀로스는 포도당이 300~3,000개 결합되어 있는데 중간에 가지를 만들지 않고 길게 연결되어 있는 반면, 아밀로펙틴은 포도당 24~30개마다 가지를 만들어 한 분자에 2,000~20만 개의 포도당이 결합되어 있다. 평균적으로 녹말은 20~25%의 아밀로스와 75~80%의 아밀로펙틴으로 구성되지만 식물의 종류에 따라 구성 비율이 다양하다.

글리코겐은 동물에서 에너지를 저장하는 방식으로 포도당 8~12개마다 가지를 만들어 3만 개 정도의 포도당이 결합되어 있고, 간에 100~120g, 골격근에 400g 정도가 저장된다. 체내 글리코겐 저장량은 주로 신체 단련, 기초대사, 식습관 등에 의해 결정된다. 보통 사슬의 끝부분에서부터 포도당으로의 분해가 진행되기 때문에 가지가 많을수록 빨리 분해되어 체내에 포도당을 빠르게 공급할 수 있다.

아밀로스는 찬물에 잘 녹지 않고(60도 이상의 온도에서 녹기 시작한다) 소화효소에 의한 분해가 더디다. 반면, 아밀로펙틴은 찬물에 잘 녹고 소화효소에 의한 분해가 잘 된다. 그래서 아밀로스는 소장에서 소화되지 못하고 대장까지 내려가 세균에 의해 분해되기 쉽다. 아밀로스 함량이 높은 녹말을 난소화성 녹말(저항성 녹말)이라고 부르기도 한다. 난소화성 녹말은 일종의 식이섬유와 같은 역할을 하는데, 난소화성 녹말 섭취량이 많을수록 인슐린민감성이 향상(인슐린저항성 감소)되고 염증 수준을 낮추는 것으로 알려져 있다. 보통 녹말 식품에는 다양한 다당류가 혼합되어 있어 이들을 복합탄수화물이라고도 부른다.

다당류에는 인간의 소화효소가 분해할 수 없는 종류가 있다. 바로 식이섬유(섬유소)다. 물론 식이섬유 중에는 리그닌처럼 탄수화물이 아닌 종류도 있지만 대부분 탄수화물이고 식물성 식품을 통해서만 섭취할 수 있다. 식이섬유 자체는 의미 있는 에너지를 생산하지 못한다. 하지만 함께 섭취한 영양분의 흡수에 영양을 미치고, 대장 속 세균에 의해 발효되어 부티르산(butyric acid) 및 기타 생체활성물질로 대사되고, 유익균을 증식시키고, 대변을 부드럽게 만들어 배변을 원활하게 하고, 발암물질, 환경호르몬, 콜레스테롤의 배설을 촉진한다.

이렇듯 탄수화물은 매우 다양한 특성을 가지고 있는 여러 가지 영양소와 비영양소를 포함한다. 탄수화물을 분해하고 가공해서 단맛을 즉각적으로 느끼도록 만든 '당류' 형태로 탄수화물을 섭취하지 않고 통곡물, 과일, 채소, 콩류(특히, 대두류 이외의 콩류) 등 자연상태의 식물성 식품 형태로 섭취하면 탄수화물로 인한 부작용은 발생하지 않는다. 오히려 탄수화물을 많이 먹을수록 건강해진다. 사실 가공되지 않은 식물성 식품에서는 녹말, 당분, 식이섬유가 분리되지 않는다. 즉, 녹말과 당분을 많이 먹는 것이 식이섬유를 많이 먹는 것이고, 식이섬유를 많이 먹는 것이 녹말과 당분을 많이 먹는 것이다. 그러다 현대 자본주의 시대 이후 가공식품이 등장하면서 이 성분들이 분리되기 시작했다.

설탕(설탕을 넣어 만든 각종 엑기스 및 잼 포함), 액상과당, 각종 시럽(올리고당, 물엿 포함), 과일주스 등 가공된 탄수화물과 식이섬유, 당류, 녹말류 등이 분리되지 않은 탄수화물은 전혀 다른 음식으로 취급해야 한다. 앞으로 이 책에서는 전자의 탄수화물을 '당류'로 지칭하고, 각종 곡식(쌀, 보리, 밀, 옥수수 등), 녹말류(감자, 고구마 등), 과일, 콩류, 채소 등 가공이 덜 된 식물성 식품의 탄수화물만을 '탄수화물'로 지칭할 것이다.

인종 차별적인 진단명, '유당불내증'

인류 역사상 모유 이외에 소, 염소, 말 등 포유류의 젖을 먹는 행위는 비교적 최근까지 주로 농사를 짓지 않는 소수 유목민족에서만 관찰되는 매우 이례적인 관습이었다. 현재 5세 미만에서는 유당불내증이 거의 관찰되지 않지만 청소년기 및 성인기에는 유당불내증 유병률이 65%에 달한다. 유당불내증 유병률은 아시아, 아프리카, 남미, 이베리아반도 출신에서 매우 높고, 유럽 백인에서만 낮다.

사실 유당불내증이라는 질병명은 매우 잘못되었다. 젖먹이 이후 먹지 말아야 할 음식을 먹고 배탈이 나는 것은 생리적인 현상이지 병리적인 현상이 아니기 때문이다. 유당불내증은 유럽인 중심의 진단명으로, 본인들이 즐겨 먹는 음식을 먹지 못하는 사람들에 대한 차별적 편견이 담겨 있다.

우유를 먹고 배탈이 나면 우유나 유제품을 먹지 않아야 한다. 전 세계 65%의 사람들에게 배탈을 유발하는 음식이라면 사용 및 제조를 금지하거나 최소한 무분별하게 첨가하는 일은 없어야 한다. 사실을 따져보면 우유에서만 얻을 수 있는 필수 영양소는 없기 때문에 우유에 미련을 둘 필요가 전혀 없다.

02　　　　　단백질

단백질은 20개의 아미노산들이 구슬처럼 엮여 있는 물질로, 각 단백질은 아미노산이 연결된 순서에 의해 고유한 기능을 발휘한다. 단백질은 탄수화물, 지방과 더불어 에너지를 공급하는 대량 영양소 중 하나이며, 유일하게 질소를 포함하고 있는 것이 특징이다. 이 중 8개(특정 상황에서는 9개)의 아미노산은 인체에서 합성할 수 없어 반드시 음식을 통해 섭취해야 하기 때문에 필수아미노산이라 불린다. 지금까지 필수아미노산은 동물성 단백질과 식물성 단백질을 구분하는 핵심 키워드처럼 사용되어왔다. 일례로, '식물성 단백질은 필수아미노산이 부족하므로 반드시 동물성 단백질을 먹거나 식물성 단백질을 정교하게 조합해서 먹어야 한다'와 같은 주장이 영양학적 지식이 있는 사람들의 상식처럼 취급되어왔다. 하지만 식물성 단백질에 있는 단백질의 양과 필수아미노산은 전혀 부족하지 않다. 이런 주장은 단백질과 관련된 미신에 불과하다.

　현대 영양학은 '단백질 영양학'이라고 불러도 좋을 만큼 단백질에 집착한다. 더 엄밀히 말하자면, 모든 단백질이 아닌 동물성 단백질을 숭배한다. 이런 태도는 1839년 단백질을 화학적으로 구분해낸 네덜란드 화학자 게르하르트 물더(Gerhard Mulder)가 '가장 중요한'이라는 뜻의 그리스어 'proteios'에서 '단백질(protein)'이라는 이름을 따온 것에서부터 알 수 있다. 단백질은 인간의 진보나 문명화와 연결되기도 한다.

이는 인간이 덩치가 크고 민첩한 동물을 사냥 행위로 제압하고 이 동물을 먹음으로써 인간도 그만큼 덩치가 커질 것이라는 미신적 믿음과 관련 있다. 이런 믿음은 20세기 들어 동물성 단백질이 질 좋고 효율적이라는 주장으로 이어진다. 실제로 농장의 동물에게 동물성 단백질을 먹일 때 더 빨리 크고, 체중도 더 빨리 증가했다. 그런데 이 논리를 사람에게 적용했을 때 아이들의 키와 체중이 빨리 증가하고 사춘기와 초경도 빨라진다면, 과연 이것이 우리가 바라는 바람직한 현상인지 의문을 던져볼 필요가 있다.

단백질을 둘러싼 논쟁거리는 크게 2가지로 볼 수 있다. 하나는 인간에게 적합한 단백질 필요량이 얼마인지에 대한 것이고, 다른 하나는 동물성 단백질이 식물성 단백질보다 우월한지에 대한 것이다. 우선 단백질 필요량에 대해서 알아보자.

영양학의 아버지라 불리는 독일의 생리학자 칼 보이트(Carl von Voit)는 1877년에 성인 남성은 최소 118g의 단백질을 매일 섭취해야 한다고 발표했다.[1] 그의 제자이자 이후 미국 농무부의 영양연구실을 설립한 윌버 앳워터(Wilbur Atwater)는 1887년 한술 더 떠 125g을 권장했다.[2] 보이트는 소변으로 배설되는 요소(인체의 단백질대사 산물) 양을 바탕으로 단백질 필요량을 추정했지만, 소변의 요소 양은 단백질을 많이 먹을수록 증가하기 때문에 배설되는 요소 양에 맞춰 단백질을 섭취해야 한다는 주장은 당시에도 논란이 많았다. 사실 이 정도의 단백질은 상당량의 고기를 먹지 않고서는 충족시키기 어려웠다. 뿐만 아니라 당시 한국을 비롯한 대부분의 아시아국가 및 전 세계의 산업화되지 않은 지역 사람들은 이 수치의 절반보다 적은 단백질을 섭취하고도 정상적인 생활을 유지했다. 과거보다 육류 섭취량이 10배가량 증가한 현재 한국 남성의 단백질 섭취량이 84g이고[3] 이마저도 한국의 권장량(65g; 한국영양학회의 권장량은 미국이나 세계보건기구 권장량에 비해 10% 정도 많다)을 41% 초과한 것임을 감안하면, 118g이 얼마나 터무니없는 주장인지 짐작할 수 있다.

물론 당시에 단백질을 숭배하는 전문가들만 있었던 건 아니다. 덴마크 생리학자 미켈 힌드드(Mikkel Hindhede)는 연구에 참여한 대상자들이 1년간 감자나 빵에서 20~22g의 단백질만 섭취하고도 하루 16시간씩 농사일을 하고, 체중이 2kg가량 증가하고, 단백질 손실이 발생하지 않는다는 사실을 입증했다. 그리고 본인의 저단백 식단과 연구대상의 경험을 통해 건강한 탄수화물을 충분히 섭취하면 단백질은 결코 부족할 수 없다는 결론을 내렸다.[4] 예일대학교 생리화학 교수였던 러셀 치텐덴(Russell Chittenden)도 보이트의 과도한 단백질 권장에 대해 반대 의견을 제기했다. 그는 전체적인 식사량과 고기 섭취량을 줄여 단백질을 하루에 40g이 넘지 않게 섭취하면서 류머티즘 증상이 개선되고 최상의 심신 컨디션이 유지되는 경험을 했다.[2]

현재 영양학계의 단백질 권고량은 힌드드나 치텐덴의 과학적인 주장에 가깝게 낮아지고 있지만, 단백질에 대한 태도는 여전히 미신적인 보이트의 관점을 따르고 있다. 하지만 이런 비과학적인 단백질에 대한 태도는 개인의 건강뿐만 아니라 위기의 시기에 비극을 초래할 수도 있다.

1차 세계대전 시기 독일과 덴마크의 상황은 단백질에 대한 태도가 사회적으로 얼마나 큰 차이를 만들 수 있는지 보여주는 대표적인 사례다. 고단백 이론을 고수한 보이트의 고국 독일은 영국 및 연합국의 해상 봉쇄로 곡물 수입이 중단되었을 때 40만 명 이상이 영양실조로 사망했지만, 저단백 이론을 주장한 힌디드가 배급 정책을 맡은 덴마크는 사망률이 오히려 34% 감소했다. 전쟁 중에 사망률이 감소한 것은 독일과 비교하지 않더라도 대단히 이례적인 일이다. 이런 기적 같은 일이 벌어진 이유는 덴마크 정부가 힌디드의 제안을 받아들여 가축의 수를 줄이고, 가축 사료로 쓰일 보리와 곡식을 사람이 먹을 수 있도록 했기 때문이다.[4] 당시 덴마크는 식량 배급 계획을 수립할 때 곡물의 속껍질(통곡물의 껍질)을 고기와 계란을 대체할 단백질 공급원으로 취급했다. 이를 위해 속껍질이 있는 곡식가루로 빵을 만드는 방법을 교육시키고, 통호밀, 통밀, 보리죽, 감자를 주식으로 제공했다.[4] 힌디드는 이전부터 스스로 저단백(30g 미만), 채식 위주 식단을 유지하면서 육체적 건강상태가 호전되는 것을 경험했기 때문에 식량 배급 시기의 사망률 감소가 전혀 놀랍지 않았다고 1920년 〈미국의사협회지〉에 발표했다.[5]

1900년 전후 근대 영양학이 시작될 때부터 단백질 필요량과 단백질을 동물성 식품에서 얻을 것인지, 식물성 식품에서 얻을 것인지는 치열한 논쟁거리였다. 하지만 일련의 기록들과 우리의 경험을 살펴본다면 인간이 건강을 유지하는 데 필요한 단백질은 30~40g 수준이고, 단백질을 과하지 않게 섭취할 때 건강상태가 오히려 향상된다는 것을 확인할 수 있다. 또한 식량을 동물성 식품에 의지하지 않을 때 위기 상황에 훨씬 효과적으로 대응할 수 있다는 사실도 알 수 있다.

세계보건기구는 단백질과 관련된 현재까지의 방대한 연구를 종합한 결과, 하루에 체중 1kg당 0.3g 정도의 단백질이 손실되고, 이를 보충하기 위해 소화흡수율 및 생물학적 활용 등을 감안해서 체중 1kg당 0.66g의 단백질 보충이 필요하다고 결론 내렸다.[6] 또한 단백질이 동물성이든 식물성이든 소화흡수율 및 생물학적 활용에 있어서 차이가 없으며, 인체가 적응할 수 있는 단백질 섭취량의 범위도 넓어서 체중 1kg당 0.36g의 단백질만 섭취하더라도 1~4주의 시간이 지나면 소변의 질소 배출이 감소해 단백질 균형이 유지될 수 있다는 사실도 지적하고 있다.[7] 흔히 단백질을 많이 섭취하면 근육을 더 많이 만들 수 있을 것이라 생각하지만, 단백질을 추가로 더 먹는다고 해서 근력이나 근육의 크기가 증가하지는 않는다.[8] 게다가 최소 필요량 이상의 단백질은 몸에 축적되기보다 바로 배설되거나 근육이 아닌 지방으로 축적된다.

단백질 필요량에 대한 역사적 논쟁과 사실을 살펴봤을 때, 과도한 단백질 섭취는 건강에 도움이 되지 않으며 최소한의 필요량을 살짝 상회하는 수준으로 섭취하는 것이 바람직하다고 결론 내릴 수 있다. 그런 의미에서 가장 무난하고 안전한 참고 값은 평균섭취량이고, 권장섭취량은 상한치로 생각하는 것이 좋다('식이가이드 용어의 이해' 참고). 권장섭취량 이상을 섭취하기 위해 애쓸 경우, 오히려 지속적인 단백질 과잉 섭취로 인한 부작용을 경험하기 쉽다.

세계보건기구에서 동물성 단백질과 식물성 단백질을 구분하지 않는 데에 적잖이 놀랐을 것이다. 하지만 표2-1에 제시된 주요 녹말 식품의 단백질 및 필수아미노산 양을 보면 충분히 이해가 된다.[9] '2015 한국인 영양소 섭취 기준'에서 19~29세 남성 집단에게 권장하는 칼로리(2,600kcal)만큼 현미, 보리, 밀, 감자, 옥수수 등의 녹말 식품을 섭취하면 각각 48g, 71g, 103g, 72g, 78g의 단백질을 섭취하게 된다. 시금치와 브로콜리를 2,600kcal만큼 섭취하면 단백질을 무려 372g, 250g씩 섭취하게 된다. 녹말 식품, 채소, 과일, 콩류 등 다양한 식물성 식품을 골고루 본인에게 필요한 칼로리만큼 섭취하면 단백질은 절대 부족할 수 없다. 물론 밀이나 옥수수의 경우 라이신이나 트립토판 같은 일부 필수아미노산이 부족한 것이 사실이다. 하지만 우리가 평생 옥수수나 밀가루만 먹으면서 사는 것이 아니기 때문에 이 또한 별문제가 되지 않는다. 그렇다면 필수아미노산과 비필수아미노산은 어떻게 구분할 수 있을까?

필수아미노산과 비필수아미노산은 체내에서 합성할 수 있는지 여부에 의해 구분된다. 비필수아미노산은 필수아미노산을 원료로 합성할 수 있어서 꼭 음식을 통해 섭취할 필요가 없지만, 필수아미노산은 그렇지 않고 필히 음식을 통해 섭취해야 하기 때문에 '필수'라는 말이 붙은 것이다. 이런 이유로 필수아미노산 필요량은 비필수아미노산 섭취량 및 총단백질 섭취량에 의해 얼마든지 달라질 수 있다. 비필수아미노산 혹은 단백질 섭취량이 많으면 그만큼 필수아미노산으로 비필수아미노산을 합성할 필요가 줄어들기 때문이다. 게다가 소화관을 통해 흡수되는 단백질 중 음식을 통해 섭취하는 단백질은 단지 32% 정도에 불과하다는 사실도 중요하다. 나머지 68%의 단백질은 우리 몸의 일부

만성질환의 모든 것

인 소화관의 상피세포나 소화효소이기 때문에 설사 음식의 특정 아미노산이 부족하더라도 우리 몸의 단백질에서 그 부족한 아미노산을 충분히 공급할 수 있다.[6] 이런 상황을 감안하면 식물성 식품을 먹으면서 단백질이 부족해지는 경우는 과도하게 적게 먹거나 단백질이 제거된 식용유와 설탕으로 칼로리의 대부분을 채울 때뿐이라는 사실을 어렵지 않게 이해할 수 있다(보다 자세한 설명은 chapter 3 '알아두면 좋은 영양생리의 기초' '04 소화생리'의 '아미노산 풀' 부분 참고).

그렇다면 동물성 단백질이라도 적게 먹으면 괜찮을까? 안타깝게도 동물성 단백질은 식물성 단백질에 비해 인간의 단백질과 필수아미노산 구성이 비슷해 대사속도가 빠르고 세포의 성장과 분열을 촉진하는 경향이 있다. 동물성 단백질이 인슐린 및 인슐린유사성장인자-1(IGF-1) 같은 성장 관련 호르몬을 체내에서 더 많이 합성시키기 때문이다. 이런 특성이 성장기 아이들을 빨리 크게 하고 체중을 빨리 증가시켜 과거에는 장점으로 인식되었다. 그러나 최근에는 암세포 성장 및 세포 분열, 인슐린저항성, 비만, 당뇨병, 고혈압, 고지혈증, 지방간, 심혈관질환 등을 촉진한다는 사실이 밝혀졌다.[10~11] 한마디로, 동물성 단백질은 최대한 먹지 않는 것이 안전한 선택이다.

식이가이드 용어의 이해

식이가이드 용어 중 최소필요량, 평균필요량(필요량), 권장섭취량

(안전섭취량)에 대한 뜻을 알아야 불필요한 오해와 불안을 피할 수 있다. 최소필요량은 정상적인 생물학적 기능을 유지하기 위해 필요한 최소한의 양이다. 단백질에 있어서 평균필요량은 최소필요량의 2배 정도로, 통계적으로는 전체 인구 50%가량의 사람들에게 필요한 양을 충족시키거나 상회하는 수준을 뜻한다. 그리고 권장섭취량은 평균필요량의 1.25배에 해당하는 수치로, 전체 인구 97.5%의 사람들에게 필요한 양을 충족시키거나 상회하는 수준을 뜻한다. 하지만 과잉섭취 위험을 염두에 두고 각 용어의 뜻을 살펴보면, 평균필요량에 맞춰 단백질을 섭취할 경우 50%의 사람들이, 권장섭취량에 맞춰 섭취할 경우 97.5%의 사람들이 본인에게 필요한 양보다 과잉으로 단백질을 섭취하게 될 가능성이 있다는 뜻이기도 하다. 때문에 식이가이드를 참고할 때 다다익선의 관점에서 권장섭취량 이상을 섭취하려고 하면 과잉섭취의 부작용을 겪게 될 가능성이 높다.

세계보건기구의 단백질 최소필요량, 평균필요량, 권장섭취량은 각각 체중 1kg당 0.3g, 0.66g, 0.83g이다. 반면, 한국의 단백질 평균필요량과 권장섭취량은 1kg당 0.73g, 0.91g으로 세계보건기구 기준보다 10%가량 더 높다.

한국인 영양소 섭취 기준은 체중당 단백질량이 아닌 연령별 단백질 섭취량을 제시하고 있는데, 이 수치는 체중당 단백질 필요량에 연령별 중위 체중을 대입하여 산출한 값이다. 따라서 본인의 나이에 해당하는 단백질 섭취량만큼 섭취하려 하기보다는 본인의

만성질환의 모든 것

체중을 이용해 단백질 필요량을 직접 계산해서 섭취하는 것이 더 적절하다. 이때 대입해야 할 체중은 실제 체중보다 키에 해당하는 이상적인 체중을 대입하는 것이 타당하다(이상적 체중=21×{키(m)²}). 단, 체중이 정상 범위(체질량지수 18.5~23)인 경우에는 본인 체중을 그대로 대입해도 된다(체질량지수=체중(kg)÷{키(m)²}).

그렇다면 세계보건기구와 한국 기준 중 어떤 기준을 따라야 할까? 나는 한국 기준보다 세계보건기구 기준을 따를 것을 권한다. 그리고 충분섭취량이 아닌 평균필요량 수준의 단백질 섭취를 권한다. 단백질 과잉은 인슐린저항성과 당뇨병을 초래할 수 있기 때문이다.

표2-1. 한국과 세계보건기구의 단백질/필수아미노산 섭취 기준과 일부 식물성 식품의 단백질/필수아미노산 함량

	구분	단백질(g)	Met + Cys	Leu	Ile	Val	Lys	Phe + Tyr	The	Trp	His	중량(g)	단백질(kcal%) ***
필요 / 권장량 기준 *	한국 권장섭취량	65	1.3	3.0	1.3	1.6	3.0	3.4	1.4	0.3	1.0	–	10%
	한국 평균필요량	50	1.0	2.3	1.0	1.3	2.4	2.7	1.1	0.3	0.8	–	7.7%
	세계보건기구 권장섭취량	57	1.3	3.3	1.7	2.2	2.6	2.1	1.3	0.3	0.9	–	8.8%
	세계보건기구 평균필요량	45	1.0	2.7	1.4	1.8	2.1	1.7	1.0	0.3	0.7	–	7.0%

	멥쌀, 현미, 생것	48	2.4	3.5	2.0	2.9	2.3	4.4	1.7	0.6	1.1	758	7.3%
	쌀보리(도정), 생것	71	2.8	5.0	2.2	3.0	2.3	5.4	2.4	0.8	1.5	760	10.9%
	밀(도정), 생것	103	3.6	7.0	3.3	3.9	2.0	7.4	2.7	0.3	2.1	790	15.9%
	고구마, 호박, 생것	22	0.9	1.5	1.0	1.1	1.1	1.9	1.1	0.3	0.4	1,844	3.4%
	감자, 수미, 생것	72	1.6	3.6	2.0	2.9	3.5	4.4	2.9	0.4	0.9	3,714	11.0%
	메옥수수, 생것	78	3.8	17.3	2.2	3.5	1.9	4.5	1.6	0.0	1.5	1,461	12.0%
	대두(노란콩), 말린것	230	6.7	16.4	8.4	8.8	13.6	17.3	8.6	2.6	5.5	636	35.4%
	두부	258	7.3	19.0	9.3	9.1	13.9	20.3	9.4	2.9	5.8	2,680	39.7%
	강낭콩, 생것	133	2.7	10.4	5.3	6.7	9.1	11.5	6.1	1.7	3.7	1,512	20.5%
식	완두, 생것	181	3.4	12.3	6.5	7.4	12.7	14.8	7.0	2.1	3.7	2,281	27.8%
품	콩나물, 생것	335	7.4	15.9	11.4	15.3	17.6	26.7	12.5	0.5	8.5	7,222	51.6%
종	땅콩, 볶은 것	131	3.2	7.3	3.3	4.4	3.8	10.1	3.2	1.0	2.7	459	20.1%
류	시금치, 노지, 생것	372	10.5	23.2	10.9	15.1	19.5	23.8	13.9	2.5	6.8	8,966	57.2%
**	호박, 잎, 생것	279	4.5	19.2	9.4	12.2	8.3	19.5	9.9	1.2	4.6	5,778	42.9%
	고사리, 말린 것	265	5.8	22.0	10.0	13.1	12.6	25.6	12.1	2.5	6.1	952	40.8%
	두릅, 생것	325	6.6	19.4	11.0	13.9	16.1	23.0	12.5	2.0	5.5	7,879	50.1%
	브로콜리, 생것	250	4.8	11.2	6.7	8.5	9.8	12.8	8.2	2.5	4.1	8,125	38.5%
	토마토, 생것	141	1.6	3.8	2.1	2.5	2.1	4.9	3.4	0.5	1.6	13,684	21.7%
	당근, 생것	86	1.3	3.0	2.2	2.9	2.6	4.0	2.5	0.6	1.1	8,387	13.2%
	양배추, 생것	132	1.8	3.5	2.2	3.2	3.9	3.6	2.8	0.6	2.3	7,879	20.4%
	배추(가을), 생것	217	4.0	11.8	7.8	5.7	11.6	8.5	5.5	1.2	4.7	17,333	33.3%
	조선무, 생것	109	1.7	6.2	4.3	5.9	7.1	6.1	4.2	1.4	2.8	17,333	16.8%
	죽순, 생것	377	6.2	16.7	10.5	12.7	16.0	29.8	10.3	3.3	5.1	10,833	58.0%
	미역, 말린 것	354	12.8	25.9	14.2	18.4	19.9	23.8	14.5	0.0	7.9	1,745	54.5%

* 한국 기준은 성인 중 단백질 권장량이 가장 많은 19~29세 남성을 기준으로 했고, 이 집단의 중위수 체중인 68.7kg을 세계보건기구의 체중당 필요량 및 권장량 기준에 적용해 구체적인 세계보건기구 기준

만성질환의 모든 것

수치를 계산했다.

**   '2015 한국인 영양소 섭취 기준'에서 19~29세 남성 집단에 권장하는 칼로리인 2,600kcal를 기준으로 각 식품의 단백질과 아미노산 함량, 음식 중량을 〈국가표준식품성분표-제9개정판, 2016년〉의 자료를 참고해 계산했다(가령, 현미로 2,600kcal를 섭취하려면 758g을 먹으면 된다).[9]

***   '단백질(kcal%)'은 각 음식의 총칼로리 중 단백질의 칼로리가 차지하는 백분율을 뜻하며, 대부분의 음식이 권장량을 넘어서는 단백질을 함유하고 있는 것을 확인할 수 있다. 즉, 다양한 식물성 식품을 필요한 칼로리만큼 섭취하면 단백질은 절대 부족하지 않으며 별도로 단백질을 보충할 필요가 없다.

아미노산 약어(단위: g/Day) : Met 메티오닌, Cys 시스테인, Leu 류신, Ile 이소류신, Val 발린, Lys 라이신, Phe 페닐알라닌, Tyr 티로신, The 트레오닌, Trp 트립토판, His 히스티딘

03 지방

지방은 탄수화물과 마찬가지로 탄소, 수소, 산소로 구성된 화합물질로, 탄수화물이나 단백질에 비해 더 많은 칼로리를 가지고 있다. 지방의 칼로리는 1g당 9kcal로 탄수화물과 단백질(1g당 4kcal)의 2배 이상이다. 우리 몸은 여분의 에너지를 지방으로 저장했다가 필요할 때 사용한다. 그리고 지방은 물에 녹지 않아서 세포막이나 세포 내 소기관을 둘러싸는 막의 성분으로 사용되기도 한다. 최근 '케톤 다이어트, 저탄고지 다이어트' 등 지방과 관련된 우려스러운 주장들이 대두되고 있어 지방에 대해 면밀히 들여다볼 필요가 있다. 그래야 거짓 주장에 속지 않을 수 있다.

지방을 표현하는 용어로 크게 지질, 지방, 기름이 있다. 지질은 주로 학문적 영역에서 화학적으로 물질을 지칭할 때 쓰이는 용어이고 지방과 기름을 포괄한다. 엄밀한 의미에서 지방은 상온에서 고체인 지질을 뜻하고 기름은 상온에서 액체인 지질을 뜻하는데, 일상적으로 '지방'이라는 용어가 대표로 사용된다. 보통 동물성 식품의 지방은 고체, 식물성 식품의 지방은 액체다. 동물성 지방에는 포화지방이 많고, 식물성 지방에는 불포화지방이 많다. 지방을 구분할 때 사용하는 '포화/불포화'라는 용어는 지방을 구성하는 지방산의 특성을 표현하는 것이다. 지방은 주로 글리세롤 1분자에 지방산분자 3개가 에스터결합된 중성지방 형태로 존재기 때문에, 지방을 구성하는 지방산의 특성에 의해 지

만성질환의 모든 것

방의 특성이 결정된다.

지방산은 주로 탄소와 수소로 구성된다. 머리에 해당하는 카르복 시기(-COOH)와 꼬리에 해당하는 메틸기(-CH₃) 사이에 탄소와 수소(CH₂) 가 사슬처럼 반복적으로 연결되어 있는 화학적 구조를 가지고 있다. 대부분의 지방산은 4~28개 사이 짝수 개의 탄소를 가지고 있고, 탄소의 개수에 따라 짧은사슬(3~7개, short chain FA; 단쇄), 중간사슬(8~13개, middle chain FA; 중쇄), 긴사슬(14~20개, long chain FA; 장쇄), 매우긴 사슬(21개 이상, very long chain FA; 초장쇄)로 구분된다. 단, 다가불포 화지방산의 경우 탄소 개수 25개 이상부터 '초장쇄'로 구분한다. 포화 지방산은 탄소 개수가 많을수록 지방산 사이의 인력이 커지고 녹는점 이 높아져 탄소 개수가 10개 이상이 되면 상온에서 고체상태가 된다.

지방산은 탄소사슬이 수소로 가득 차 있는지(포화) 여부에 따라 포 화지방산과 불포화지방산으로 구분된다. 이 중 불포화지방산은 탄소 에 결합된 수소가 구부러진 형태이면 시스형, 곧은 형태이면 트랜스형 으로 구분한다. 자연계 대부분의 불포화지방산은 시스형이라 불포화 지방산이 많아질 경우 지방산 사이의 인력이 약해져 상온에서 액체상 태가 되거나 산소와 만나 산패(변질)되기 쉽다. 식품업계는 불포화지방 산이 가진 이런 문제를 해결하기 위해 트랜스형으로 구조를 바꾸고 상 온에서 고체이면서 잘 변질되지 않는 마가린, 쇼트닝, 경화유 등을 만 들어 사용하기 시작했다. 이것이 바로 트랜스지방이다.

하지만 트랜스지방은 혈중 LDL콜레스테롤 농도를 증가시켜 심혈 관질환 발생 위험을 증가시키기 때문에, 세계보건기구는 트랜스지방을 전체 칼로리의 1% 미만으로 섭취하도록 권고한다(하루 2,000kcal를 섭취할 경우 트랜스지방은 약 2.2g 미만으로 섭취해야 한다). 트랜스지방은 심혈관질환 외에도 유방암, 대장암, 당뇨병, 알츠하이머병 등 여러 가지 건강문제를 일으킬 수 있는 것으로 의심받는다.

트랜스지방은 가공식품업체의 필요에 의해 개발된 만큼 다양한 가공식품에 들어 있다. 쿠키, 도넛, 비스킷, 페이스트리, 케이크, 아이싱(프로스팅), 파이, 머핀, 스콘, 냉동피자 등 다양한 제과 제빵 식품, 전자레인지 팝콘, 감자튀김, 감자칩 등 각종 튀김류, 각종 스프레드류, 마가린 등에서 트랜스지방이 발견된다. 뿐만 아니라 우유, 치즈, 요거트, 아이스크림, 소고기, 돼지고기, 닭고기, 계란 등에도 트랜스지방이 있다. 그래서 가공식품을 먹지 않더라도 동물성 식품을 통해 트랜스지방을 섭취할 수 있고, 이렇게 동물성 식품을 통해 섭취하는 트랜스지방은 전체 트랜스지방의 20%에 달한다.[12]

우유나 유제품, 소고기 등의 트랜스지방은 반추동물의 장내세균에 의해 합성되는 것으로 알려져 있다. 반추동물에서 합성된 트랜스지방은 여성의 심혈관질환, 관상동맥질환, 급성심장사로 인한 사망 위험과 남성의 모든 원인에 의한 사망 위험을 증가시킨다는 연구결과가 있다.[13] 이는 우유나 유제품, 소고기를 멀리해야 하는 또 다른 이유인 셈이다. 소 이외의 동물성 식품에도 트랜스지방이 들어 있는 경우가 많다. 가축 사료로 사용되는 과자박(제조 과정에서 불량이 발생한 제과 제빵 부산물)도 그 원인일 수 있다. 과자박은 젖을 뗀 새끼 돼지의 체중을 급격히 올릴 때 유용하다고 알려져 널리 사용된다.

불포화지방산의 또 하나의 중요한 주제는 오메가3 혹은 오메가6지방산이다. 이 중 필수지방산은 오메가3지방산인 알파리놀렌산(ALA)과 오메가6지방산인 리놀렌산(LA) 둘뿐이다. EPA, DHA 등 생선기름이나 크릴오일에 풍부하다고 알려진 오메가3지방산은 필수지방산이 아니다. 이들 EPA, DHA 같은 오메가3지방산은 ALA에 이중결합을 더 만드는 방식으로 체내에서 합성할 수 있다. 그런데 이때 변수가 있다. ALA나 LA는 이중결합을 추가할 때 필요한 효소(델타6-탈포화효소)를 두고 경쟁을 하게 되는데, 이로 인해 ALA보다 LA 섭취가 많으면 EPA, DHA 합성이 줄어든다. 과거 인류는 LA와 ALA를 1:1 혹은 1:2 비율로 섭취했지만, 현재는 16:1 수준으로 LA 섭취가 현저히 많다.[14] 그러다 보니 ALA에서 EPA, DHA 합성이 감소할 수밖에 없다. 많은 전문가들은 이런 배경을 무시한 채 ALA를 많이 먹어도 EPA, DHA 합성이 잘 안 되기 때문에 생선기름이나 크릴오일 등을 통해 EPA, DHA를 보충해야 한다고 주장한다. 하지만 현대인들은 EPA, DHA를 보충할 게 아니라 LA, 즉 오메가6지방산 섭취를 줄여야 한다.

그렇다면 왜 현대인은 과거보다 오메가6지방산 섭취가 이렇게나 많이 늘었을까? 그 이유는 축산과 식용유 때문이다. 현재 사육되는 대부분의 소는 체중이 빨리 늘 수 있도록 옥수수나 콩으로 만든 사료를 먹는다. 그런데 사료로 쓰이는 옥수수나 콩 및 여타 작물에는 오메가6가 매우 많다. 지난 수십 년간 오메가6가 가득한 사료를 먹고 자란 동물의 고기, 젖, 알을 10배 이상 많이 섭취함으로써 동물성 식품에서 비롯된 오메가6지방산 양이 급격히 증가한 것이다. 아울러 사료 제조 과정에서 생산된 식물성 기름(콩기름, 옥수수기름)이 '식용유'로 유통되면서 식물성 기름 섭취량도 수십 배(우리나라는 50배) 증가했다. 그 결과 현대인은 오메가6지방을 과거보다 수십 배 더 많이 먹게 되었고, 이로 인해 오메가3지방이 우리 몸에서 제대로 된 역할을 못하게 되었다.

오메가6와 오메가3 비율이 왜 중요할까? 오메가6는 우리 몸에서 염증을 증폭시키는 재료로 사용되고, 오메가3는 염증을 적절히 조절하는 재료로 사용된다. 그래서 이 비율이 증가하면 우리 몸은 염증이 폭발하기 쉬운 화약고 같은 상태가 된다. 다시 말해, 아주 작은 불똥이 튀어도 큰불이 붙고 쉽게 꺼지지 않는 체질이 되는 것이다. 그래서 각종 자가면역질환, 동맥경화, 비염, 천식, 관절염 등 각종 염증성질환이 발생하기 쉬워진다(이와 관련된 보다 자세한 설명은 chapter 5 '만성질환 바로 알기'의 '09 반복되는 염증'과 chapter 9 '영양소의 늪'의 '04 오메가3 낚시질' 부분 참고).

한국영양학회는 필수지방산인 LA를 전체 칼로리의 4~10%, ALA를 1%가량 섭취하기를 권한다. 하지만 세계보건기구에서는 LA와 ALA를 각각 2~3%, 0.5~0.6% 권장한다. 한국영양학회는 단백질과 마찬가지로 필수지방도 과하게 권장하고 있다. 오메가3 하면 많은 사람들은 생선을 떠올리지만 필수 오메가3지방산인 ALA는 각종 곡물, 채소류, 콩류, 특히 들깨나 아마씨, 치아씨 등에 매우 풍부하다. 아울러 이 음식들에는 오메가6필수지방산인 LA 또한 적절히 들어 있다. 그래서 하루에 필요한 칼로리를 동물성 식품과 식용유를 배제하고 자연상태 혹은 가공이 덜 된 식물성 식품으로 다양하게 섭취하면 필수지방산에 대해서는 걱정할 필요가 없다.

세계보건기구나 한국 모두 지방을 전체 칼로리의 15~30% 섭취할 것을 권하지만, 이는 너무 높은 기준이다. 자연식물식은 보통 전체 칼로리의 10% 수준(5~15%)의 지방 섭취를 권장한다. 그리고 필수지방은 세계보건기구의 기준인 LA 2~3%, ALA 0.5~0.6% 수준을 권장한다.

예를 들어, 들깨로 2,600kcal를 섭취할 경우 오메가3지방을 무려 121.4g 섭취하게 된다. 보통 생선기름 캡슐에 1g의 오메가3지방이 있는 것을 감안하면 들깨 4g만 섭취해도 1g의 오메가3를 섭취할 수 있는 것이다. EPA, DHA 형태가 아니더라도 걱정할 필요가 없다. 오메가6를 과하게 섭취하지만 않으면 우리 몸에 필요한 만큼 ALA에서 EPA와 DHA가 합성된다. 고춧잎, 모시잎, 시금치, 매생이 등 푸른 잎채소와 해조류의 오메가3 칼로리 비율은 4~9%로 들깨, 치아씨 다음으로 높다. 과일 중에는 씨앗을 함께 먹는 키위에 오메가3가 많다. 반면에, 오메가3가 많다고 소문난 등 푸른 생선의 대표 주자인 고등어의 오메가3 칼로리 비율은 0.4%에 불과한 데다 콜레스테롤과 포화지방이 과도하게 많다. 지방을 줄였다는 저지방 우유도 칼로리 대비 포화지방 비율이 여전히 높고, 칼로리 대비 콜레스테롤 비율은 더 증가한다.

지방과 관련해서 오해하지 말아야 할 점은 지방이 매우 다양한 지방산들의 혼합체라는 것이다. 그러므로 동물성 지방에는 포화지방만 있다거나, 식물성 지방에는 불포화지방만 있다고 착각하면 안 된다. 모든 지방은 포화지방, 단가불포화지방, 다가불포화지방, 오메가3지방산, 오메가6지방산, 단쇄·중쇄·장쇄지방산 등이 혼합되어 있다. 단지 특정 지방산이 많고 적고의 차이만 있을 뿐이다.

건강하게 지방을 섭취하는 방법은 콜레스테롤(동물성 식품에만 있고 식물성 식품에는 없다)이 없고, 포화지방이 적고, 오메가3지방산이 많고, 오메가6지방산이 적당히 있는 음식으로 섭취하는 것이다. 단, 이런 음식을 섭취하더라도 전체 식단의 지방 칼로리가 10%를 과도하게 벗어나지 않도록 해야 한다.

소화생리

앞서 우리 몸에서 에너지로 사용되는 탄수화물, 단백질, 지방에 대해 살펴봤다. 다소 복잡하게 느껴질 수도 있지만 이 정도로 지적 무장을 해야 장황한 얼치기 논리로 사기를 치려는 사람들에게 당하지 않을 수 있다. 이런 사기꾼들은 꼭 뭔가를 팔려 하기 때문에 금방 알아차릴 수 있기는 하지만, 갑작스러운 건강문제로 불안해지면 사고가 마비되어 결국 거금을 쓰는 경우가 많다(요즘 유행하는 '사기'에 대한 보다 자세한 설명은 chapter 9 '영양소의 늪'의 '08 돌팔이 걸러내기' 부분 참고).

지금부터는 각 영양소가 어떻게 소화되고 흡수되는지에 대해 간단히 알아보자.

탄수화물은 입에서 소화되는 일부를 제외하고는 주로 소장에서 소화가 이루어진다. 침에 있는 아밀라아제가 300~20만 개의 포도당이 결합된 녹말을 포도당 2개가 결합된 엿당(말토오스)으로 일부 분해한다. 이 때문에 밥이나 녹말을 먹을 때 처음에는 맛이 느껴지지 않다가 잘근잘근 씹으면 서서히 단맛을 느낄 수 있게 된다. 하지만 아밀라아제는 pH7.0의 환경에서 활성이 최대화되기 때문에 음식을 삼키면 강한 산성인 위산에 의해 활성이 억제된다. 위로 넘어온 음식들은 위에 머물다가, 소장이 영양소를 소화하고 흡수할 수 있는 속도에 맞춰 십이지장(소장의 첫 부분)으로 넘어간다. 음식물이 십이지장으로 넘어가면 췌장에서 중탄산염과 각종 소화효소를 십이지장으로 분비해 음식물을 다시 중성 혹은 약알칼리상태로 만들고, 췌장에서 분비된 아밀라아제가 녹말(아밀로스, 아밀로펙틴)을 엿당으로 분해하기 시작한다.

소장점막에서 분비된 말타아제, 수크라아제, 락타아제 등의 효소는 각각 엿당(말토오스; 포도당 2개), 자당(수크로오스, 설탕; 포도당+과당), 젖당(락토오스; 포도당+갈락토오스) 등을 포도당, 과당, 갈락토오스 등의 단당류로 분해한다. 이렇게 최종적으로 분해된 단당류는 소장에서 흡수되어 혈액순환을 하게 되고 그에 따라 혈당이 상승하게 된다.

소화효소가 분해하지 못하는 일부 올리고당이나 다당류, 식이섬유는 대장까지 내려가 장내세균의 먹이, 즉 프리바이오틱스(prebiotics) 역할을 해 체내 유익균 증식에 기여한다. 따라서 양질의 탄수화물 음식을 먹으면 프리바이오틱스 혹은 프로바이오틱스(probiotics; 유익균) 캡슐을 따로 먹을 필요가 없어진다.

섭취한 음식의 주성분이 녹말이냐 당분이냐에 따라 혈당이 상승하는 속도가 달라진다. 녹말은 소화 과정을 거쳐야 하기 때문에 혈당이 천천히 상승하는 반면, 설탕, 액상과당, 각종 시럽 및 엑기스류 등의 당류는 소화 과정을 거치지 않고 바로 흡수되어 혈당을 가파르게 상승시킨다. 이렇게 혈당이 급격히 올라가면 혈당을 적정 수준으로 유지하기 위해 인슐린이라는 호르몬도 급격히 분비된다. 그러면 당장 몸에 필요하지 않은 당분이 지방산으로 전환되고 글리세롤과 결합되어 중성지방 형태로 저장된다(인슐린의 기능에 대한 보다 자세한 설명은 chapter 4 '공공의 적, 인슐린저항성'의 '01 인슐린의 역할' 부분 참고). 탄수화물이라도 그것이 녹말 식품이냐 당분이냐, 그리고 식이섬유가 얼마나 많으냐에 따라 인슐린반응이 상당히 달라질 수 있다.

단백질은 위에서 전처리가 된 후 소장에서 본격적으로 분해되어 아미노산 형태로 흡수된다. 위는 소화 과정에서 특별한 역할을 하지 않지만 입에서 삼킨 음식을 일시 보관하면서 소화가 잘 되게 준비시키는 역할을 한다. 공복상태의 위는 50mL 정도의 크기이지만 음식물이 들어오면 4,000mL까지 늘어난다. 위는 식도에서 넘어온 음식을 잘게 부수고 위액과 섞으면서 죽 같은 미즙으로 만들기 위해 열심히 음식을 주물럭거린다. 이 과정에서 음식은 강한 위산(pH2.0의 염산)에 의해 살균이 되고, 펩신이라는 효소에 의해 단백질이 폴리펩티드(20~50개의 아미노산이 펩티드결합된 물질로, 아미노산이 50개 이상 연결되어 있으면 단백질로 분류한다)로 분해된다.

위에서 폴리펩티드로 분해된 단백질은 소장으로 넘어가 췌장의 소화효소인 트립신과 키모트립신에 의해 올리고펩티드(아미노산 20개 이하)로 분해되고, 올리고펩티드는 카복시펩티다아제와 엔도펩티다아제에 의해 펩티드결합이 끊겨 아미노산 혹은 작은 펩티드로 분해된다. 이렇게 잘게 분해된 단백질성분은 흡수 과정에서 소장벽의 아미노펩티다아제라는 효소에 의해 추가 분해되고 아미노산 혹은 더 작은 펩티드로 흡수되어 혈액순환을 하게 된다.

흡수된 아미노산은 우리 몸의 '아미노산 풀(amino acid pool)'로 흘러들어가 특정 단백질이 필요할 때 동원되는 재료로 쓰인다. 앞서 살펴봤듯 필수아미노산 필요량은 절대적이지 않다. 비필수아미노산 섭취량이 많으면 자연스럽게 필수아미노산 필요량이 줄어들기 때문이다. 그리고 우리 몸 안에선 소화관을 통해 흡수된 아미노산뿐만 아니라 기능을 다한 단백질(호르몬이나 효소, 분해된 세포 등)이 분해되어 지속적으로 아미노산 풀로 유입되기 때문에 일시적으로 특정 아미노산 섭취가 부족해도 쉽게 출렁거리지 않는다. 그래서 식물성이든 동물성이든 다양한 음식으로 충분한 양의 단백질만 섭취한다면 아미노산 불균형으로 인한 문제는 발생하지 않는다.[6]

지방은 주로 소장에서 소화된다. 위를 거쳐 십이지장으로 넘어온 지방은 췌장에서 분비된 지방분해효소인 리파아제에 의해 글리세롤, 지방산, 모노글리세리드(글리세롤에 지방산 1개가 결합된 물질) 등으로 분해된다. 지방은 물에 잘 녹지 않아 리파아제에 의한 소화 효율이 떨어진다. 이를 만회하기 위해 간에서 합성된 담즙산이 지방을 $1\mu m$ 크기의 작은 지방 방울로 유화시켜 지방의 소화를 촉진한다. 이렇게 분해된 지방산 중 탄소사슬 길이가 짧거나 중간인 지방산과 글리세롤은 직접 소장세포에 흡수되어 혈액순환을 하고, 나머지 긴사슬지방산, 모노글리세리드, 인지질, 콜레스테롤 등은 다시 담즙산과 작용해 미포(micelle)를 형성하여 소장세포로 흡수된다. 흡수된 지방산과 모노글리세리드는 소장세포 안에서 다시 중성지방으로 합성되고, 콜레스테롤, 인지질과 함께 암죽미립(chylomicron)이라는 지단백을 형성해 림프계로 분비된 후 흉관을 거쳐 혈액순환을 한다. 혈액순환을 시작한 암죽미립은 매우 빠른 속도로 지방조직과 골격근으로 흡수되는데, 단 5~7분 만에 농도가 절반으로 감소한다.[15] 이는 암죽미립의 중성지방이 당분이나 아미노산보다 먼저 지방조직과 골격근으로 흡수되는 것을 뜻한다. 때문에 장기간 지방을 과도하게 섭취하면 세포에 우선적으로 축적된 지방이 세포의 혈당 흡수를 방해해 인슐린 농도가 점점 상승하는 인슐린 저항성 상태가 되고, 이런 상태가 지속되면 혈당이 조절되지 않는 당뇨병에 이르게 된다(보다 자세한 설명은 chapter 4의 '공공의 적, 인슐린저항성' 부분 참고).

한편, 소장에서 지방산이 감지되면 위에서 소장으로의 음식물 배출이 지연되어 음식물이 위에 더 오래 머문다. 소장의 지방 소화 및 흡수 속도에 맞춰 위에서 미즙 배출을 지연시키기 때문이다. 지방뿐만 아니라 위에서 위산과 펩신에 의해 일부 소화되는 단백질 또한 위의 음식물 배출을 지연시킨다. 이런 이유로 지방과 단백질이 많은 식사를 하면 음식물이 위에 오래 머물면서 다양한 소화기계 증상이 발생할 수 있다. 위산과 음식물이 뒤섞인 미즙이 위에 오래 머물면 위산과 위점막의 접촉 시간이 길어져 위에 염증이 생기고, 이로 인해 복통, 속쓰림, 소화불량, 식도역류 등의 증상이 발생할 수 있다(음식과 소화기계 증상의 관계에 대한 보다 자세한 설명은 chapter 5 '만성질환 바로 알기'의 '07 흔하고 괴로운 속쓰림' 부분 참고).

아미노산 풀

단백질은 인체의 구조를 유지하고 신체 기능을 조절하는 각종 효소와 호르몬의 주성분으로서 매우 중요한 역할을 한다. 단백질은 한 번 사용되고 폐기되는 것이 아니라, 아미노산 형태로 분해되어 다른 단백질의 재료로 재활용된다. 가령, 각종 영양소를 소화시키기 위해 위장관으로 분비되는 점액과 항체, 소화효소, 탈락되는 위장관세포는 제 역할을 마치고 나면 사라지지 않고 음식과 함께 분해 및 흡수되어 인체에서 사용된다. 이렇게 소화관에서 분비되거나 떨어져 나왔다가 재흡수되는 단백질 양은 음식 속 단백질의 2배 이상이다.

음식을 통해 흡수된 아미노산은, 소화 과정에서 사용된 단백질의 아미노산, 신장, 간, 뇌, 근육 등의 조직에서 수명이 다 되었거나 파괴된 세포에서 나온 단백질의 아미노산, 신체 기능 조절을 위해 합성된 호르몬과 효소가 분해되어 나온 아미노산 등과 함께 섞여 '아미노산 풀'을 형성한다. 성인의 경우 매일 1kg당 3~6g의 단백질이 합성되고 분해되면서 순환한다. 이 과정에서 약 100g의 아미노산이 풀을 이루어 혈액을 순환한다. 덕분에 간혹 일부 아미노산이 부족한 식사를 하더라도 큰 문제가 발생하지 않는다. 평소 충분한 양의 식사를 하면 단백질이나 특정 아미노산 부족을 걱정할 필요가 전혀 없다. 게다가 단백질 섭취량이 감소하면 그에 맞춰 단백질 배설량도 감소해 다시 단백질 균형이 유지된다. 섭취하는 열량과 단백질이 극도로 부족한 상태가 수개월 이상 지속되지만 않는다면 말이다.

chapter
4

공공의 적,
인슐린저항성

현대인들이 겪고 있는 다양한 만성질환들의 바탕에는 '인슐린저항성'이라는 공통의 원인이 있다. 당뇨병, 고지혈증, 고혈압, 뇌심혈관질환, 각종 소화기계질환, 각종 자가면역질환, 암, 치매 등 실로 다양한 건강문제들이 인슐린저항성과 관련이 있다. 인슐린과 인슐린저항성이 어떻게 다양한 건강문제들과 관련이 있는지 이해하면, 지속가능한 건강을 위해 어떻게 식습관과 생활습관을 관리해야 하는지 쉽게 이해할 수 있다.

01 　　　　　　인슐린의
　　　　　　　　 역할

인슐린은 췌장의 베타세포에서 생산되는 단백질호르몬이다. 인슐린은 혈액 속의 포도당(혈당)을 세포로 흡수시키고, 세포에 흡수된 여분의 포도당을 지방으로 저장하는 호르몬으로 알려져 있다. 지방을 저장시키는 호르몬이다 보니 인슐린을 분비시키는 탄수화물은 비만의 원인이고 그렇지 않은 단백질과 지방은 다이어트성분이라는 인식이 생겼다. 하지만 이런 정보는 완전한 거짓이다. 인슐린은 혈당을 지방으로 전환하는 일보다 훨씬 다양한 기능을 하고, 단백질과 지방 또한 인슐린을 과도하게 분비시켜 비만 등 다양한 건강문제를 유발할 수 있기 때문이다.

지금부터 인슐린에 대해서 좀 더 자세히 살펴보려고 한다. 인슐린에 대해 제대로 알면 올바른 건강관리의 큰 흐름을 이해할 수 있다.

우선 인슐린은 동화호르몬이라는 사실을 이해할 필요가 있다. 동화작용은 작은 분자(단당류, 지방산, 아미노산, 뉴클레오티드 등)를 큰 분자(다당류, 지방, 단백질, 핵산 등)로 합성하고 저장하는 과정을 뜻한다. 반대로 이화작용은 큰 분자를 작은 분자로 분해하고 소모하는 과정이다. 말하자면, 인슐린이 많이 분비될 때 체내의 분해와 관련된 대사과정이 억제되고 합성과 관련된 대사과정은 촉진되는 것이다.

이미 잘 알려진 혈당, 지방, 글리코겐에 대한 인슐린의 기능 외에 특히 주목할 만한 기능은 세포의 아미노산 흡수 촉진 및 단백질 분해 억제다. 이런 기능 덕분에 운동 후 근육 생성이 촉진되고 근 손실을 막을 수 있다. 만약 탄수화물 섭취가 줄어들어 혈당과 인슐린 농도가 낮아지면 근육의 단백질을 분해해서라도 포도당을 합성하려는 '포도당 신생 합성' 반응이 촉진된다. 때문에 근육을 늘리려면 단백질이 아니라 충분한 탄수화물을 섭취해 운동으로 소모된 칼로리를 보충해야 한다.

인슐린은 세포의 아미노산 흡수를 촉진하는데, 이 과정에서 다른 큰중성아미노산들(LNAAs)에 비해 트립토판의 흡수가 상대적으로 적어 혈액 중 트립토판 농도가 증가하게 된다. 이로 인해 뇌로 유입되는 트립토판 양 또한 증가하면서 식곤증 및 수면 유도, 행복감, 집중력 저하, 충동적 행동과 관련된 현상들이 영향을 받을 수 있다(보다 자세한 설명은 chapter 5 '만성질환 바로 알기'의 '10 식곤증을 피하는 방법' 부분 참고).

만성질환의 모든 것

인슐린이 콜레스테롤 합성을 촉진한다는 사실도 매우 중요하다. 식물성 식품만 먹는 사람들(비건 혹은 식물식 실천자)의 혈중 콜레스테롤은 100% 몸에서 합성된 콜레스테롤이다. 음식을 통해 섭취하는 콜레스테롤이 없기 때문이다. 반면, 동물성 식품을 먹는 사람들의 혈중 콜레스테롤은 평균적으로 20%는 음식을 통해 섭취한 것이고, 80%는 몸에서 합성한 것이다. 음식으로 먹는 콜레스테롤보다 몸에서 합성한 콜레스테롤이 고지혈증에 훨씬 큰 영향을 미치는 것이다. 결국 고지혈증도 평소 인슐린 수준, 인슐린저항성에 의해 결정된다고 볼 수 있다(보다 자세한 설명은 chapter 5 '만성질환 바로 알기'의 '02 콜레스테롤이 증가하는 이유' 부분 참고).

더불어 위산 분비 증가나 자가포식 억제 기능도 건강 및 다양한 질병관리에 있어서 눈여겨볼 만하다. 인슐린 분비가 증가하면 위산 분비도 증가해 다양한 소화기계 증상이 발생할 수 있고(보다 자세힌 설명은 chapter 5 '만성질환 바로 알기'의 '07 흔하고 괴로운 속쓰림' 부분 참고), 기능이 손상된 세포의 자기분해가 억제되어 손상된 조직의 복구가 지연되고 만성염증이 발생하기 쉬워진다(보다 자세한 설명은 chapter 5 '만성질환 바로 알기'의 '09 반복되는 염증' 부분 참고). 또한 중추신경계세포들도 인슐린저항성이 생기면 인슐린에 의한 식욕 억제에 문제가 발생할 수 있다.

인슐린의 기능

- 세포의 혈당 흡수 촉진(혈당 감소)
- 지방산 합성 및 지방산 에스터화(지방조직의 지방산을 중성지방으로 합성하는 반응) 증가
- 지방 분해 감소
- 글리코겐 합성 촉진
- 포도당 신생 합성 및 글리코겐 분해 억제
- 세포의 아미노산 흡수 촉진
- 콜레스테롤 합성 촉진
- 단백질 분해 감소
- 자가포식 억제
- 동맥근육 이완
- 위산 분비 촉진
- 세포의 칼륨 흡수 촉진
- 신장의 나트륨 배설 억제
- 식욕 억제(화학적 포만감)

인슐린저항성이란?

우리 몸이 최적의 건강상태를 유지하기 위해서는 혈당 조절 및 다양한 기능을 하는 인슐린이 적절한 수준으로 유지되어야 한다. 인슐린 수준은 너무 낮아도 문제고 너무 높아도 문제다. 현대인들이 겪고 있는 다양한 문제들은 인슐린이 필요 이상으로 많이 분비되면서 발생하는 경우가 대부분이다. 인슐린저항성이란 혈당을 조절하기 위해서 더 많은 인슐린이 필요해진 상태, 즉 몸 안의 세포들에 인슐린에 대한 저항성(내성)이 생기면서 더 많은 인슐린이 필요해진 상태를 뜻한다. 한마디로 인슐린의 약발이 떨어져서 인슐린 농도를 더 높여야 하는 상태다.

필요 이상으로 혈중 인슐린 수준이 높은 상태가 장기간 지속되면 지방조직, 간, 근육 내에 지방 축적이 증가하고, 혈액의 중성지방과 콜레스테롤 수준이 증가하고, 혈당이 조금씩 상승한다. 이로 인해 혈관내피세포의 기능이 떨어지면서 혈압도 상승하게 된다. 이런 현상에 대해 미국의 제랄드 리븐(Gerald Reaven)은 'X증후군(syndrome X)'이라는 이름을 붙이고, 복부비만, 당뇨병, 고혈압은 인슐린저항성 및 당불내성이라는 공통 원인을 가지고 있다고 지적했다. 이후 X증후군이란 명칭이 대사증후군으로 바뀌었고 인슐린저항성, 당불내성 등의 용어와 비슷한 의미로 쓰이게 되었다.

임상적으로 대사증후군은 다음 5가지 기준 중 3가지 이상을 충족할 때 진단한다.

대사증후군 5가지 진단 기준

1. 허리둘레 : 남자 90cm, 여자 85cm 이상(복부비만) 또는 체질량 지수 25 이상(비만)

2. 중성지방 : 150mg/dL 이상(고중성지방혈증)

3. HDL콜레스테롤 : 남자 40mg/dL 미만, 여자 50mg/dL 미만(저 HDL콜레스테롤혈증)

4. 혈압 : 130/85mmHg 이상 또는 고혈압약 투약 중(고혈압)

5. 공복혈당 : 100mg/dL 이상 또는 혈당조절약 투약 중(고혈당)

국제당뇨병재단(IDF)은 위에 나열한 기준 중 허리둘레를 필수로 하되, 나머지 4가지 중에서 2가지 이상이 충족될 때 대사증후군으로 진단한다. 미국심장협회(AHA)는 이런 복잡한 구분 없이 5개 중 3개 이상을 충족할 때 대사증후군으로 진단한다.

대사증후군은 허리둘레, 중성지방, HDL콜레스테롤, 혈압, 혈당 등을 개별적으로 평가했을 때는 경미한 이상으로 분류되어 특별한 경각심을 불러일으키지 않지만 동시에 발생할 경우에는 심혈관질환 발생 위험을 증가시켜 보다 적극적인 조치가 필요한 상태가 되는 것을 의미한다. 다시 말해, 병원에서 "혈압(혈당, 중성지방)이 조금 높지만 당장 약 먹을 정도는 아니네요."라는 말을 듣더라도 위의 기준들이 동시다발적으로 발생한다면 인슐린저항성을 낮추기 위한(혹은 인슐린민감성을 높이기 위한) 적극적인 치료가 필요하다. 하지만 현재로서는 경미한 이상을 가지고 있는 사람들에게 약물 복용을 권하기 힘들고, 적절한 치료제도 없어 임상의들의 진료실에서는 무시되는 경우가 많다.

다행히 인슐린저항성은 분명히 개선될 수 있고 원인도 명확하다. 지난 수십 년간 한국인들은 과거에 비해 녹말 식품 섭취가 40%가량 감소하고, 고기, 생선, 계란, 우유 등의 동물성 식품은 10배, 식용유는 50배, 설탕은 20배 섭취가 증가했다. 그리고 인슐린저항성과 관련 있는 다양한 증상과 질병이 폭발적으로 증가했다. 이는 고기, 생선, 계란, 우유, 식용유, 설탕과 인슐린저항성이 관계가 있음을 보여준다. 그럼에도 불구하고 여전히 의학 및 영양학 전문가들은 대사증후군이나 인슐린저항성의 원인이 명확하지 않다는 입장을 고수하고 있다. 개별적인 영양소나 특정 음식의 관련성만 따지는 환원론적 관점에 매몰되다 보니 나무만 보고 숲은 보지 못하는 것이다.

인슐린저항성이 현대인들이 겪고 있는 만성질환의 원인이라는 사실을 교묘하게 뒤틀어 마치 탄수화물이 인슐린저항성의 원인인 것처럼 주장하는 사람들도 우후죽순처럼 등장했다. 이들은 인슐린 분비를 촉진하는 모든 탄수화물을 건강의 적으로 돌리고 지방과 단백질로 식단을 채워야 한다고 주장한다. 구석기 다이어트, 팔레오 다이어트, 고단백 다이어트, 황제 다이어트, 저탄고지 다이어트, 케톤 다이어트, 존(zone) 다이어트 등 다양한 이름으로 소개되고 있지만 기본 관점은 동일하다. 탄수화물이 인슐린을 분비시키니 먹지 말자는 것이다. 이런 다이어트들은 식이섬유와 식물성 식품의 다양한 항산화물질을 섭취할 수 있노록 충분한 양의 채소를 먹으라고 한다. 하지만 식이섬유도 탄수화물이다. 채소 섭취를 강조하면서 탄수화물을 먹지 말라고 주장하는 것은 어불성설이다. 문제를 일으키는 탄수화물은 설탕 및 액상과당 같은 정제된 당분이며 이외의 탄수화물은 문제가 없다. 오히려 탄수화물 식품들은 건강을 위해 가장 우선적으로 섭취해야 하는 것들이다.

03 인슐린저항성의 주원인 1. 동물성 단백질

인슐린 하면 대부분의 사람들은 자동으로 탄수화물을 떠올리지만, 인슐린은 단백질에 의해서도 분비되며 그중 동물성 단백질에 의해 더 많이 분비된다. 진료실이나 강연장에서 이 사실에 대해 알려주면 다들 믿으려 하지 않는다. 인슐린은 탄수화물에 의해 분비된다는 인식이 너무나 강하기 때문이다. 하지만 인슐린 분비를 증가시키는 영양소는 포도당뿐만 아니라 류신, 아르기닌 같은 아미노산(단백질)도 있다. 따라서 섭취하는 단백질의 종류가 매우 중요하다. 물론 포도당, 류신, 아르기닌만으로 인슐린상태를 다 설명할 수 있는 것은 아니다. 인슐린은 함께 섭취하는 지방의 양과 종류, 자율신경 및 호르몬 균형상태 등 다양한 요인에 영향을 받기 때문이다. 그렇다 하더라도 동물성 단백질에 의해 인슐린이 과잉으로 분비되고, 이로 인한 인슐린저항성과 당뇨병 발병이 증가하는 것은 명백한 사실이다.

동물성 단백질과 인슐린저항성 및 당뇨병 발생의 관련성에 대해 2020년에 발표된 연구결과를 살펴보자. 일명 〈로테르담연구〉로 불리는 이 연구는, 네덜란드 로테르담에 거주하는 당뇨병 없는 45세 이상 성인 6,822명을 21년간 추적관찰하면서 단백질을 많이 먹는 사람에게서 인슐린저항성이나 당뇨병 발생이 감소하는지 확인하기 위한 것이었다. 최근 탄수화물 섭취를 줄이고 단백질을 많이 먹으면 체중이 감소한다는 연구들이 많이 발표되면서 저탄수화물 다이어트가 유행인데, 이런 체중 감소가 장기적으로 당뇨병 발생 위험도 낮출 수 있는지 분석하는 것이 〈로테르담연구〉의 목적이었다. 하지만 연구결과는 저탄수화물 실천자들에게 다소 충격적이었다. 탄수화물을 적게 먹고 단백질을 많이 먹을수록 인슐린저항성과 당뇨병 발생 위험이 증가했기 때문이다. 특이할 만한 점은 동물성 단백질을 많이 먹을 때만 문제가 발생하고 식물성 단백질은 부작용이 발생하지 않았다는 것이다.[1]

하루에 섭취하는 칼로리의 5%에 해당하는 탄수화물을 동물성 단백질로 대체할 경우 당뇨병 발생 위험이 37% 증가했다. 구체적으로 말해, 하루에 2,000kcal를 섭취하는 사람이 100kcal에 해당하는 25g의 탄수화물(탄수화물은 1g당 4kcal)을 덜 먹고 25g의 동물성 단백질(단백질은 1g당 4kcal)을 더 먹을 경우 당뇨병 발생 위험이 37% 증가한다는 의미다. 식물성 단백질은 곡물, 콩 및 견과류, 감자, 채소 및 과일 등 종류와 상관없이 당뇨병 발생과 관련이 없었다. 반면, 동물성 단백질은 육류, 생선, 우유 및 유제품 등 모든 종류가 당뇨병 발생 위험을 증가시켰다.

〈로테르담연구〉 결과를 바탕으로, 2,000kcal를 섭취하는 경우를 기준으로 탄수화물을 줄이고 다양한 동물성 단백질을 더 먹을 때의 당뇨병 발생 위험은 표2-2와 같다. 밥 1공기(약 300kcal)를 먹지 않고 대신 300kcal만큼 고기를 더 먹으면 174%, 생선 및 해산물을 더 먹으면 349%, 우유 및 유제품을 더 먹으면 86% 당뇨병 발생 위험이 증가한다. 더 욕심을 내서 하루에 밥 2공기(약 600kcal)를 먹지 않고 대신

표2-2. 탄수화물을 단백질로 대체했을 경우 당뇨병 발생 위험 변화

대체하는 양*	밥 1/3공기, 식빵 1조각 (탄수화물 100kcal, 5%kcal)[1]	밥 1공기 (탄수화물 300kcal, 15%kcal)	밥 2공기 (탄수화물 600kcal, 30%kcal)
육류(소, 돼지, 닭 등)	40% 증가	174% 증가	653% 증가
생선 및 해산물	65% 증가	349% 증가	1,918% 증가
우유 및 유제품	23% 증가	86% 증가	246% 증가

* 하루 2,000kcal를 섭취할 때 해당되는 탄수화물을 줄이고 동일한 칼로리의 단백질을 더 섭취할 경우의 당뇨병 발생 위험

약 600kcal만큼 고기, 생선, 우유를 더 먹으면 각각 653%, 1,918%, 246% 당뇨병 발생 위험이 증가한다.

동물성 단백질에 의해 인슐린저항성과 당뇨병 발생 위험이 증가한다는 연구결과는 전혀 새로운 사실이 아니다. 2004~2016년에 단백질 섭취량에 따른 당뇨병 발생 위험을 평가한 대규모 역학연구들을 메타분석한 연구결과에서도 그 경향이 확인된다.[2] 저탄수화물, 동물성 고단백 다이어트가 당뇨병 발생 위험을 증가시킨다는 것이 과학적으로 밝혀졌지만 대중들에게는 정보가 제대로 전달되지 않았던 것이다.

이런 결과가 나온 이유는 동물성 단백질의 인슐린 분비 효과가 매우 크기 때문이다. 지방이 없는 소고기 안심을 먹을 경우 인슐린이 공복상태의 3배까지 증가하고, 혈중 중성지방이 60mg/dL가량 증가한

다.[3] 탄수화물이 전혀 없는 코티지치즈를 먹을 때도 인슐린 농도가 공복상태의 3배 이상 증가하고, 계란흰자만 먹어도 인슐린 농도가 2배 정도 증가한다.[4-5] 게다가 탄수화물과 동물성 단백질을 함께 먹으면 탄수화물만 먹었을 때보다 인슐린 분비량이 60% 정도 증가한다.[6] 동물성 단백질 중에서도 유청(우유의 액체성분 단백질)이 인슐린을 가장 많이 분비시켰고, 그다음으로 참치, 칠면조, 계란흰자 순으로 인슐린 분비 효과가 컸다.[7] 반면, 식물성 단백질은 동물성 단백질을 섭취했을 때보다 인슐린이 50~65%가량 적게 분비된다.[8]

만성질환의 모든 것

04 인슐린저항성의 주원인 2. 지방

혈중 인슐린 농도가 높으면 왜 인슐린저항성이 발생할까? 체내에서 인
슐린이 많이 분비되면 포도당, 아미노산, 지방세포의 흡수가 증가하면
서 세포의 지방 합성과 축적, 단백질 합성이 촉진되고 세포의 성장과
증식이 촉진된다. 그런데 세포에서 감당할 수 있는 지방창고에는 한계
가 있어서 지방이 많이 쌓이면 개별 세포들은 포도당 흡수를 줄이게
된다. 이로 인해 혈액 내에 포도당이 과도하게 높아지면 포도당이 인체
의 단백질과 결합해 단백질의 기능을 떨어뜨릴 수 있다. 때문에 몸 전
체 차원에서는 인슐린 분비를 늘려서라도 세포들이 포도당을 더 많이
흡수하도록 압력을 가해 혈당을 정상 수준으로 유지할 수밖에 없다. 이
렇게 되면 뭘 먹어도 지방으로 저장되는, 즉 살이 잘 찌는 상태가 된다.

다행히 어쩌다 한 번 이런 일이 있으면, 시간이 경과하면서 세포 내
지방창고가 비워져 세포와 몸은 다시 예전처럼 정상적인 수준에서 혈
당과 인슐린 농도가 유지될 수 있다. 그러나 끼니마다 인슐린을 과도
하게 분비하는 음식, 혈당을 급격하게 올리는 당분, 세포에 가장 우선
적으로 저장되는 지방을 많이 먹으면 세포와 몸이 점점 한계에 봉착
하게 된다.

인슐린이 분비되어도 세포에 혈당을 저장할 여유가 없어지면 혈당
은 정상 범위를 벗어나 상승하게 된다. 췌장의 베타세포(인슐린을 생산

하고 분비하는 세포) 또한 인슐린을 과도하게 생산하기 위해 세포 분열과 증식을 하다 보면 조기에 베타세포의 줄기세포(베타세포로 분화되는 줄기세포)가 고갈되어 결국 인슐린을 생산하기 어려운 상태에 이른다. 평생 아껴 써야 할 베타세포의 줄기세포들이 일찌감치 소진되어버린 탓이다. 상황이 이렇게 되면 혈당이 급격히 상승하고, 혈관 기능도 저하되고, 각종 장기들의 기능도 본격적으로 저하되기 시작한다. 보통 이런 문제가 발생할 정도가 되면 지방조직, 간, 근육에는 이미 지방이 상당히 축적되어 있을 가능성이 높다. 뿐만 아니라 지방창고에 들어가지 못한 지방이 혈액을 떠돌아다니는 고중성지방혈증(고지혈증의 한 종류)과 고콜레스테롤혈증이 동반된다.

그렇다면 인슐린저항성은 고인슐린혈증 때문인가, 아니면 세포 내 지방 축적 때문인가? 답은 '둘 다'이다. 하지만 핵심적인 병리기전은 세포 내 지방 축적이다. 세포 내에 지방이 축적되면 세포 내 공장인 미토콘드리아의 에너지 생산이 줄어들고, 그 결과 세포막의 인슐린수용체가 감소한다.[9~10] 결국, 인슐린저항성을 예방하고 기존의 인슐린저항성을 치료하려면 지방 섭취를 최소한으로 줄이는 게 관건이다.[11~12] 근육세포 내의 지방을 고갈시키는 방법으로 매일 1시간 정도의 중강도 운동과 전체 칼로리의 10% 내외 수준의 저지방 식이가 권고되는 것은 이런 이유 때문이다.[13]

chapter
5

만성질환
바로 알기

이제부터는 좀 더 구체적인 건강문제들에 대해 살펴보자. 원인을 알 수 없지만 일단 수치를 낮추기 위해 약부터 먹어야 된다고 알려진 고혈압, 당뇨병, 고지혈증부터 각종 소화기계질환과 식곤증, 그리고 심각한 만성염증성질환들과 암, 치매에 이르기까지, 서로 상관없어 보이는 문제들이 어떻게 인슐린저항성이라는 공통 원인에 의해 발생하는지 살펴볼 것이다.

이 책을 읽고 나면 식습관과 생활습관을 바꿈으로써 이런 다양한 질환들을 충분히 없앨 수 있다는 것을 이해하게 되고 나아가 질병에 대한 두려움도 사라지게 될 것이다.

01 물만 마셔도 살이 찐다?

체중은 민감한 주제다. 의학적으로 체중은 과체중, 비만, 고도비만을 판단하는 데 필요한 객관적인 지표이지만, 외모와 연결됨으로써 상대방을 불쾌하게 만들 수 있기 때문이다. 게다가 비만은 자기절제가 안되거나 자기관리를 못했다는 선입견과도 연결됨으로써 체중에 대해 언급하는 것만으로 심한 수치심을 느끼는 사람들도 있다. 때문에 체중에 대해 언급할 때는 "본인의 체중에 대해 어떻게 생각하시나요?"라고 먼저 묻고 관리의 필요성을 인정하면 "제가 체중조절에 대해 조언을 드려도 될까요?"라고 동의를 구한 후 상담을 시작한다.

비만한 사람들은 자기관리나 자기절제가 잘 되지 않는 문제를 어느 정도 가지고 있다. 스트레스나 삶의 허전함을 달래기 위해 음식을 찾거나, 비만 같은 자신의 문제보다 주변 사람들과의 관계를 우선시하는 등의 심리적 문제를 안고 있기도 하다. 따라서 인지행동치료적 접근과 동기 유발 상담이 동반되어야 체중조절 성공 확률이 높아진다.

본격적인 비만치료를 결심했다면 일단 무엇 때문에 체중이 느는지에 대한 정확한 정보를 아는 것이 매우 중요하다. 많은 사람들은 체중조절을 위해 운동을 시작한다. 그리고 식사량을 줄인다. 하지만 바쁜 일상 중에 지속적으로 운동을 하기는 쉽지 않으며, 무턱대고 식사량을 줄이면 얼마 못 가 예전에 먹던 대로 먹어버리게 된다. 그러면 잠시 빠지나 싶었던 체중이 제자리로 돌아오거나 전보다 더 증가한다. 그렇다 보니 많은 사람들이 '다이어트 중'이지만 한국인의 34.7%가 비만이고, 30대 남성은 무려 51.3%가 비만이다.

체중조절 시 반드시 기억해야 할 것은 '체중은 살찌는 음식을 먹을 때만 늘어난다'는 사실이다. 살찌는 음식을 계속 먹는 한 아무리 운동을 해도 잠시 살이 빠지다 다시 찌게 된다. 반면, 살찌는 음식을 먹지 않으면 운동을 하지 않더라도 체중이 쉽게 빠진다.

도대체 '살찌는 음식'은 무엇인가? 살찌는 음식은 인슐린저항성을 유발하는 동물성 단백질(고기, 생선, 계란, 우유), 식용유, 설탕이다. 이런 음식들을 먹으면 인슐린저항성이 유발되어 어떤 음식을 먹어도 쉽게 살이 찌는 체질이 된다. 참고로, 한국인이 이 음식들을 현재의 10~50분의 1 수준으로 먹었던 과거에는 비만이 없었다.

그렇다면 뭘 먹어야 할까? 밥(가능한 한 현미밥)이나 녹말 식품(각종 곡식, 감자, 고구마, 옥수수 등), 그리고 채소, 과일, 약간의 콩류 및 견과류를 먹으면 된다. 애써 양을 줄일 필요도 없다. 충분히 배가 찼다고 느낄 정도로 먹어도 살은 저절로 빠진다. 고기, 생선, 계란, 우유, 식용유, 설탕 등 인슐린저항성을 유발하는 음식만 먹지 않으면 근육세포의 지방이 사라지면서 점점 살이 찌지 않는 체질로 바뀌고, 중추신경계의 인슐린저항성이 개선되어 인슐린에 의한 식욕 억제 작용 또한 제대로 작동하게 된다. 경험상 이런 권고를 착실히 따르는 사람들은 어렵지 않게 1주일에 0.5~1kg 정도 체중을 감량한다. 물론 빠질 체중이 적은 사람들은 적게, 많은 사람들은 많이 빠진다(보다 자세한 설명은 chapter 6의 '자연식물식 식사법' 부분 참고).

운동도 중요하다. 하지만 체중 감량에 있어서 운동의 효과는 제한적이다. 운동의 강도를 높이고 양을 늘린다고 하더라도 추가로 소모할 수 있는 칼로리는 200kcal 정도가 최대치다. 이 이상 운동을 하면 우리 몸은 에너지를 보존하기 위해 당장에 필요하지 않은 신체반응(염증이나 면역반응)을 줄이거나, 운동 후 서 있기보다는 앉거나 눕게 만들거나, 수면을 유도함으로써 다른 영역의 에너지 소모를 줄이게 된다.[1] 이와 같이 운동을 많이 해도 에너지 소모가 그만큼 증가하지 않는 현상을 '운동 역설'이라고 한다. 200kcal는 식빵 2조각, 밥 1/2~2/3공기, 라면 1/3~1/2개, 나초 10개에 해당하는 칼로리다. 강도 높은 운동을 하고 보상 심리로 또는 허기가 돌아서 조금이라도 더 먹으면 칼로리 면에서 그날 운동은 공친 것이나 다름없다. 운동을 열심히 해도 어느 수준 이상이 되면 살이 잘 빠지지 않는 이유가 있었던 것이다.

결과적으로, 체중을 조절하려면 음식을 조절하는 것이 가장 중요하다. 운동은 몸의 기능을 향상시키고, 자신감, 성취감 같은 기분을 향상시키는 목적으로 하는 것이 좋다. 식이조절과 운동의 역할을 명확히 이해하면 체중조절을 위해 강도 높은 운동에 집중할 필요가 없다. 앉아 있거나 누워 있는 시간을 줄이는 것만으로도 어느 정도 효과를 볼 수 있기 때문이다. 다시 말해, 4시간 걷고 2시간 서 있는 등의 방법으로 신체활동을 늘리는 것이 1시간 동안 열심히 자전거를 타는 것보다 더 많은 에너지를 소모하고 인슐린저항성도 더 많이 개선한다.[2] 운동할 시간이 부족해 건강관리를 포기하고 있다면 앉아 있는 시간을 줄이고 될 수 있으면 서 있는 등의 실천부터 시작하자. 그리고 계단을 이용하거나 입구에서 먼 곳에 주차를 하는 등의 신체활동을 늘리는 실천도 시작하자. 이런 일상적인 시도들도 충분히 효과가 있다. 물론 본격적인 운동을 할 여건이 된다면 열심히 운동하는 것이 당연히 더 좋다.

하지만 잘못된 식사법은 노력에 비해 체중 감량 효과를 줄이고 건강을 망가트릴 수 있어 주의가 필요하다. 최근 유행하는 저탄수화물 다이어트를 실천하면 초기에 어느 정도의 체중이 감소할 수 있지만 콜레스테롤, 혈압, 혈당 등이 급격히 악화되거나 감소한 체중만큼 지표들이 호전되지 않는 경우가 적지 않다. 건강 상담 중 과거보다 체중이 감소했지만 콜레스테롤, 혈압, 혈당 등이 호전되지 않은 사람들에게 식단을 어떻게 관리했냐고 물으면 대부분 탄수화물을 줄이고 단백질을 늘렸다고 답을 한다.

물론 탄수화물 중에서도 엄격하게 줄여야 하는 것이 있다. 바로 당분이다. 하지만 당분뿐만 아니라 건강한 탄수화물인 녹말 식품까지 줄여 혈당이 감소하면, 우리 몸은 간과 근육에 저장되어 있던 글리코겐을 분해하거나 근육의 단백질을 분해해 포도당을 만들기 시작한다. 탄수화물과 단백질을 각각 전체 칼로리의 5%와 20% 미만으로 제한하고, 나머지 칼로리를 지방으로 섭취하는 등 엄격한 식단을 유지하지 않으면 근육이 분해되는 현상을 피할 수 없다. 저탄고지 다이어트에서 초기 2주간 급격하게 체중이 감소하는 것은 지방이 분해된 것이 아니라 몸에서 수분이 빠져나가고 근육이 분해된 결과일 뿐이다. 이 과정에서 콜레스테롤이 증가하고 변비, 두통, 입냄새, 근육경련, 설사, 전신쇠약감, 안면홍조 등의 부작용을 13~68%의 확률로 경험할 수 있나.[3] 그나마 2주가 지나면 체중 감량 효과도 점점 줄어든다. 그럼에도 불구하고 계속해서 탄수화물을 줄이고 단백질, 특히 동물성 단백질 섭취를 늘리면, 장기적으로 인슐린저항성과 당뇨병의 위험이 증가하고 심혈관질환으로 인한 사망 확률을 비롯해 전체적인 사망률도 증가하게 된다.[4]

그렇다면 고지방 고단백 식단으로 일시적이나마 체중이 줄어드는 이유는 무엇일까? 고지방 고단백 식단은 음식이 위에 머무는 시간을 늘리고 포만감을 유도해 식욕을 억제하는 효과가 있다. 그 결과 섭취 칼로리도 자연스럽게 줄어든다. 초기의 급격한 체중 감량 이후에 이루어지는 체중 감소는 주로 이와 같은 섭취 칼로리 감소와 관련이 있다.

하지만 무한정 칼로리를 제한할 수 없으므로 칼로리 섭취량이 다시 늘어나면 요요현상이 발생한다. 때문에 부작용을 감수하고서라도 몇 주안에 급하게 체중을 감량해야 하는 경우가 아니라면 저탄고지 다이어트는 선택하지 말아야 할 다이어트 방법이다.

그럼에도 불구하고 저탄수화물 다이어트로 체중을 감량하고 싶다면, 1~2개월 정도 저탄수화물 다이어트로 체중을 감량한 후에 정체기가 오면 반대로 자연식물식과 같은 저지방 고탄수화물 식단으로 바꾸는 것을 추천한다. 자연식물식이 지속가능한 체중 감량과 건강 유지에 훨씬 더 유리하기 때문이다. 게다가 저탄고지 다이어트를 통해 각종 가공식품을 먹지 않는 것에 익숙해지고, 평소 많이 먹지 않던 채소 섭취를 즐길 수 있게 되면 보다 어렵지 않게 자연식물식 식단으로 넘어올 수 있을 것이다.

저탄수화물 다이어트 부작용 사례

- 사례 1 : 3개월간 다이어트를 하면서 체중을 5kg 감량한 38세 여성이 있었다. 이 여성은 총콜레스테롤이 245mg/dL에서 303mg/dL, LDL콜레스테롤이 154mg/dL에서 229mg/dL로 급격히 증가했다.
- 사례 2 : 1년간 저탄수화물 고단백 다이어트로 체중을 10kg 감량한 40세 여성은 1년 동안 혈중 총콜레스테롤이 219mg/dL에

서 317mg/dL, LDL콜레스테롤도 145mg/dL에서 222mg/dL로 증가했다.

- 사례 3 : 6개월간 저탄수화물 다이어트로 체중을 7kg 감량한 34세 남성은 임상검사상 별다른 이득이 없었다. 수축기 혈압이 136mmHg에서 129mmHg로 감소했지만 혈중 총콜레스테롤은 188mg/dL에서 204mg/dL로, 요산수치는 9.2mg/dL에서 10.5mg/dL로 증가했다. 만약 자연식물식을 하면서 이 정도 체중이 감소했다면 혈압, 콜레스테롤, 요산수치는 획기적으로 호전되었을 것이다. 저탄수화물 식단이 체중 감량의 긍정적인 효과를 반감시킨 것이다.

최근에는 근육을 키우기 위해 일부러 체중을 늘리는 경우도 적지 않다. 이때 대부분의 사람들이 운동을 열심히 하면서 탄수화물을 줄이고 닭가슴살, 계란, 단백질파우더를 챙겨 먹는다. 하지만 이럴 경우 콜레스테롤, 혈압, 혈당, 요산수치가 급격히 악화될 수 있다. 자연식물식 식단은 저탄고지 다이어트 이상의 체중 감량 및 근육 증량 효과가 있다. 그리고 혈압, 혈중 콜레스테롤, 혈당, 간효소수치, 요산 등 모든 임상지표도 확연히 개선시킨다. 체중이 감소하고 근육량도 늘었는데 임상검사 결과가 악화되거나 호전되지 않는다면 저탄수화물 고단백 고지방 식단이 걸림돌로 작용하고 있는 것은 아닌지 의심해봐야 한다.

02 콜레스테롤이
증가하는 이유

콜레스테롤은 노란색을 띠는 지방성분이다. 콜레스테롤은 동물세포의
세포막을 구성하는 필수성분이자 스테로이드호르몬의 재료로, 세포의
필요에 따라 체내에서 매우 복잡한 과정을 통해 간, 소장, 부신, 생식기
관 등에서 합성된다. 그리고 앞서 살펴봤듯 콜레스테롤은 인슐린에 의
해 합성이 촉진된다.[5] 콜레스테롤은 세포의 정상적인 기능을 위해 꼭
필요한 성분이지만, 필요 이상으로 합성되면 혈액 내 콜레스테롤 농도
가 상승하면서 죽상동맥경화를 초래하고 이로 인해 뇌심혈관질환 발
생 위험이 증가한다.

세계보건기구 통계에 의하면, 한국의 고지혈증(총콜레스테롤 190mg/
dL 이상 및 치료제 복용) 유병률은 43%다. 한국인의 절반 가까이가 고지
혈증상태인 것이다. 1960년대 한국인의 혈중 콜레스테롤은 130mg/
dL 수준이었다. 단, 고혈압과 신장질환이 있는 사람들만 각각 150mg/
dL, 210mg/dL 수준으로 높았다. 현재 한국인의 평균 혈중 콜레스테
롤은 1960년대 신장질환 환자 수준에 가까운 190~200mg/dL 정도
다. 한국인의 혈중 콜레스테롤 수치가 왜 이렇게 급격히 증가했을까?

콜레스테롤에 대한 논의를 할 때는 일단 음식을 통해 섭취하는 콜
레스테롤과 몸에서 합성되는 콜레스테롤을 구분해야 한다. 전자를 '식
이 콜레스테롤' 혹은 '외인성 콜레스테롤'이라고 부르고, 후자를 '내인

성 콜레스테롤'이라고 부른다. 콜레스테롤은 동물에서만 발견되기 때문에 고기, 생선, 계란, 우유 같은 동물성 식품을 먹을 때만 콜레스테롤을 섭취하게 된다. 이렇게 동물성 식품을 통해 섭취한 외인성 콜레스테롤은 간으로 이동한 후 간에서 합성된 내인성 콜레스테롤과 함께 지단백과 결합해 말초세포들로 전달된다. 이때 외부에서 들어온 콜레스테롤이 있으면 간은 새로운 콜레스테롤 합성을 줄여서 필요 이상의 콜레스테롤이 혈액을 떠돌아다니지 않게 조절한다. 하지만 간 이외의 조직에서도 콜레스테롤이 합성되기 때문에 외인성과 내인성의 균형이 완벽하게 조절되지는 않는다.

혈액검사로 확인하는 콜레스테롤 수치는 외인성 콜레스테롤과 내인성 콜레스테롤을 더한 것이다. 물론 평소 식단에 따라 외인성과 내인성의 비율은 달라진다. 동물성 식품을 전혀 먹지 않는 사람들의 혈중 콜레스테롤은 100% 내인성 콜레스테롤이다. 반면, 동물성 식품을 먹는 사람들의 혈중 콜레스테롤은 섭취한 동물성 식품의 양에 따라 외인성과 내인성의 비율이 달라지되, 평균적으로는 내인성이 약 80%를 차지한다. 이를 통해 두 가지 사실을 알 수 있다. 첫째, 콜레스테롤은 음식을 통해 섭취하지 않더라도 필요한 만큼 얼마든지 체내에서 합성된다. 둘째, 혈중 콜레스테롤이 외인성 콜레스테롤의 양에 비례해서 증가하는 것은 아니다.

안타깝게도 두 번째 사실을 근거로 미국 농무부는 2015년 발표된 식이가이드에서 1일 콜레스테롤 섭취를 300mg 미만으로 제한하라는 권고를 삭제했다. 하지만 이는 매우 위험한 결정이었다. 2019년 〈미국의

사협회지)에 발표된 메타분석에 의하면, 하루에 콜레스테롤을 300mg 섭취할 때마다 심혈관질환 사망 위험이 17%씩 증가하며, 하루에 계란 1/2개를 먹을 때마다 심혈관질환 사망 위험이 6%씩 증가하고 심혈관질환 사망자가 100명마다 1.1명씩 증가한다는 것이 밝혀졌기 때문이다.[6] 그러니 축산업자들의 영향 아래 있는 미국 농무부의 식이가이드와 상관없이 과학적 근거를 바탕으로 계란과 콜레스테롤을 섭취하지 않는 것이 좋다.

지금부터는 혈중 콜레스테롤이 증가하는 이유에 대한 본격적인 답을 하려고 한다. 공복 시 혈중 콜레스테롤의 대부분은 내인성 콜레스테롤로, 혈중 콜레스테롤을 증가시키는 요인은 콜레스테롤 합성을 촉진하는 요인, 즉 혈중 인슐린 농도를 증가시키는 요인과 같다. 사실 콜레스테롤을 증가시킨다고 알려진 포화지방과 트랜스지방은 콜레스테롤을 증가시키는 여러 요인 중 일부에 지나지 않는다. 뿐만 아니라 포화지방과 혈중 콜레스테롤과의 관련성도 순수하게 포화지방만의 효과로 보는 것보다 포화지방이 많은 동물성 식품(동물성 단백질, 포화지방, 외인성 콜레스테롤)에 의한 인슐린저항성과 그로 인한 내인성 콜레스테롤 합성 촉진 효과의 일부로 파악해야 한다. 역으로, 불포화지방산의 콜레스테롤 저하 효과도 불포화지방산이 풍부한 식물성 식품의 인슐린저항성 및 콜레스테롤 합성에 미치는 긍정적 영향의 일부로 이해하는 것이 타당하다.

최근까지 진행된 인슐린 분비와 인슐린저항성에 대한 다양한 실험 및 역학연구, 인슐린에 의해 콜레스테롤 합성이 촉진된다는 사실을 종합적으로 고려했을 때, 동물성 식품을 먹으면 혈중 콜레스테롤이 증가하고 식물성 식품을 먹으면 혈중 콜레스테롤이 감소하는 이유를 충분히 이해할 수 있다. 각종 지방과 당분 또한 동물성 식품과 같은 이유로 콜레스테롤을 증가시킨다.

식물성 식품에 풍부한 식이섬유는 소화 과정 중 콜레스테롤을 흡착해 소장의 끝부분에서 콜레스테롤이 재흡수되지 못하게 막음으로써 혈중 콜레스테롤을 추가적으로 낮추는 역할을 한다. 요컨대, 동물성 식품을 먹지 않고 가공이 덜 된 식물성 식품을 먹는 것이 혈중 콜레스테롤 수치를 낮추는 데 여러모로 유리하다.

나의 제안을 받아들여 자연식물식을 철저히 실천한 사람들은 대부분 2~3주 이내에 콜레스테롤 수치가 60~70mg/dL가량 떨어지고, 중성지방과 혈당이 정상 범위 안으로 들어오거나 상한치에 가까운 수준까지 떨어졌다. 더불어 체중도 1주일에 0.5~1kg 정도 빠졌다.

03 혈압이 높으시네요

2018년 기준 한국의 사망자 21%가 순환기계질환으로 사망했다. 이는 암 다음으로 가장 큰 사망원인으로, 인구 1,000명당 1~2명 정도에 해당한다. 이 중 심장질환으로 인한 사망이 가장 큰 비율을 차지하며 매년 증가 추세에 있다. 뇌혈관질환으로 인한 사망은 조금씩 감소하고 있지만 여전히 전체 사망자의 7.7%를 차지한다. 심장질환과 뇌혈관질환 모두 가장 중요한 위험인자는 고혈압이다. 게다가 고혈압성질환 자체로 인한 사망 또한 상당한 수준인 점을 고려하면, 고혈압이 우리의 삶과 건강에 미치는 영향이 매우 크다는 것을 알 수 있다.

심장질환은 상당히 다양한 질환을 포괄한다. 심장에 혈액을 공급하는 관상동맥이 좁아지거나 막혀서 발생하는 허혈성심장질환이 가장 대표적이고, 그 외에 부정맥, 심부전, 심장판막질환 등이 있다. 이들 질환 모두 동맥혈관의 가장 안쪽 세포층인 내피세포의 기능이상과 직·간접적인 관련이 있다.

고혈압은 내피세포의 기능을 반영한다. 따라서 고혈압의 원인을 이해하고 혈압을 약 없이 정상 수준으로 유지할 수 있으면 허혈성심장질환뿐만 아니라 부정맥, 심부전, 심장판막질환 등 다양한 심장질환들 또한 예방할 수 있다. 뿐만 아니라 뇌혈관이 막히거나 터져서 발생하는 뇌혈관질환 역시 약 없이 혈압을 정상 수준으로 유지할 수 있으면 그로 인한 사망을 예방할 수 있다.

많은 사람들은 "혈압이 높으시네요."라고 말하면 반사적으로 "그럼 약을 먹어야 하나요?"라고 묻는다. 하지만 그전에 잠시 여유를 가지고 왜 혈압이 올라갔는지부터 고민할 필요가 있다. 증상을 없애려고만 할 것이 아니라 원인이 무엇인지를 먼저 파악해야 하는 것이다. 고혈압은 혈관의 기능이 떨어져서 발생하는 현상이다. 심장이 피를 짜줄때 혈관이 잘 늘어나면 혈압이 올라가지 않지만, 잘 늘어나지 않으면 혈압이 점점 올라간다. 그러므로 혈압이 높으면 혈관의 탄력성이 떨어진 원인부터 알아봐야 한다.

혈압은 심장에서 펌프질하는 혈액의 양과 그 혈액을 받아들이는 동맥의 저항(말초저항)에 의해 결정된다. 단, 안정 시 심장에서 펌프질하는 혈액의 양은 거의 변화가 없으므로 안정 시 혈압은 결국 동맥의 저항, 즉 동맥이 좁아지거나 뻣뻣해진 성도에 의해 결정된다고 볼 수 있다. 이때 동맥의 뻣뻣함 혹은 탄력성을 조절하는 곳이 내피세포다. 내피세포는 혈관에 혈액량이 늘어나는 것을 감지하고 일산화질소(NO)를 분비해 동맥을 확장시키는 기능을 한다. 이런 내피세포의 기능이 떨어지면 일산화질소 생산이 제대로 되지 않아 혈관이 덜 확장된다. 이런 상태를 '내피세포 기능장애'라고 한다.

정리하면, 혈압이 높다는 것은 내피세포의 기능장애로 인해 혈관이 뻣뻣해졌다는 뜻이다.

혈관을 뻣뻣하게 만드는 원인은, 흡연, 높은 혈중 콜레스테롤, 높은 혈중 중성지방, 높은 혈당(인슐린저항성), 신체활동 부족, 과도한 음주,

과도한 염분 섭취, 스트레스, 수면 부족 등 아주 다양하다. 따라서 혈압이 높은 사람은 자신의 생활습관을 살피고 해당되는 원인을 찾아낸 다음 약을 먹을지, 원인을 없앨지 심사숙고해야 한다. 언급한 위험 요인들은 모두 스스로의 선택으로 없앨 수 있는 것이다. 흡연이 너무 좋고, 술이 너무 좋고, 기름지고 달고 짠 음식이 너무 좋아 평생 약을 복용하는 한이 있더라도 이들을 포기할 수 없다면 어쩔 수 없다. 다만, 본인의 선택이 어떤 결과를 초래할 수 있는지 충분히 인지하고 결과 또한 감수해야 한다. 약을 복용하고 싶지 않다면 해결책은 간단하다. 문제되는 것을 하지 않으면 된다. 생활습관을 바꾸는 것은 그 어떤 약물보다 확실한 효과가 있다. 하나하나 살펴보자.

혈압

혈압=심박출량×동맥의 저항

혈압은 ① 심장이 빨리 뛰어 심장에서 방출되는 혈액의 양이 증가하거나, ② 동맥의 저항이 증가하면, 즉 내피세포의 기능이 저하되면 상승한다.

수축기 혈압(최고 혈압)은 심장이 수축하면서 혈액을 심장과 가까운 큰 동맥으로 내보낼 때의 혈압으로서 큰 동맥의 뻣뻣함 정도를 반영하고, 이완기 혈압(최저 혈압)은 수축되었던 심장이 다시 이완할 때의 혈압으로서 손발끝의 작은 동맥(세동맥)의 뻣뻣함 정도를 반영한다.

~~~~~~

자연식물식을 실천하면 대부분 2~3주 이내에 콜레스테롤, 중성지방, 혈당이 정상에 가까워지면서 동시에 혈압도 떨어진다. 경미하게 혈압이 높았던 경우에는 약물 복용 중단을 고려할 수 있을 정도로 혈압이 떨어진다.

담배를 피우면 1시간가량 내피세포의 기능이 마비된다. 그리고 기름진 음식을 먹으면 4시간가량 내피세포의 기능이 마비된다.[7] 그런데 담배를 피우고 1시간 정도 지나면 담배를 또 피우고 싶어지고, 기름진 음식을 먹고 4시간 정도 지나면 음식, 대개는 기름진 음식을 또 먹게 된다. 이렇게 하루하루를 보내다 어느새 수십 년이 흐르면 혈관이 어떤 상태가 될지 충분히 상상할 수 있을 것이다. 나행히 문제행동을 하지 않으면 내피세포의 기능은 신속히 회복된다.

많은 사람들이 지중해식 식단 혹은 올리브유에 대한 환상을 가지고 있다. 그러나 올리브유도 내피세포의 기능을 떨어뜨리기는 매한가지다. 빵을 올리브유에 찍어 먹으면 햄버거, 프렌치프라이, 머핀, 치즈케이크 등 다른 고지방 식사와 마찬가지로 내피세포의 기능이 40% 정도 마비된다.[7] 물론 고지방 식사를 하거나 올리브유를 먹을 때 비타민C나 비타민E 같은 항산화성분 혹은 발사믹식초 등을 같이 섭취하면 내피세포 기능장애가 어느 정도 완화된다. 이런 연구결과들을 감안하면, 1960년대 지중해 지역 사람들이 미국인이나 영국인에 비해 심혈관질환이 적었던 이유는 올리브유 때문이 아니라 신선한 채소, 과일과 발사믹식초 등의 음식들 덕분이라고 보는 것이 더 타당하다. 올리브유뿐만 아니라 팜유, 콩기름 등 식물성 식용유 모두 열을 가하든 가하지 않든 내피세포의 기능을 비슷한 정도로 마비시킨다.[7] 그러니 올리브유, 카놀라유, 콩기름, 들기름, 참기름 등 이른바 '건강한' 식물성 기름에 대한 환상에서 벗어나는 것이 중요하다.

고기, 생선, 계란, 우유, 식용유, 설탕을 먹지 않고, 담배를 끊고, 적당히 신체활동을 늘리면 혈관에 들러붙어 있던 죽상경화반(콜레스테롤과 지방이 혈관에 들러붙고 여기에 대식세포와 칼슘, 섬유조직 등이 침착되면서 생긴 병변으로 혈관을 좁고 뻣뻣하게 만든다)이 줄어들거나 사라진다. 설사 혈관에 죽상경화반이 남아 있더라도 내피세포의 기능이 향상되면 혈액순환이 좋아져 심장이나 뇌에 혈액이 공급되지 않아 생기는 허혈성심장질환(협심증, 심근경색)과 뇌경색이 발생하지 않는다. 또, 혈압이 정상화되면서 뇌출혈 위험도 감소한다. 아울러 심장의 부담이 감소하면서 부정맥, 심장판막질환, 심장비대, 심부전 등도 증상이 감소하거나 사라진다.

참고로, 심혈관질환을 진단받은 환자 중 콜드웰 에셀스틴(Caldwell Esselstyn) 박사의 저지방 자연식물식 식단을 따른 사람들의 뇌심혈관질환 재발률은 0.6% 수준에 불과했다.[8] 반면, 지중해식 식단을 따른 환자들의 재발률은 6.4%, 특별한 식이 개입을 하지 않은 환자들의 재발률은 20~30% 수준이었다. 이 중 어떤 확률의 식단을 선택할지는 각자의 몫이다. 하지만 그 선택으로 어떤 일이 벌어질지를 잘 알아야 한다.

나는 의사로서 모든 환자들이 재발 확률이 가장 낮은 저지방 자연식물식 식단을 선택하기를 간절히 바란다.

04   건강하게
혈당을 조절하려면

당뇨병 환자들이나 '당뇨병전단계(인슐린저항성)상태(공복혈당 100mg/
dL 이상)'인 사람들은 혈당에 민감하다. 혈당이 높게 나오면 당뇨병으
로 진행되거나 당뇨병이 악화되므로 자연스럽게 혈당을 올리는 탄수
화물에 두려움을 가지게 된다. 그래서 점점 탄수화물을 줄이고 단백질
을 더 많이 먹으려고 한다. 약을 처방해주는 의사들의 조언도 환자들의
막연한 공포와 크게 다르지 않다. 의사들은 혈당을 조절하기 위해서 당
지수(GI)가 낮은 음식을 먹되 탄수화물, 단백질, 지방을 균형 있게 섭취
할 것을 권한다. 더불어 정상체중을 유지하기 위해 칼로리를 적당히 또
는 살짝 적게 섭취하고 규칙적인 운동을 하라고 조언한다. 물론 다 좋
은 말이다. 그런데 너무 두루뭉술해서 무엇을 어떻게 해야 할지 구체적
인 행동지침이 딱 떠오르진 않는다. 의사나 환자 모두 당뇨병(제2형당
뇨병)의 근본 원인인 인슐린저항성을 유발하는 영양소나 음식에 대한
이해가 부족하기 때문이다.

　게다가 요즘에는 저탄수화물 고단백 식단과 관련한 여러 가지 주장
이 사람들을 더욱 혼란에 빠뜨리고 있다. 많은 전문가들이 식사 전 혹
은 식사 중에 단백질을 섭취하면 식후 혈당이 낮아진다며 단백질, 특히
동물성 단백질 섭취를 권고한다. 과연 식사 전이나 도중에 동물성 단백
질을 먹으면 혈당이 낮아질까? 물론 낮아진다. 그런데 이는 매우 당연

한 현상이다. 고기, 생선, 우유, 계란 등 다양한 동물성 단백질이 인슐린을 추가로 분비시키기 때문이다.[9] 동물성 단백질이 신비한 능력이 있어서 혈당을 낮추는 것이 아니라 그만큼 췌장의 베타세포를 쥐어짜 인슐린을 더 많이 분비시킴으로써 혈당이 낮아진 것뿐이다.

당장에 식후 혈당이 낮아지는 것만 생각하고 꼬박꼬박 동물성 단백질을 챙겨 먹으면 결국 만성적인 인슐린저항성상태에 이르고 당뇨병이 발생하게 된다. 그리고 이미 당뇨병이 있다면 과부하상태로 인슐린을 분비하고 있는 췌장을 더욱 혹사시켜 췌장의 인슐린 생산능력을 일찌감치 소진시켜버린다. 이렇게 되면 먹는 약만으로는 혈당조절이 불가능해지고 추가적으로 인슐린 주사를 맞아야 하는 지경에 이르게 된다. 장기적인 부작용을 고려하지 않고 지금 당장 식후 혈당 낮추기에만 급급해 동물성 단백질을 챙겨 먹는 것은 임기응변에 불과하다.

식물성 단백질도 인슐린을 추가로 분비시키기는 한다.[10] 하지만 동물성 단백질이 인슐린을 분비시키는 것에 비하면 절반 이하 정도밖에 안 된다. 게다가 다양한 실험 및 관찰연구에서 식물성 단백질이 당뇨병 발병과 관련이 없다는 사실이 일관되게 보고되고 있다. 그러니 장기간 반복적으로 과도하게 식물성 단백질을 섭취하는 것이 아니라면 식물성 단백질의 인슐린 추가 분비로 인한 인슐린저항성 발생에 대해서는 크게 걱정할 필요가 없다. 단, 보통 단백질은 섭취 칼로리의 20%를 넘기지 않도록 권고하므로 식물성 단백질 또한 전체 칼로리의 20%를 넘지 않게끔 섭취하는 것이 좋다. 다행히 대두나 견과류를 과하게 섭취하지 않는 이상 식물성 단백질을 20% 초과해서 섭취하는 경우는 드물다.

동물성 단백질 중 인슐린 분비를 가장 많이 촉진하는 것은 우유단백질이다.[9, 11] 우유에는 카제인과 유청(whey)의 2가지 단백질이 있다. 치즈를 만들 때 고체로 응결되는 단백질성분이 카제인이고 그 외에 액체 상태로 남아 있는 단백질이 유청이다. 둘 다 인슐린을 분비시키지만, 유청이 인슐린 분비 효과가 월등히 크고 카제인은 간에서 인슐린유사성장인자-1이라는 성장호르몬을 분비시키는 효과가 크다.

유청은 다양한 단백질 보충제의 주요 성분으로 사용되기도 한다. 운동 후 유청이 포함된 단백질 보충제를 먹으면 인슐린이 더 많이 분비되어 아미노산의 근육세포 흡수가 증가하고 단백질 합성도 촉진되기 때문이다. 그러나 유청에는 인슐린을 과도하게 분비시키고 인슐린 저항성을 유발하는 분지아미노산(BCAA)이 많다. 따라서 단백질 보충제 중 유청 혹은 분지아미노산이 들어 있는 것은 우선적으로 배제하는 것이 좋다.

건강하게 혈당을 조절하기 위해서는 단순히 식후 혈당, 당지수만 따져서는 안 된다. 식후 혈당이나 당지수는 탄수화물, 녹말 식품들을 비교할 때만 사용하는 것이 타당하다. 동물성 식품이나 지방과 단백질이 과도하게 많은 대두와 견과류의 당지수를 따지는 것은 의미가 없다. 이들 음식은 인슐린지수(혈중 인슐린 농도를 증가시키는 정도)가 낮은 것을 선택해야 한다. 이것이 건강하게 혈당을 조절하는 길이다. 다만, 식품의 인슐린지수 정보가 매우 제한되어 있는 데에다 개별 논문에서 산발적인 형태로만 정보를 얻을 수 있다는 한계가 있다. 그렇다 하더라도 일반적인 경향성은 있다. 지방과 단백질이 많은 음식일수록 당분에 대한 인슐린반응이 높고, 식물성 단백질에 비해 동물성 단백질이 인슐린지수가 높다. 특히 주목할 점은 인슐린지수가 가장 높은 음식이 우유라는 사실이다.

이상의 정보를 종합했을 때 건강하게 혈당을 조절하는 방법은, 건강한 녹말 식품(현미, 통밀, 귀리, 기타 통곡물, 감자, 고구마, 옥수수 등)으로 활동에 필요한 에너지를 섭취하고, 채소와 과일을 충분히 먹고, 동물성 단백질보다 식물성 단백질을 우선 섭취하고, 튀기거나 볶은 음식, 설탕이 많이 들어간 음식을 피하는 것이다. 이와 같은 '저지방 자연식물식'의 원칙을 지켜 식사를 하면 즉각적으로 공복혈당 및 당화혈색소가 개선되는 경험을 할 수 있다.

05 한국인의 사망원인 1위, 암

한국인의 사망원인 1위는 암이다. 한국인의 26.5%가 암으로 사망하며, 특히 대장암, 유방암, 전립선암이 급격히 증가하고 있다. 그러다 보니 병원과 보험업계, 보건 관련 산업에서는 암을 조기에 진단하기 위한 건강검진이나 암보장보험, 검사키트가 주요 사업 아이템으로 자리 잡았다. 수많은 사람들이 암에 대한 불안감으로 정기적인 건강진단을 받고, 치료비에 대한 걱정으로 매달 무시하기 어려운 금액의 보험료를 부담한다. 안타까운 것은 이러한 노력에도 불구하고 암이 발생하는 것을 예방하지는 못한다는 점이다.

　보통 암은 발생 부위별로 다른 종류의 암으로 분류되고, 종류별로 위험인자가 있을 것으로 추정된다. 즉, 해부학적 위치와 암을 구성하는 세포의 특성에 따라 특정한 위험인자가 있다는 것이다. 하지만 모든 암의 발생 과정을 관할하는 근본적인 추동력이 있다. 예를 들어, 키가 클수록 거의 대부분의 암 발생 위험이 증가하는 현상은 한국을 포함한 전 세계에서 관찰된다.[12~14] 이런 현상은 인체의 성장을 촉진하는 요인들이 신체 각 부위에 있는 암세포의 성장 또한 촉진할 수 있다는 사실을 시사한다(보다 자세한 설명은 chapter 8의 '건강한 성장을 위해' 부분 참고). 세포의 성장과 관련된 대표적인 호르몬은 성장호르몬, 인슐린유사성장인자-1, 인슐린 등이다. 이 중 인슐린유사성장인자-1과 인슐린이 필요 이상으로 많이 분비될 경우 암 발생 위험이 증가한다.

　2014년 암과 관련된 매우 방대하고 흥미로운 연구결과가 발표되었다. 바로 다양한 유형의 식사패턴이 암 발생에 미치는 영향에 대해 사람, 동물, 세포를 대상으로 조사한 연구다.[15] 우선 사람에 대한 연구를 보자. 50세 이상 미국인 6,381명을 1997년부터 18년간 추적관찰한 결과 단백질을 많이(단백질 칼로리 20% 이상) 섭취한 사람들과 중간(단백질 칼로리 10~20%) 정도 섭취한 사람들이 적게(단백질 칼로리 10% 미만) 섭취한 사람들보다 암으로 인한 사망률이 각각 4.3배, 3배 높았다. 단백질 칼로리가 1% 증가할 때마다 사망률이 3% 증가한 것이다. 각 집단의 식물성 단백질 섭취량은 큰 차이가 없었기 때문에 단백질 섭취량 차이는 주로 동물성 단백질 섭취량 차이였다. 즉, 동물성 단백질 섭취량 증가에 따라 암 사망률이 급격히 증가한 것이다. 또한 혈액검사상 단백질 섭취량이 많을수록 인슐린유사성장인자-1 농도가 높다는 사실도 확인했다.

　이어진 동물실험에서 연구진은 쥐에게 피부암세포(흑색종)와 유방암세포를 2만 개씩 이식하고 동물성 단백질인 우유단백질(카제인)을 칼로리의 4%, 18% 수준으로 공급했을 때 암세포들이 암으로 발전하는지 관찰했다. 우유단백질을 많이 섭취한 모든 쥐들은 15일 만에 피부암세포들이 암으로 성장했지만, 우유단백질을 적게 섭취한 쥐들은 80%만 암으로 진행했다. 피부암의 크기도 우유단백질을 많이 섭취한 쥐들이 78% 더 컸다. 유방암도 마찬가지였다. 우유단백질을 많이 섭취한 모든 쥐들은 18일 만에 유방암세포들이 암으로 자랐지만, 우유

단백질을 적게 먹은 쥐들은 70%만 암으로 진행되었다. 유방암 크기도 우유단백질을 많이 섭취한 쥐에서 2.2배 컸다. 동물실험에서도 동물성 단백질을 많이 섭취할 경우 암세포가 암으로 더 많이, 더 빠른 속도로 발전하고 최종적인 암의 크기도 크다는 사실이 확인된 것이다.

연구진은 동물성 단백질을 많이 먹으면 왜 암세포의 성장이 촉진되는지 확인하기 위해 인슐린유사성장인자-1 및 이 호르몬의 기능을 억제하는 '인슐린유사성장인자-1 결합단백질(IGFBP-1)' 농도를 조사했다. 우유단백질을 많이 먹은 쥐들은 적게 먹은 쥐들에 비해 인슐린유사성장인자-1 농도가 42~53% 높았고, 인슐린유사성장인자-1 결합단백질 농도는 46~58% 낮았다. 즉, 동물성 단백질을 많이 먹을수록 세포의 성장을 촉진하는 인슐린유사성장인자-1이 활성화됨으로써 암세포 또한 쉽게 암으로 성장한 것이다.

더불어 세포배양액의 아미노산 농도가 높을수록 세포의 생존율이 떨어지고 돌연변이가 증가하는 현상도 관찰했다. 아미노산 농도가 증가할수록 세포의 노화가 촉진되는 것이다.

단백질을 과도하게 섭취했을 때 사람, 동물, 세포 차원에서 발생하는 현상들과 이 현상들에 부합하는 생물학적 기전 등을 감안하면 단백질, 특히 동물성 단백질이 암 발생에 지대한 영향을 미친다는 사실을 어렵지 않게 발견할 수 있다. 단적으로 말해, 단백질을 많이 먹을수록 암 발생이 증가한다. 그것도 현대 서구식 생활을 하는 사람들이 일상적으로 섭취하고 있는 수준(섭취 칼로리의 10% 이상)에서 암 발생이 급격히 증가한다. 그러므로 단백질을 적게(섭취 칼로리의 10%를 넘지 않게) 섭취하는 것이 암을 비롯한 노화 관련 문제를 줄일 수 있는 최선의 방법이다.

지난 수십 년간의 다양한 실험 및 관찰연구를 통해 내릴 수 있는 결론은 하나다. 동물성 단백질 섭취량이 증가할수록 암 발생이 증가한다는 것이다. 동물성 단백질은 식물성 단백질에 비해 더 많은 인슐린과 인슐린유사성장인자-1을 분비시켜 세포의 성장을 촉진한다. 그리고 암세포는 정상세포에 비해 성장 촉진 자극에 더 민감하고 적극적으로 반응한다. 그 결과 암세포가 동물성 단백질을 만나면 암으로 급격히 성장하게 된다.

이론적으로 최상의 암 예방법은 우리 몸에서 암세포의 출현을 막는 것이다. 하지만 이는 현실적으로 불가능하다. 평생 발암물질에 노출되지 않을 수 없거니와, 체내 수십조 개에 달하는 세포들이 분열하는 과정에서 발생하는 사연적인 돌연변이를 피하는 일은 불가능하다. 상황이 이렇다면 암세포가 암으로 자라지 못하게 하는 것이 실현 가능성이 가장 큰 암 예방법이다. 어쩔 수 없이 발생하는 암세포가 암으로 성장하는 것을 억제하기 위해서는 인슐린과 인슐린유사성장인자-1이 불필요하게 많이 분비되지 않도록 해야 한다. 이를 위해서는 우유 및 유제품을 포함한 모든 동물성 단백질을 끊는 것이 좋다. 그리고 인슐린저항성을 유발하는 식용유, 설탕 같은 음식도 끊는 것이 좋다. 대신 건강한 녹말 식품들과 채소, 과일, 콩류, 견과류를 비롯한 다양한 식물성 식품들로 식단을 채워야 한다.

06

제3형당뇨병,
치매

아직 60세도 되지 않은 환자가 진료실을 찾아왔다. 이 환자는 기억력
이 예전 같지 않아 길 찾기가 어려워졌고 20년 넘게 해오던 작업이 기
억나지 않아 동료들에게 물어보는 일이 부쩍 늘었다고 했다. 진료 결
과, 인지행동검사에서는 기억력 저하, 뇌MRI검사에서는 아밀로이드
침착이 확인되었다. 알츠하이머병(Alzheimer's Disease)으로 인한 경도인
지장애(MCI; Mild Cognitive Impairment)인 것이다. 이 환자는 최근 증상이
악화되는 것 같아 약 외에 뭔가 더 할 수 있는 것은 없는지 문의하기
위해 내원했다.

직업환경의학 전문의는 다양한 질병에 대한 업무적합성 평가를 한
다. 즉, 어떤 질병이 있거나 장애가 있을 때 과거에 했던 업무를 수행할
수 있는지 판단하고 환자가 성공적으로 업무에 복귀할 수 있도록 작업
조건의 합리적 조정을 제시한다. 업무적합성 평가 시 마음이 가장 무
거운 질병이 인지기능장애다. 기억력, 집중력, 집행능력 등이 저하되어
있으면 과거에 능숙하게 했던 일을 제대로 수행하기 어렵다. 이런 사
람들이 기계가 돌아가는 현장에서 작업을 하면 업무수행 가능성 여부
를 떠나 안전사고 위험이 증가하기 때문에 본인은 물론 동료, 가족에게
큰 부담이 될 수밖에 없다.

인지기능장애의 가장 큰 원인은 뇌출혈, 뇌경색 같은 뇌혈관질환과

만성질환의 모든 것

알츠하이머병이다. 내피세포 기능장애와 인슐린저항성은 혈관이 터지거나 막히게 만든다는 점에서 혈관성치매(뇌혈관질환으로 인해 발생하는 치매)의 원인이 되기도 한다. 지금까지 원인 미상으로 알려졌던 알츠하이머병도 뇌세포의 인슐린저항성 및 인슐린 부족에 의해 발생하는 '제3형당뇨병'이라는 가설이 유력하게 제기되고 있다. 다시 말해, 현대인에게서 발생하는 대부분의 인지장애와 치매는 인슐린저항성이 근본적인 원인인 것이다.

인지장애 관련 상담을 할 때(60세 이전 연령대에서는 치매전단계인 경도인지장애로 내원하는 경우가 많다) 환자와 보호자에게 인슐린저항성을 개선하기 위해 당뇨병에 준하는 생활습관 관리를 당부한다. 하지만 대부분의 환자와 보호자는 이런 당부를 진지하게 받아들이지 않아 안타까움이 크다.

알츠하이머병을 인슐린저항성(제2형당뇨병의 특징)과 인슐린 결핍(제1형당뇨병의 특징)이 공존하는 제3형당뇨병이라고 부르는 이유는 다음과 같다. 우선, 역학적으로 당뇨병(당뇨병의 대부분은 제2형당뇨병이다) 환자에게서 알츠하이머병이 많이 발생한다. 또 알츠하이머병의 주요 병리 소견인 아밀로이드 판(단백질 노폐물인 아밀로이드가 신경세포에 축적된 상태)이나 신경섬유매듭(신경세포 내 과인화된 타우단백질들이 뭉쳐 있는 상태)이 당뇨병 환자의 뇌조직에서 흔하게 관찰되며, 알츠하이머병 환자의 뇌에 들러붙는 아밀로이드가 당뇨병 환자의 췌장에 비슷하게 들러붙는 현상도 관찰된다(아밀로이드 판은 아밀로이드베타단백질 증가, 신경섬유매듭은 타우단백질의 과인산화에 의해 초래된다). 이런 현상은 당뇨병이 없더라도 뇌로 유입되는 인슐린 양이 증가하는 인슐린저항성 단계에서 발생할 수 있다. 알츠하이머병 초기에 손상을 받는 뇌의 해마 부위에 인슐린수용체와 인슐린 분비가 감소하는 것이 확인되고, 뇌세포(신경세포 및 희소돌기아교세포)에 인슐린저항성이 생기면 세포의 생존과 기능에 이상이 발생한다.[16~17]

당뇨병과 알츠하이머병의 세부적인 특징이 밝혀질수록 두 질환 간의 공통점이 속속 드러나고 있다. 두 질병은 초기에는 인슐린저항성과 고인슐린혈증, 말기에는 인슐린 결핍이라는 공통 원인을 공유하고 있다.

일부 인슐린감작제성분의 당뇨병약이 인지기능장애 환자들의 인지기능을 개선시켰다는 연구가 있다. 이는 인슐린저항성을 개선시킬 수 있는 다양한 실천들이 알츠하이머병을 포함한 인지장애(퇴행성중추신경계질환)를 예방하고 치료할 수 있는 가능성을 제기한 것이다. 뿐만 아니라 스프레이로 비강에 인슐린을 뿌렸을 때 후각신경세포, 삼차신경세포를 통해 대뇌로 인슐린이 전달되면서 기억력이 저하된 노인 환자의 인지기능이 개선되었다는 연구결과도 있다. 이런 연구들은 알츠하이머병이 인슐린 결핍이라는 특성을 함께 가지고 있다는 것을 시사하는 동시에 치매를 제3형당뇨병으로 볼 수 있는 근거가 된다.[16~17]

그렇다면 치매나 인지기능 저하를 예방하기 위해서 어떻게 해야 할까? 답은 간단하다. 인슐린저항성을 유발하는 행동을 하지 않으면 된다. 인슐린저항성은 지방을 많이 먹을 때 근육세포 내에 지방이 축적되면서 시작된다. 그리고 설탕을 반복적으로 많이 섭취해도 과도한 인

만성질환의 모든 것

슐린 분비가 계속되면서 말초조직과 뇌세포의 인슐린저항성이 초래될 수 있다. 유청, 카제인 같은 우유단백질, 고기, 생선, 계란 등 다양한 동물성 단백질도 인슐린저항성과 당뇨병 발생을 증가시킨다. 또 장시간 앉아 있거나 누워 있는 등 신체활동이 감소하면 근육세포 내 지방이 증가한다.

이런 기본적인 사실을 바탕으로 내릴 수 있는 결론은 아주 간단하고 상식적이다. 단백질은 식물성 식품을 통해서 섭취하고 지방과 설탕은 최대한 적게 섭취하면서 가공이 덜 된 녹말 식품과 채소, 과일을 충분히 섭취한다. 그리고 매일 1시간씩 운동을 하고 의자에 앉아 있는 시간을 최소한으로 줄인다. 서 있는 상태로 서류를 검토하거나 책을 읽는 작은 변화만으로도 근육세포 내의 지방을 줄일 수 있다.

2011년 방영된 '천일의 약속'이라는 드라마에는 젊은 나이에 알츠하이머병에 걸린 주인공이 나온다. 이 드라마에서 주인공이 '매일 우유 먹을 것, 아침 2잔, 점심 2잔'이라고 적어놓은 메모지가 클로즈업되는 장면이 나왔다. 드라마 방영 당시 치매 예방 차원에서 우유를 열심히 마시려 한다는 사람들을 꽤 많이 만났다. 하지만 그 메모는 광고일 뿐이었다. 드라마가 끝날 때 '제작지원 : 서울우유 협동조합' 자막이 메모지가 노출된 회차에만 떴기 때문이다. 우유는 인슐린을 과도하게 분비시켜 인슐린저항성을 초래하고 치매 발생 위험을 높일 수 있는 음식이다. 불필요하게 혈중 인슐린 농도가 올라가는 것만으로도 뇌의 퇴행성 변화가 시작될 수 있다는 사실을 명심해야 한다.

2012년 한국의 65세 이상 노인 치매 유병률은 9.18%(54만 명)로 전 세계에서 가장 높은 수준이었다. 치매전단계인 경도인지장애 환자는 65세 이상 노인 4명 중 1명 수준인데, 매년 경도인지장애 환자의 10~15%가 치매로 진행된다. 더욱 우려되는 점은 한국의 치매 환자 수가 20년마다 2배씩 증가해 2024년에는 100만 명, 2041년에는 200만 명에 이르게 된다는 것이다. 이런 추세대로라면 지금 태어나는 아이들 2~3명 중 1명은 65세 이후에 알츠하이머병에 걸리게 된다.[18]

믿어지지 않겠지만 이것이 우리 앞에 놓인 미래다. 우리는 이런 충격적인 현실 앞에서 무엇을 해야 할까? 인지기능을 개선시킬 수 있는 약을 개발하기 위해 노력하는 것이 우리가 할 수 있는 일의 전부일까? 아니다. 그보다 다음과 같은 질문을 던져봐야 한다. "왜 이런 비정상적인 문제가 발생했을까?" 지난 수십 년간 정부의 축산 및 육식 장려 정책과 낙농·축산업자들의 광고 덕분에 한국인의 동물성 식품(고기, 생선, 계란, 우유), 식용유, 설탕 섭취량이 각각 10배, 50배, 20배 증가했다. 그 결과 인슐린저항성이 급격히 증가하고, 노인층에서 치매 환자가 폭발적으로 증가하고 있는 것이다.

치매의 두려움에서 벗어나고 싶다면 '저지방 자연식물식'을 지금 당장 실천하자. 빠르면 빠를수록 좋다. 물론 개인적인 실천만으로 이와 같은 재난을 막기에는 역부족이다. 정부가 앞장서서 전 국민의 식단을 획기적으로 전환할 수 있도록 대대적인 캠페인을 벌여야 한다.

07   흔하고 괴로운 속쓰림

진료실에서 상담을 하다 보면 식후 속이 쓰리다며 식도역류 증상을 호소하는 사람들을 많이 만난다. 2000년대에 매년 20%씩 증가하던 역류성식도염 환자는 현재 전체 인구의 10~20%일 것으로 추정된다. 서구국가 사람들의 20~40%가 역류성식도염을 앓고 있는 것을 감안하면 한국은 그나마 양호한 편이다. 하지만 속쓰림, 식도역류에 대한 약 광고가 넘쳐나고 약을 복용하는 사람들이 많아져도 증상이 줄어들지 않는 것을 보면 약으로도 해결되지 않는 근본적인 이유가 있는 것이다.

인슐린은 포도당, 지방, 아미노산의 세포 흡수를 증가시키고 저장하는 역할을 한다. 그러다 보니 자연스럽게 이런 성분들이 음식에서 잘 분해되어 흡수되도록 하는 데도 중요한 역할을 한다. 인슐린은 소화를 돕기 위해 위산 분비를 촉진한다. 이렇게 분비된 위산은 단백질이 소화되기 좋은 상태로 만들고, 단백질분해효소를 활성화시켜 단백질이 위에서 1차 소화가 되게 한다. 이러한 인슐린의 위산 분비 촉진은 소화기계 증상을 이해하는 중요한 단서다. 많은 현대인들이 인슐린저항성상태에 있고 관련 질병들을 가지고 있다. 이는 곧 혈중 인슐린 농도가 높아 필요 이상의 위산이 분비되는 상태에 있다는 의미이기도 하다. 과도한 위산 분비는 속쓰림과 식도역류 증상뿐만 아니라 위염, 식도염, 소화성궤양 등 다양한 소화기계질환의 원인으로 작용한다.

인슐린이 위산 분비를 촉진한다는 사실을 이해했다면, 속쓰림, 식도역류 및 기타 소화기계 증상을 줄이기 위해서 무엇을 해야 하는지 답이 나올 것이다. 첫째, 인슐린 분비를 과도하게 촉진하는 음식들을 피한다. 설탕, 지방(튀기거나 볶은 음식, 기름으로 버무린 음식), 동물성 단백질(고기, 생선, 계란, 우유) 등 인슐린저항성을 초래하는 음식을 먹지 않아야 한다. 둘째, 식사 중 혹은 식후에 과량의 액체류 섭취를 최소화해야 한다. 셋째, 음식이 위에 오래 머물지 않도록 해야 한다. 음식이 위에 오래 머물면 위산과 위점막의 접촉 시간이 늘어나고 식도로 역류할 가능성이 커지기 때문이다. 지방과 단백질(특히 동물성 단백질), 그리고 크기가 1~2mm 이상인 음식물은 음식을 위에 오래 머물게 만든다.

음식을 먹기 시작하면 위에서 십이지장으로 넘어가는 구멍(괄약근)의 크기가 1~2mm로 작아진다(볼펜 심이 나오는 입구 크기 정도로 생각하면 된다). 입안에서 삼킨 음식의 크기가 커서 구멍을 통과하기 어려우면 위는 음식을 열심히 주물럭거려서 1~2mm 구멍을 통과할 정도로 잘게 부수는 작업에 돌입한다. 당연히 음식이 위에 머무는 시간이 길어지고 이 과정에서 식도로 역류하기도 쉬워진다. 반대로, 입에서 1~2mm 크기 정도로 음식을 잘게 씹어 삼키면 음식이 위에 오래 머물지 못하고 쉽게 십이지장으로 넘어간다. 그러면 위점막이 위산과 접촉하는 시간이 줄고 음식이나 위산이 식도로 역류할 일도 없어진다. 단, 음식의 크기를 줄이려고 힘을 줘서 꽉꽉 씹을 필요는 없다. 부드럽게 오래 씹으면 얼마든지 음식들을 잘게 부술 수 있다.

고체와 달리 액체는 1~2mm 구멍을 아주 쉽게 통과한다. 식사 중

만성질환의 모든 것

에 액체류를 마시면 이 액체는 설탕물이 되어 십이지장으로 넘어가고 혈당을 급격하게 올린다. 밥을 먹는 경우를 예로 들어보자. 밥알은 물에 녹지 않지만 입에서 침과 섞여 씹힌 밥알은 엿당으로 분해되어 물에 녹을 수 있는 상태가 된다. 현미밥을 잘게 씹어 삼키면 위에서 죽 같은 걸쭉한 상태로 있다가 천천히 십이지장으로 넘어간다. 그러나 현미밥을 먹으면서 혹은 먹고 난 직후 과량의 액체(국, 물, 커피, 차, 주스, 과일 등)를 마시면 입에서 분해된 엿당이 액체에 녹아 빠른 속도로 십이지장으로 넘어간다. 이렇게 십이지장으로 넘어간 엿당은 소장에서 포도당으로 분해 및 흡수되어 혈당을 상승시킨다. 여기서 중요한 사실은 액체류를 마시면 혈당이 상승하는 속도가 빨라진다는 것이다. 혈당이 급하게 상승하면 인슐린도 급하게 많이 분비되고 이에 따라 위산 분비도 늘어서 속이 쓰리거나 역류하는 증상이 발생한다.

음식의 종류에 문제가 없는데 역류성식도염 증상이 있다면 음식물을 잘 씹었는지 혹은 액체류를 많이 섭취한 것은 아닌지 살펴야 한다. 액체류에는 과일도 포함되는데, 그 이유는 과일 무게의 90%가 수분이기 때문이다. 식후에 소량의 과일을 먹는 것은 별문제가 없지만 수박 같은 과일을 많이 먹으면 과량의 물을 마신 것과 비슷한 상태가 된다. 선식이나 미숫가루처럼 곡식가루를 액체에 타서 먹는 경우에도 똑같은 문제가 발생할 수 있다. 선식이나 미숫가루를 먹을 때는 한 모금 마시고 밥을 먹듯이 입에서 충분히 씹은 다음 천천히 삼키는 것이 좋다. 선식이나 미숫가루를 1분 이내에 마셔버리면 혈당과 인슐린이 치솟으면서 속이 쓰리거나 신물이 넘어오는 증상을 경험할 수 있다.

지방과 단백질 또한 음식을 위에 오래 머물게 한다고 앞서 언급했다. 지방이 많은 음식을 먹으면 소장에서 흡수할 수 있는 칼로리에 맞춰 위에서 음식을 천천히 내보내기 때문이다. 그리고 단백질은 위에서 위산에 의해 충분히 분해되고 위산으로 활성화된 펩신에 의해 적당한 크기로 잘려야 하기 때문에 자연스럽게 위에 머무는 시간이 길어진다. 그러니 속이 쓰리고 음식이 식도로 역류하기 쉬워진다. 특히 식물성 단백질에 비해 동물성 단백질이 음식을 더 오랜 시간 위에 머물게 만들고[19] 위산을 더 많이 분비시키기 때문에[20] 되도록 식물성 식품으로 단백질을 섭취하는 것이 좋다. 다만, 아무리 식물성 식품이라도 견과류, 콩, 두부는 속을 더부룩하게 만들 수 있으므로 이런 음식을 먹고 불편감이 느껴진다면 섭취량을 줄여야 한다.

설탕, 식용유, 동물성 식품을 배제하고 현미 같은 통곡물, 녹말 식품을 먹으면서 채소와 과일을 곁들여 먹어보자. 콩, 두부, 견과류는 과하지 않게 섭취하고, 많은 양의 과일은 식후 1시간 정도 지나 먹도록 하자. 모든 음식은 1~2mm 크기로 입에서 잘 씹어 삼키고, 액체류는 음식을 적시는 수준을 넘어서지 않게 최소한으로 섭취하자. 그러면 분명한 변화를 경험할 수 있다.

약을 먹어도 증상이 완화되지 않는 식도역류 증상으로 인해 10여 년간 잠도 잘 못 잘 정도로 힘들어했던 50대 남성이 있었다. 이 남성은 나의 권고를 따라 현미밥과 식물성 식품만 먹기를 실천했고 2주 만에 증상이 사라져 약 없이도 잘 수 있게 되었다. 그는 약으로도 해결되지 않던 증상이 먹는 음식과 습관을 바꾸면서 사라진 것이 신기하다고 말

만성질환의 모든 것

했지만 나로서는 신기한 일이 아니라 당연한 일이다.

속쓰림, 식도역류 증상으로 고생하고 있다면 약으로 증상을 조절하는 것에 머물지 말고 근본 원인을 제거하는 데에 관심을 가져보기를 바란다. 분명 생활습관 속에 원인이 있다. 그 원인을 찾아 제거하기만 하면 소화기계 증상은 자연스럽게 사라진다.

빈혈과
치질의 관계

보통 빈혈에는 철분이 풍부한 고기나 선지, 간이 좋다고들 한다. 가장 흔한 빈혈이 철결핍성빈혈이다 보니 빈혈치료를 위해 철분제를 먹듯이 철분이 많은 식품을 섭취하는 게 도움이 된다고 생각하는 것이다. 하지만 과연 현대인들의 빈혈이 철분 섭취 부족으로 생기는 것일까? 과거보다 철분과 단백질이 풍부한 고기를 평균적으로 15배 더 많이 먹고 있는 것을 감안하면 평균적인 한국인의 식단을 따르는 사람들이 철분을 부족하게 섭취하는 것은 사실상 불가능하다.

한국영양학회는 성인 남성에게 9~10mg, 성인 여성에게 7~14mg (임신 시 10mg 추가)의 철분 섭취를 권장한다. 참고로, 한국인은 남녀 각각 하루 평균 14.5mg, 11mg의 철분을 섭취하고 있다. 철분 섭취가 부족하지는 않은 것이다(2017년 〈국민건강영양조사〉). 그럼에도 2018년 조사에 따르면, 10세 이상 남성의 2.1%, 여성의 11.7%가 빈혈이다. 가임기 여성의 빈혈이 5배 많은 것은 월경으로 혈액이 손실되기 때문이다.

철은 우리 몸에서 활성산소를 발생시킬 수 있어 정교하게 조절된다. 통상 우리 몸에는 1,000~3,000mg의 철이 저장되어 있고, 혈액손실이 없는 한 거의 배설되지 않고 몸속에서 재활용된다.[21] 그래서 소변과 대변으로 배설되어 매일 보충이 필요한 철분의 양은 성인 남성의 경우 1mg, 월경을 하는 성인 여성의 경우 1.3mg에 불과하다.[22] 그럼에도 권장섭취량이 실제 필요량의 9~10배인 이유는 음식에 있는 철분의 흡수율이 다양하기 때문이다.

통상적으로 동물성 식품(육류, 간, 선지 등)에 있는 철분은 대개 혈액에서 유래한 헴(heme)철이라 흡수율이 15~35%로 높고, 식물성 식품 및 우유나 계란에 있는 철분은 비(非)헴철이라 흡수율이 1~20%로 낮다. 그렇지만 비헴철을 비타민C가 풍부한 과일, 녹황색채소, 감자, 콜리플라워, 양배추 등의 다양한 식물성 식품 혹은 김치 같은 발효식품과 함께 섭취하면 헴철 수준만큼 흡수율이 증가한다. 비타민C가 3가철을 소장점막으로 흡수되기 좋은 2가철로 환원시키고, 발효식품이 철분 흡수를 방해하는 피트산이나 타닌을 차단해주기 때문이다.

헴철은 흡수율이 좋아 우수한 철분으로 알려져 있지만 우리 몸에서 통제되지 않고 무조건 흡수되어 활성산소를 증가시킬 위험이 있다. 반면, 비헴철은 우리 몸의 필요에 따라 철저하게 흡수가 통제된다. 이런 이유로 헴철은 당뇨병, 대장암, 위암, 식도암, 유방암, 자궁내막암 등의 발생 위험 증가와 관련이 있다.[23-27] 따라서 헴철이 풍부한 음식은 적극적으로 먹지 않는 게 좋다. 동물성 식품을 전혀 섭취하지 않고 비타민C가 풍부한 채소, 과일 등을 충분히 먹으면 흡수율은 다소 낮더라도 1~1.3mg의 철분을 충분히 보충할 수 있다(나는 10년간 자연식물식을 해왔고 가장 최근의 혈색소수치는 15.5g/dL다).

식물성 식품을 통해서도 충분한 철분을 섭취할 수 있다. 현미밥 1공기만 먹어도 1.5mg의 철분을 섭취할 수 있다. 성인 남성에게 권장되는 2,600kcal만큼 현미밥을 먹을 경우 무려 12.5mg의 철분 섭취가 가능하다. 고구마 1인분(130g), 감자 1인분(160g)을 먹으면 각각 1.2mg, 0.6mg의 철분을 섭취할 수 있고, 무말랭이 1인분(30g)이면 1.6mg, 배추 1인분(70g)이면 0.4mg, 마른김 2장이면 0.8mg의 철분을 섭취할 수 있다.

건강한 탄수화물 음식으로 충분한 칼로리를 섭취하고 신선한 채소와 과일을 매일 먹으면 철분이 부족할 수 없다. 극도로 칼로리를 제한하는 다이어트를 하거나 식용유와 설탕으로만 배를 채우는 경우가 아니라면 말이다. 그럼에도 불구하고 빈혈 환자들에게 철분이 풍부한 음식, 특히 동물성 식품 섭취가 일반적으로 권장되는 상황은 빈혈에 대한 우리 사회의 이해가 얼마나 단편적인지를 보여준다.

빈혈의 주요 원인은 ① 철분 섭취 부족(극도의 저칼로리 다이어트, 극단적인 정크푸드 식사), ② 철분 흡수 감소(위, 소장의 염증 및 절제), ③ 철분 필요량 증가(성장, 임신 등), ④ 철분 손실 증가(위, 소장, 대장, 항문의 출혈, 과다월경 및 부정출혈을 초래하는 여성 생식기계질환), ⑤ 혈액 생산 감소(골수장애), ⑥ 혈액 파괴 증가(용혈 증가) 등이다. 첫 번째 원인인 철분 섭취 부족의 가능성은 매우 낮다는 것을 이미 확인했다. 그렇다면 환자들의 평소 식단이 극단적으로 문제가 있는지 확인하고 ②~⑥의 원인에 대해 확인해야 빈혈을 치료할 수 있다.

남성들은 빈혈이 매우 드물다. 내가 주로 만나는 젊은 남성 환자 대부분의 빈혈 원인은 위궤양이나 십이지장궤양, 치질 등에 의한 출혈이다. 이러한 위장관출혈은 과도한 육식이 원인인 경우가 많다. 치질을 예로 들면 이해가 쉽다. 치질은 식이섬유 섭취가 부족하고 지방과 단백질 섭취가 많을 경우 대변이 딱딱해지면서 발생한다. 딱딱해진 대변을 내보내기 위해 직장 및 항문이 과도하게 힘을 주고 이 과정에서 튀어나오는 (충혈된) 혈관이 딱딱한 대변에 쓸리면서 상처가 나 출혈이 생기는 것이다. 술을 마시면 치질 부위 혈관이 부으면서 증상이 더욱 악화된다. 이와 같은 일이 반복되면 자연회복이 되지 않고 결국 수술로 병변을 잘라내야 한다. 그런데 치질 환자들은 수술 후 빈혈을 회복하기 위해 철분이 풍부한 고기를 먹으려 한다. 질병의 근본적인 원인을 찾는 게 아니라 단지 낮은 혈색소라는 '증상'을 교정하는 것에만 관심이 있는 탓이다.

위궤양이나 십이지장궤양은 과도한 위산 분비나 위산과 위, 십이지장의 접촉 시간이 길어져서 발생하므로 이들 질환도 과도한 동물성 식품, 지방, 설탕 섭취에서 비롯된다고 볼 수 있다. 과다월경 및 이상출혈을 유발하는 여성 생식기계질환 또한 환경호르몬 및 과도한 동물성 식품, 지방, 설탕 섭취가 원인인 경우가 많다. 그런데 이러한 증상을 겪은 사람들은 혈액검사에서 빈혈 혹은 철분 부족이라는 소견을 듣고 철분을 보충해야 한다는 단순한 생각만 하지 질병의 근본적인 원인은 고민하지 않는다.

철분 흡수가 이루어지는 소장에 만성적인 염증이 발생하면 아무리 철분을 많이 먹어도 흡수가 되지 않는다. 그 대표적인 질환이 크론병이다. 크론병은 장내유익균이 좋아하는 식이섬유가 풍부한 통곡물, 녹말 식품, 채소, 과일을 먹지 않고 유해균이 좋아하는 동물성 식품, 지방, 설탕을 과도하게 섭취함으로써 발생하는 질환이다. 의사들은 철분의 위장관 흡수가 잘 안 되니 더 많은 동물성 단백질 섭취를 강조한다. 하지만 이러한 의사의 조언을 따르고 나서 증상이 더욱 악화되는 경험을 하는 환자들이 많다. 실제로 주치의가 권하는 대로 고기를 먹고 증상이 악화되어 식단 관리를 고민하는 환자들이 나를 찾아온다. 의료 전문가들마저 개별 질병의 증상에만 관심이 있을 뿐 몸 전체를 보지 못하는 안타까운 현실이다.

빈혈이 있을 경우(혈색소수치가 남성은 13g/dL 미만, 비임신 여성은 12g/dL 미만, 임신 여성은 11g/dL 미만) 철분 섭취를 고민하기 전에 빈혈이 생긴 원인부터 살펴야 한다. 먼저 자신의 식습관과 생활습관을 살피고 아스피린, 비스테로이드성소염제, 항혈소판제 등 출혈을 초래하는 약 복용 여부를 확인해야 한다. 그다음 내원해서 빈혈의 원인을 파악해야 한다. 혈액암이나 위장관암, 여성 생식기계질환, 위장관질환 등 심각한 건강문제로 빈혈이 발생할 수도 있기 때문이다. 가장 흔한 빈혈 유형인 철결핍성빈혈 진단을 받았다 하더라도 섭취 부족으로 인한 철결핍이 발생했을 가능성은 매우 희박하므로 철분의 흡수 및 손실 등과 관련된 근본 원인을 찾는 데 집중해야 한다.

기저질환을 찾고, 음주를 줄이고, 저지방 자연식물식 식단을 유지하면 빈혈을 어렵지 않게 극복하고 빈혈의 재발을 피할 수 있다.

09　반복되는 염증

현대인들은 다양한 만성염증성질환을 겪고 있다. 피부염(아토피, 건선), 여드름, 비염, 천식, 만성폐쇄성폐질환, 관절염, 혈관염, 각종 알레르기, 자가면역질환, 류머티즘질환(루푸스, 류머티스관절염, 베체트병 등), 염증성장질환(크론병, 궤양성대장염), 위염, 식도염 등 '염'자가 붙은 질환들이 그 예다. 하지만 현대인들이 이렇게 다양한 만성염증성질환에 시달리고 있다고 해서 염증 자체를 나쁜 것으로 규정할 수는 없다. 염증이 있어야만 생명 유지가 가능하기 때문이다.

우리 몸은 생명 유지를 위해 반드시 손상된 조직의 복구가 필요하다. 손상된 조직이 복구되지 않으면 우리는 태어난 지 며칠 만에 만신창이가 되고 말 것이다. 우리가 이 순간에도 살아갈 수 있는 것은 몸이 끊임없이 스스로를 복구해왔기 때문이다. 우리 몸의 복구 과정에서 일어나는 일이 바로 염증 및 면역반응이다.

염증은 손상된 조직을 제거하고 새로운 조직이 자라게 하는 데 없어서는 안 되는 과정이다. 면역반응은 넓은 의미에서 염증반응의 일부다. 그럼에도 현대에 와서 염증이 질병처럼 취급되는 이유는 손상된 조직이 단기간의 염증반응만으로 복구되지 않아 염증이 만성화되고 있기 때문이다. 복구되지 않으면서 염증을 초래하는 손상이 반복되고, 염증으로 인한 불편한 증상만 남다 보니 염증 자체가 질병이 되어

버린 것이다.

통상적으로 염증은 감기나 몸에 난 상처와 같이 1~2주간 지속되다가 조직의 복구가 완료되면 사라진다. 염증이 그 이상 지속되거나 반복해서 재발한다면 이유가 무엇인지 찾아야 한다. 염증이 만성화되는 이유는 첫째, 염증을 유발하는 행동이나 조건이 반복되기 때문이다. 피부의 상처가 아무는 과정에 가려움이 동반되는데 이때 심하게 긁는 행위를 반복하면 손상이 반복되어 만성피부염으로 진행된다. 둘째, 염증이 과도하게 발생하고 쉽게 진정되지 않는 환경이 조성되었기 때문이다. 셋째, 효과적인 염증반응이 반복적으로 방해를 받음으로써 염증이 만성화되었기 때문이다. 이제 각 원인들에 대해 하나하나 살펴보자.

염증을 촉발하는 원인은 다양하다. 관절염의 대표적인 원인은 비만, 관절의 과도한 사용, 잘못된 자세다. 이 부분이 해결되지 않으면 관절염은 반복될 수밖에 없다. 비염이나 혈관의 염증은 대기오염이나 흡연 등에 의해 촉발되는데 이런 외부 요인에 반복적으로 노출되면 만성염증으로 진행된다. 다만, 염증을 유발하는 요인에 반복 노출된다 하더라도 환경 조건이 조성되지 않으면 만성염증으로 진행될 가능성은 매우 낮다. 장작이 없으면 불이 쉽게 붙지 않거나 불이 붙더라도 금방 꺼지는 이치를 떠올리면 이해가 쉬울 것이다.

그렇다면 염증이 발생하기 좋은 환경을 조성하는 것은 무엇일까? 그것은 바로 지방, 특히 오메가6지방산이다. 오메가6지방산은 아라키돈산으로 전환된 후 염증을 증폭시키는 프로스타글란딘 2계열, 트롬복세인 2계열, 류코트리엔 4계열의 원료가 된다. 반면, 오메가3지방산은 EPA로 전환된 후 염증을 억제하는 프로스타글란딘 3계열, 트롬복세인 3계열, 류코트리엔 5계열의 원료가 된다. 오메가6지방산은 각종 식용유와 곡물 사료를 먹고 자란 동물에서 나온 고기, 생선, 계란, 우유에 많고, 오메가3지방산은 광합성을 하는 푸른 잎채소, 해조류, 들깨 및 치아씨 같은 식품에 풍부하다. 현대인들은 오메가6와 오메가3지방산을 15:1~16:1 정도로 섭취하고 있다. 그런데 오메가6지방산과 오메가3지방산은 동일한 효소를 두고 경쟁하는 관계에 있어서 오메가6지방산 섭취가 많으면 오메가3지방산의 작용이 억제되고 염증이 발생하기 쉬운 상태가 된다.

염증이 발생하기 좋은 환경은 장내세균에 의해서도 조성될 수 있다. 위장관에는 인체 면역세포의 70%가 몰려 있는데 장에는 약 100조 개의 세균이 상주하고 있다. 그럼에도 불구하고 면역세포는 이 세균을 공격하지 않는다. 이러한 세균이 위장관에 있어도 별문제를 일으키지 않고 오히려 도움을 준다는 사실을 면역세포가 알고 관용을 베풀기 때문이다. 이것이 이른바 '면역관용' 현상이다. 면역관용 대상 세균은 주로 식이섬유를 먹이로 증식한다. 하지만 현대인들의 주식이 동물성 식품과 지방, 설탕 중심으로 바뀌면서 장내에 단백질과 지방, 설탕을 좋아하는 세균이 많아지고, 그 결과 장내 면역세포는 이 생소한 균에 대해 더 이상 관용을 베풀지 않고 공격하며 염증을 유발하는 매개물질을 다량으로 분비하게 되었다. 이는 곧 장뿐만 아니라 다른 조직에 조그마한 이상이라도 생기면 염증이 과도하게 발생하는 상태가 된다는 것을 뜻한다. 다시 말해, 각종 자가면역질환이 증가하고 사소한 자극에도 과도한 염증이 발생해 후유증이 남는 상태가 되는 것이다.

마지막으로 효과적인 염증반응이 방해를 받는 경우를 살펴보자. 앞서 인슐린이 자가포식을 억제한다는 사실을 확인했다. 자가포식은 손상되었거나 기능이 떨어진 백혈구나 돌연변이가 발생한 세포를 제거하는 과정으로, 이 과정이 제대로 이루어지지 않으면 새롭고 건강한 조직을 복구하는 것이 불가능해진다. 혈중 인슐린 농도가 필요 이상으로 높은 상태가 반복되면 몸에서 제대로 된 염증반응이 진행되지 못한다. 당뇨병 환자들의 상처가 잘 아물지 않는 이유가 바로 인슐린의 자가포식 억제 효과 때문이다.

효과적인 염증반응을 방해하는 또 다른 요인은 스트레스다. 특히 해가 진 이후의 스트레스반응이 더 좋지 않다. 우리 몸은 스트레스를 받으면 코르티솔이라는 스트레스호르몬이 분비되어 면역작용을 억제한다. 인체는 해가 떠 있을 때 생리적으로 코르티솔 농도가 상승해 내부 문제 복구보다 외부 자극에 신속하게 대처하도록 만든다. 몸에 난 상처들이 낮에는 잘 아물지 않다가 하룻밤 자고 나면 많이 아물어 있는 경우가 많은데, 이는 낮에 상승했다 저녁에 저하되는 코르티솔의 '하루주기 리듬' 덕분이다. 가령, 아토피가 있는 아이들이 낮에는 괜찮다가 저녁이 되면 피부를 긁기 시작하는 것도 바로 코르티솔 분비 변화 때문이다. 저녁 식사 후에는 걱정거리를 최대한 밀어두고 편하게 휴식을 취해 인체의 회복 과정에 협조하는 것이 좋다(회복력을 증진시키기 위한 숙면에 대한 보다 자세한 설명은 chapter 10 '지속가능한 건강'의 '03 운동과 수면' 부분 참고).

지금까지 현대인이 만성염증성질환에 시달리게 된 3가지 원인에 대해 살펴봤다. 각 원인에 대한 해결책을 정리해보면 다음과 같다. 첫째, 염증 촉발 요인을 최대한 피한다. 단, 현실적으로 100% 회피는 불가능하기에 체중 감량, 금연, 절주, 자세 교정, 식습관 개선 등 통제 가능한 유발 요인에 집중한다. 둘째, 염증이 촉발되기 쉬운 환경을 바꾸는 것과 셋째, 효과적인 치유 과정을 촉진하는 것은 겹치는 부분이 많다. 바로 인슐린저항성을 유발하는 음식을 먹지 않는 것이다. 고기, 생선, 계란, 우유, 식용유, 설탕을 먹지 않고, 현미, 통곡물, 건강한 녹말 식품으로 배를 채우고 채소와 과일을 충분히 곁들여 먹는다. 더불어 낮에 활발하게 활동하고(가능하다면 햇볕을 쬐면서), 야식을 피하고, 몸과 마음의 긴장을 풀고, 숙면을 취한다.

매우 복잡하게 원인을 따졌지만 결론은 아주 상식적이다. 만성염증성질환으로 고통받고 있는 사람들은 이러한 상식적인 생활을 복구하는 데 집중하면 자연스럽게 체중이 빠지고 1~2개월 이내에 분명한 변화를 경험하게 된다. 뿐만 아니라 식단과 생활습관을 바꾸면 약 없이도 대부분의 증상을 없앨 수 있다. 즉, '완치'될 수 있다. 만성염증성질환 환자들은 완치가 불가능하다는 주치의에 말에 크게 좌절하곤 한다. 하지만 만성염증성질환은 얼마든지 나을 수 있다. 희망을 가져도 좋다.

10 식곤증을 피하는 방법

나는 전공의 시절 끼니 때마다 밥을 먹어야 하나 말아야 하나 고민했다. 할 일은 많은데 밥을 먹고 나면 식곤증으로 1~2시간은 정신을 못 차렸기 때문이다. 점심 식사 후에 식곤증이 오는 것뿐만 아니라 오전 중에도 아침 식사로 인한 식곤증을 자주 경험했다. 단순 계산만으로도 실제 근무 시간의 3분의 1 정도가 식사로 인한 '부작용'으로 허비되고 있었다. 물론 일이 많아 수면 시간이 부족했던 것이 식곤증의 근본적인 이유이기는 했다. 하지만 하루 24시간을 쪼개서 일해도 일은 여전히 남아 있으니 어쩔 수 없는 노릇이었다. 가장 큰 딜레마는 저녁 식사였다. 저녁을 먹자니 왔다 갔다 밥 먹는 데 1시간, 식곤증에 1시간, 도합 2시간이 날아가버려 밤늦게까지 남아서 일한다 해도 실제 일하는 시간은 2~3시간을 넘기기 어려웠다. 결국 취침 시간이 늦어지고 식곤증과 수면 부족의 악순환이 계속되었다. 이때 이후로 나는 부작용 없이 밥을 먹을 수 있는 방법은 없는지 고민하게 되었다.

식곤증을 이해하기 위해서 우선 수면을 유도해 불면증에 좋다고 알려진 우유에 대해 살펴보자. 우유가 수면을 촉진하는 데 핵심적인 역할을 하는 것은 트립토판이라는 아미노산과 인슐린이다. 트립토판은 뇌로 들어가 행복감과 안정감을 유도하는 호르몬인 세로토닌으로 전환되고, 세로토닌은 수면을 유도하는 호르몬인 멜라토닌으로 전환된다(멜라토닌은 햇빛이나 강한 인공 조명에 노출될 때 합성이 억제된다). 즉, 뇌 안에 트립토판이 많이 유입되어 세로토닌이나 멜라토닌 농도가 올라가면 수면이 유도되는 것이다. 한편, 트립토판이 뇌로 들어가기 위해서는 혈액뇌장벽을 통과해야 하는데 이 과정을 돕는 것이 인슐린이다. 인슐린은 세포의 아미노산 흡수를 촉진하는데(보다 자세한 설명은 chapter 4 '공공의 적, 인슐린저항성'의 '01 인슐린의 역할' 부분 참고), 이때 트립토판과 경쟁 관계에 있는 '큰중성아미노산'이 주로 체세포에 흡수된다. 그 결과 상대적으로 혈중 트립토판 농도가 증가하면서 뇌로 유입되는 트립토판이 증가한다. 그래서 트립토판 함량이 높은 데다 인슐린을 분비시키는 능력도 높은 우유를 마시면 뇌 안의 세로토닌과 멜라토닌 농도가 증가해 수면이 유도되는 것이다.

우유의 수면 유도 방식을 이해했다면 식곤증도 이해할 수 있다. 즉, 트립토판이 많은 음식이 식곤증을 유도할 수 있다. 그리고 인슐린 분비를 촉진하는 음식도 뇌로 유입되는 트립토판 농도를 증가시켜 식곤증을 유발한다. 하지만 음식 내 트립토판 함량은 보통 0.5~1%로 매우 낮고 차이도 크지 않으므로 식곤증은 식후에 분비되는 인슐린의 양에 의해 주로 결정된다고 볼 수 있다.[28] 식곤증 또한 인슐린저항성과 관련 있는 것이다.

그렇다면 식곤증을 부르는 최악의 조합은 무엇일까? 페이스트리와 우유를 함께 먹거나, 흰쌀밥에 고기, 생선, 계란, 치즈 등을 곁들여 먹거나, 식용유, 설탕 등이 다량 첨가된 음식을 먹으면 식후 인슐린이 급격히 증가해 식곤증이 올 가능성이 높다. 뿐만 아니라 음식을 잘 씹지 않고 급하게 먹는 경우, 식사 중이나 후에 국, 물, 차, 음료 같은 액체류를 많이 마실 경우, 그리고 인슐린 분비 효과가 매우 큰 치즈, 요거트, 유크림 같은 유제품을 식후 디저트로 먹을 경우에도 식곤증이 촉진될 수 있다. 특히 해가 진 저녁에 인슐린을 과도하게 분비시키는 음식을 먹으면 멜라토닌 합성이 촉진되어 더욱 기진맥진해질 수 있다.

물론 식곤증이 바로 직전에 먹은 음식에 의해서만 생기는 것은 아니다. 전날 잠이 부족했거나 아침에 일찍 일어나 깨어 있는 시간이 길수록, 신체활동이 너무 적거나 과도하게 많을수록 식곤증 발생 가능성이 높아진다. 낮에 햇볕을 적정량 쬐지 못하면 멜라토닌 합성이 억제되지 않아 식곤증이 더 유발될 수 있다. 이런 요인들을 감안하면 식곤증은 어찌할 수 없는 현상이 아니다. 어떤 음식을 어떻게 먹는지, 그리고 어떻게 생활하는지에 따라 얼마든지 없앨 수 있다.

식곤증의 원리를 따라가다 보면 아이들의 '주의력결핍과잉행동장애(ADHD)'의 단서도 찾을 수 있다. 아이들이 학교에서 수면을 유도하는 우유를 오전 간식으로 먹으면 어떤 일이 벌어질지 상상해보자. 수면을 유도하는 우유를 마셨으니 졸음이 몰려올 것이다. 졸음이 오니 집중력이 떨어지고 좀이 쑤시고 짜증이 날 것이다. 이러한 상황에서는 사소한 자극에도 과민반응하기 쉬워진다. 말 그대로 주의력이 떨어지고 과잉으로 행동하는 상태로 이어지는 것이다. 우유뿐만 아니라 식후 인슐린을 과도하게 분비시키는 모든 음식들이 아이들을 ADHD적 행동으로 이끌 수 있다. ADHD를 진단받은 아이들이 그렇지 않은 아이들에 비해 제2형당뇨병을 가지고 있을 가능성이 2.75배 높고,[29] ADHD

를 진단받은 청소년과 젊은이들이 그렇지 않은 사람들에 비해 향후 당뇨병에 걸릴 위험이 2.8~3.3배 높다는[30] 연구결과는 인슐린저항성과 ADHD의 분명한 연관성을 보여준다.

식곤증으로 나른해지고 집중력이 떨어지는 나날을 보내는 삶과 식사 후에도 집중력이 유지되고 활력이 넘치는 삶 중 어떤 것을 선택하겠는가? 고기, 생선, 계란, 우유, 식용유, 설탕을 식단에서 배제하는 것만으로도 하루가 완전히 달라질 수 있다. 자연식물식을 실천한 많은 사람들이 피로감이 줄고 에너지가 넘치는 경험을 한다. 그리고 아이들이 자연식물식을 하면 집중력과 학업 성적이 향상되고 정서적으로도 안정된다. 활기찬 삶을 원한다면 저지방 자연식물식을 반드시 시도해보기를 바란다.

Part 3

자연식물식 실천하기

지금까지 비만, 고혈압, 당뇨병, 고지혈
증, 뇌심혈관질환, 암, 치매, 자가면역질
환, 만성염증성질환, 소화기계 증상, 빈
혈, 치질, 식곤증 등 아주 다양한 건강문
제가 고기, 생선, 계란, 우유, 식용유, 설
탕 같은 인슐린저항성 유발 음식에 의해
발생한다는 것을 확인했다. 이제 이러한
건강문제를 예방하고 치료할 수 있는 자
연식물식을 어떻게 실천할지에 대해 살펴
보자.

chapter
6

자연식물식
식사법

나는 고혈압, 당뇨병, 고지혈증, 지방간, 비만, 자가면역질환, 건선, 만성피로, 비염, 수면무호흡증, 여드름, 속쓰림, 식도역류 등의 다양한 건강문제를 가지고 있는 사람들에게 비슷한 권고를 한다.

"고기, 생선, 계란, 우유 및 유제품(치즈, 요구르트), 식용유, 설탕을 먹지 마세요. 밥(될 수 있으면 현미밥)에 채소 반찬만 드시고 간식으로 과일 드세요."

하지만 아무리 이야기해도 사람들은 그저 고기 덜 먹고 채소 더 많이 먹으라는 일반적인 조언 정도로 흘려듣는다. 그러다 나중에 '하라는 대로 했는데 좋아진 게 없다'고 불만을 토로한다. 이런 사람들 중에서 동물성 식품과 식용유로 튀기거나 볶은 음식을 확실히 끊은 사람은 거의 없다. 이런 음식들 양을 조금 줄인 데 그친 경우가 대부분이다.

자연식물식을 뭔가 특별하고 막연하고 스스로 판단해서 실천하기 어려운 대상으로 생각하는 사람이 많다. 하지만 자연식물식은 그리 어렵지 않다. 그동안 먹어왔던 음식들에서 고기, 생선, 계란, 우유를 빼고 식용유나 설탕을 최소한으로 사용하는 경험을 몇 번만 해보면 쉽게 원리를 터득할 수 있다. 김치에 젓갈이나 액젓을 넣지 않으면 채식 김치가 되고, 짜장에 기름 없이 채소를 익히고 돼지고기를 넣지 않으면 훌륭한 자연식물식 짜장이 되는 것처럼 기존의 음식을 얼마든지 자연식물식으로 변형해 즐길 수 있다.

원칙은 아주 간단하다. 고기, 생선, 계란, 우유를 가능한 한 배제하고, 식용유, 설탕, 식물성 고기나 치즈 같은 식물성 가공식품을 배제하거나 최소한으로만 사용한다. 그리고 모든 음식을 1~2mm 크기가 될 때싸시 살근살느 씹은 다음 삼키고, 식사 중이나 후에 액체류를 최대한 적게 섭취한다. 양에 대한 제한은 없으며 오히려 본인의 활동에 필요한 만큼 충분한 칼로리를 섭취하려 애써야 한다. 식사 횟수나 시간도 상식적인 수준에서 자유롭게 선택하면 된다.

간단하고 상식적인 식사 원칙이지만 처음 접하는 사람들에게는 여전히 복잡하게 느껴질 수 있을 것이다. 이해를 돕기 위해 자연식물식 식사법에 대해 좀 더 자세히 설명하려 한다. 크게 음식을 선택하는 기준과 음식을 먹는 방법으로 나누어 살펴보자.

단, 여기 제안하는 방법은 철저한 원칙에 입각한 방법이기보다는 건강에 큰 영향을 미치지 않는 선에서 유연하게 실천할 수 있는 방법이라는 것을 미리 밝힌다. 원칙적으로는 모든 동물성 식품과 식용유, 설탕, 가공된 식물성 식품을 배제해야 하지만, 우리나라의 식생활 환경이 너무나 척박해 집에서만 식사를 하거나 집에서 만든 도시락을 싸서 다니는 경우가 아니라면 이 원칙을 지키는 것이 거의 불가능하기 때문이다. 따라서 동물권을 위해 비건 생활을 실천하는 사람들에게는 이 방법이 적합하지 않을 수 있으며, 여기에서 제안하는 방법을 참고하되 좀 더 철저하게 동물성 식품과 성분을 배제하는 각자의 원칙을 실천할 것을 추천한다. 우리나라가 하루 빨리 자연식물식을 실천하기 좋은 사회로 발전해서 철저한 자연식물식의 원칙을 실천하는 데 아무 어려움이 없기를 바란다.

01

자연상태
식물성 식품

자연식물식을 실천하기 위해서는 자연식물식 원칙에 따라 식품을 구분할 수 있어야 한다.

먼저 자연상태의 식물성 식품에 대해 알아보자. 자연상태 식물성 식품은 논, 밭, 산, 숲, 나무, 강, 호수, 바다 등의 자연에서 바로 얻을 수 있는 식물성 식품을 말한다. 식물의 열매, 줄기, 잎, 뿌리, 씨앗 등의 부위로, 통곡물(현미, 통밀, 옥수수 등), 녹말채소(감자, 고구마, 토란 등), 채소(다양한 식물의 잎, 줄기, 뿌리, 꽃, 열매 등), 해조류, 과일, 버섯류, 콩류(대두류와 대두 이외의 기타 콩류), 견과류, 씨앗류 등이다.

우리나라에서는 자연식물식을 생채식이나 과일식으로 오해하는 경향이 있는데, 자연식물식은 생채식만을 뜻하는 것이 아니다. 생채식이나 과일식은 자연식물식의 한 종류이며, 여기에 열을 가하거나 조리를 해도 여전히 자연식물식이다. 즉, 샐러드, 쌈채소, 과일같이 생으로 먹을 수 있는 것은 생으로 먹고, 통곡물, 녹말채소, 채소, 해조류, 과일, 콩류, 견과류, 씨앗류 등을 가열해서 찌거나 삶거나 구워서 먹을 수도 있다.

그럼에도 우리나라에서 자연식물식을 생채식이나 과일식으로 받아들이는 경향이 강한 이유는 탄수화물에 대한 막연한 불안감 때문이 아닐까 생각한다. 과일은 먹어도 살이 찌지 않을 것 같지만 밥이나 녹

표3-1. 자연식물식 원칙에 따른 식물성 식품 구분

구분		설명
자연상태 식물성 식품		현미, 통곡물, 녹말채소, 채소, 해조류, 과일, 버섯류, 콩류, 견과류, 씨앗류 등 논, 밭, 산, 숲, 나무, 강, 호수, 바다 등의 자연에서 바로 얻을 수 있는 식물성 식품
경미한 가공	1단계가공 식물성 식품	자연상태 식물성 식품을 가루를 내거나 껍질을 벗기거나 건조시킨 식품
	2단계가공 식물성 식품	1단계가공보다 한 단계 더 가공이 진행된 식물성 식품(껍질을 벗긴 곡식을 가루를 내서 만든 음식)
고도 가공	고도가공 식물성 식품	식용유, 설탕, 분리단백 등 식물성 식품에서 특정 성분만 추출한 식품과 이 식품이 상당 수준 첨가된 식품
	초고도가공 식물성 식품	고열의 기름에 튀기거나 볶거나 구운 식품(다량의 식용유 및 설탕 첨가)

말 음식을 먹으면 살이 찔 것 같은 불안감으로 칼로리가 낮은 과일에 집착하는 것이다. 단기간에 급격하게 체중을 감량하는 과일식의 드라마틱한 결과가 SNS를 통해 인기를 끈 것도 한몫한 듯하다. 그러나 과일식은 칼로리 섭취가 제한될 수 있어 장기간 지속할 경우 피로감, 생리불순, 감정적 불안감 등 적지 않은 부작용이 발생할 수 있다. 따라서 적당한 체중 감량에 도달하면 식단을 밥과 녹말 음식 중심의 자연식물식으로 바꾸는 것이 좋다.

1단계가공 식물성 식품은 자연상태 식물성 식품을 가루를 내거나 껍질을 벗기거나 건조시킨 것이다. 예를 들어, 현미로 지은 현미밥은 자연상태 식물성 식품이지만, 속껍질을 벗긴 백미를 삶아서 만든 백미밥, 현미가루로 만든 현미쌀국수, 현미를 으깨서 만든 현미가래떡, 현미를 발포해 만든 현미튀밥, 현미뻥튀기 등은 1단계가공 식물성 식품에 해당한다. 통밀을 그대로 삶거나 찌면 자연상태 식물성 식품이지만, 통밀가루로 만든 통밀빵(계란, 우유, 기름, 설탕이 첨가되지 않은 것), 통밀파스타, 통밀국수, 통밀수제비 등은 1단계가공 식물성 식품이다. 옥수수도 삶거나 찌거나 구우면 자연상태 식물성 식품이지만, 강냉이, 팝콘(버터나 식용유 없이 뜨거운 공기에 튀긴 것)은 1단계가공 식물성 식품이다.

또 껍질을 깎지 않은 사과는 자연상태 식물성 식품이지만, 껍질을 깎은 사과, 껍질째 블렌더로 곱게 간 사과주스(식이섬유가 제거되지 않은 것), 사과를 잘라서 건조한 사과칩(튀기지 않은 것)은 1단계가공 식물성 식품에 해당한다. 단, 껍질째 먹기 힘든 과일은 껍질을 벗긴 것도 자연상태 식물성 식품으로 간주할 수 있다. 포도나 감은 자연상태 식물성 식품이지만, 건포도, 곶감, 감말랭이는 1단계가공 식물성 식품이다. 채소 또한 마실 수 있을 정도로 분쇄한 것은 1단계가공 식물성 식품이다. 대두의 경우 밥에 섞어 먹거나 콩 자체를 익혀 먹으면 자연상태 식물성 식품이지만, 콩을 갈아 만든 콩물, 비지, 두부 등은 1단계가공 식물성 식품이다.

2단계가공 식물성 식품은 1단계보다 한 단계 더 가공이 진행된 식물성 식품이다. 예를 들어, 껍질을 벗긴 백미를 가루 내 만든 가래떡,

쌀국수 등은 2단계가공 식물성 식품에 해당한다. 백밀가루로 만든 빵(계란, 우유, 기름, 설탕이 첨가되지 않은 것), 파스타, 국수 등도 2단계가공 식물성 식품이다.

껍질을 제거하고 갈아 만든 사과주스(식이섬유가 제거되지 않은 것)는 2단계가공 식물성 식품이다. 참고로, 식이섬유가 제거된 과일주스는 고도가공 식물성 식품으로 분류된다. 식이섬유가 제거된 녹즙, 두유(식이섬유가 제거되지 않은 전두유는 1단계가공 식물성 식품이며, 설탕이나 기타 당분이 첨가된 두유는 고도가공 식물성 식품이다)도 2단계가공 식물성 식품이다.

자연상태 식물성 식품과 1~2단계가공 식물성 식품을 구분하는 데 명확한 기준은 없다. 게다가 조리에 일정 부분 가공 과정이 포함되기 때문에 더욱 구분이 모호해질 수도 있다. 1단계가공은 주로 가루를 내거나 으깨거나 건조시키거나 식이섬유가 일부 제거되는 등의 물리적 형태 변화에 해당되고, 2단계가공은 식이섬유가 더 제거되거나 가공 과정이 더 추가된다. 즉, 가공 과정이 많아질수록 자연상태에서 멀어진다. 가공 과정은 음식이 입에 들어오기 전에 먼저 '소화'시키는 것과 유사하다. 그래서 가공식품은 소화흡수가 더 잘될 수 있다. 하지만 인간의 소화 과정과 속도는 자연상태의 식물성 식품에 맞춰져 있으므로 더 빨리 더 많이 소화흡수가 된다고 해서 무조건 환영할 수는 없다. 가령, 녹즙은 신장질환을 앓는 사람에게 치명적인 부작용을 야기할 수 있다.

과거에는 식이섬유를 다른 영양소의 흡수를 방해하는 항영양소로 보고, 식이섬유를 제거하고 음식을 정제해서 먹는 것을 진보적이고 문명화된 것으로 받아들였다. 그러나 일부 영양소의 흡수가 방해받는다 하더라도 식이섬유를 있는 그대로 섭취하는 것이 건강에 훨씬 큰 이득이라는 것이 연구를 통해 증명되었다.

사과, 사과퓌레(사과스무디), 사과주스(식이섬유 제거)를 먹고 난 후의 혈당반응을 예로 들어 살펴보자.[1] 사과를 먹으면 혈당이 천천히 올라갔다가 천천히 떨어지며 사과를 먹기 전보다 혈당이 낮아지지 않는다. 반면, 사과퓌레와 사과주스를 먹고 나면 혈당이 급격히 올라갔다가 급격히 떨어지면서 공복일 때보다 혈당이 낮아진다(물론 정도의 차이는 있어 사과퓌레보다 사과주스가 더 심하게 요동친다). 혈당이 요동치면 당연히 인슐린도 요동친다. 자주 언급했듯, 식후 인슐린 분비량이 많아지면 속쓰림, 식곤증, 고지혈증, 비만 등이 생길 수 있다.

식이섬유가 자연상태에 가까울 때와 가공되었을 때 건강에 끼치는 영향은 크게 달라질 수 있다. 그래서 개별 영양소의 흡수율이나 흡수량보다 자연상태에 가까운 식물성 식품 섭취 여부가 더 중요한 것이다. 자연상태 식물성 식품과 가공식품의 차이를 이해하고, 될 수 있으면 자연상태에 가깝게 음식을 섭취한다는 원칙을 기억하자.

백미가 의외로 가공 단계가 낮은 음식으로 분류되는 데에 놀란 사람들이 분명 있을 것이다. 동물성 식품과 모든 기름을 철저히 배제하면 백미를 먹더라도 다양한 질병을 없앨 수 있다. 1940년대 연구자료에 따르면 백미 기반 '라이스(rice) 다이어트'로 1년 만에 126kg을 감량한 사례도 있다.[2] 다만, 이러한 극적인 변화의 핵심은 백미 때문이 아니라 고기, 생선, 계란, 우유, 식용유를 먹지 않았기 때문이라는 것을 명심해야 한나. 백미를 먹을 수밖에 없는 상황이라면 좀 더 철저히 동물성 식품, 기름, 설탕을 배제하고 천천히 먹도록 신경 써야 한다.

물론 건강 측면에서는 현미가 백미를 압도한다. 현미의 식이섬유는 발암물질과 환경호르몬 등의 독성물질을 체외로 배설하는 효과가 탁월하기 때문에[3] 되도록 현미를 먹는 것이 현명하다.

콩류도 크게 대두류(대두 가공식품 포함)와 기타 콩류 등 2가지 종류가 있다는 것을 이해할 필요가 있다. 보통 콩류로 함께 취급되나, 대두류는 지방 칼로리 비율이 40% 이상이지만 대두류 외의 콩류는 지방 칼로리 비율이 10%를 넘지 않을 정도로 영양학적 특성이 매우 다르기 때문이다(보다 자세한 설명은 부록 1의 '주요 식품별 영양소 구성' 부분 참고). 때문에 체중조절 및 건강회복에 관심이 있다면 강낭콩, 완두, 녹두, 동부, 팥, 병아리콩, 렌틸콩 등의 콩류를 식단에 포함시키고, 대두류는 주의하는 것이 좋다.

02 고도가공
식물성 식품

고도가공 식물성 식품은 식물성 식품에서 특정 성분을 추출한 것이다. 식물성 식품에서 지방만 추출해서 만든 100% 지방인 식용유(들기름, 참기름, 올리브유 포함), 식물성 식품에서 당분만 추출해서 만든 100% 당분인 설탕 및 기타 시럽류, 대두나 각종 식물성 식품에서 단백질만 추출한 대두 분리단백질 및 각종 식물성 분리단백질 등이 여기에 속한다.

당분이 많은 과일의 즙만 추출한 주스도 고도가공 식물성 식품으로 볼 수 있다. 식이섬유가 제거된 주스는 설탕물과 비슷한 효과를 내기 때문이다(물론 설탕보다는 낫다). 사과를 매일 먹으면 대장암 위험이 감소하지만 사과주스를 많이 마시면 대장암 발생 위험이 증가할 정도로[4] 과일과 과일주스는 전혀 다른 음식이다.

그리고 쌀을 엿기름(말타아제)으로 분해하고 졸여서 만든 조청이나 과일즙을 졸여서 만든 시럽(과일즙만 졸여서 만든 무가당시럽) 등도 고도가공 식물성 식품이다. 비싼 녹즙기로 식이섬유를 제거하고 과일의 즙만 마시는 것은 돈을 들여 직접 가공식품을 만들어 먹는 것이나 다름없다. 자연식물식을 실천하고자 한다면 착즙기를 사용하지 않기를 권한다.

고도가공 식물성 식품은 단독으로 먹기보다 음식에 첨가하거나 조리 과정에서 사용하는 경우가 많다. 아무리 건강한 자연상태 식물성 식품이나 경미하게 가공된 식물성 식품이라도 식용유와 설탕(설탕과 비슷한 조청, 과일농축액, 각종 효소, 청 및 엑기스류 포함) 같은 고도가공 식물성 식품이 첨가되면 인슐린저항성을 유발하는 음식이 될 수 있다. 그러니 가급적 식용유와 설탕을 사용하지 않아야 한다.

많은 사람들이 전통적으로 사용해온 참기름, 들기름 등에 대해 '건강한 기름'이라는 인상을 가지고 있다. 또 올리브유 및 중간사슬포화지방산이 풍부한 코코넛오일을 슈퍼오일 혹은 기적의 오일이라고 생각한다. 그러나 지방의 종류와 상관없이 모든 지방은 인슐린저항성 및 내피세포 기능장애를 초래한다. 기름은 기름일 뿐이다(지방에 대한 보다 자세한 설명은 chapter 4 '공공의 적, 인슐린저항성'의 '04 인슐린저항성의 주원인 2. 지방' 부분 참고).

이러한 이야기를 들은 사람들은 나물무침, 비빔밥, 비빔면 같은 다양한 요리에 참기름이나 들기름을 쓰지 말아야 하는 거냐고 되묻는다. 음식에 향과 맛을 내고 싶다면 통깨나 깻가루를 뿌리면 된다. 참기름, 들기름은 참깨, 들깨와 엄연히 다르다. 참기름, 들기름은 지방추출물로서 지방의 산화를 억제하는 성분을 비롯해 유익한 성분이 제거된 고도가공 식물성 식품일 뿐이다. 샐러드를 먹을 때도 마찬가지다. 올리브유로 만든 드레싱보다 기름과 설탕 없이 발사믹이나 귤사믹(제주산 귤로 만든 농축식초로 드레싱으로서 아주 훌륭하다), 사과농축식초 등과 같은 다양한 식초나 과즙으로 된 드레싱이 좋다(과즙을 식재료로 소량 사용하는 것은 큰 문제가 없다).

식물성 고기도 주의가 필요하다. 대두나 밀에서 단백질만 추출해서

자연식물식 실천하기

만든 식물성 고기는 그 자체로 이미 고도로 가공된 상태이며, 상당량의 기름과 당분을 첨가해야 먹을 수 있는 음식이 된다. 고기의 질감과 맛을 흉내 내려면 결국 영양성분도 흉내 낼 수밖에 없다. 비욘드미트, 임파서블버거, 언리미트 등 다양한 식물성 고기도 마찬가지다. 원료가 100% 식물성이라도 단백질과 지방, 설탕, 나트륨이 과량으로 첨가된 음식은 진짜 고기나 동물성 식품보다는 덜하지만 인슐린저항성, 내피 세포 기능장애, 소화기계 증상 등 다양한 건강문제를 초래할 수 있다.

고도가공 식물성 식품은 가공 정도에 따라 초고도가공 식물성 식품을 추가로 구분할 수 있다. 그 기준은 바로 열이다. 열을 가하지 않고 기름에 버무린 음식과 175~190도 기름에 튀기거나 볶은 음식은 질적으로 다르다. 초고도가공 식물성 식품이 고온에 노출되면 최종당화 산물(당화된 단백질 또는 지질), 아크릴아미드, 알데히드, 트랜스지방 등의 유해물질과 발암물질이 생성되기 때문이다. 대표적인 초고도가공 식물성 식품은 과자, 라면, 튀김, 프렌치프라이, 전, 볶은 음식 등이다.

100% 식물성 식품인 프렌치프라이나 도넛을 1주일에 1번 이상만 먹어도 전립선암 발생 위험이 30% 이상 증가하고,[5] 다양한 종류의 튀긴 음식을 1주일에 2번 이상 먹으면 고혈압 발생 위험이 60~120% 이상 증가한다.[6] 동물성 식품은 부작용이 더 크다. 임신 기간에 생선튀김과 닭튀김을 1달에 1번 이상 먹은 경우 임신성당뇨병 발생 위험이 각각 68%, 81% 증가했다.[7] 기름에 열을 가한 음식은 단순히 지방을 섭취하는 것 이상으로 해로우므로 가급적 섭취하지 않아야 한다.

기름과 미세먼지

기름에 열을 가하는 것은 음식을 해롭게 만들 뿐만 아니라 조리 과정에서 미세먼지는 물론 초미세먼지와 다양한 발암물질을 발생시켜 실내 공기를 오염시킨다. 우리에게 노출되는 미세먼지의 25%가 조리 과정에서 발생한다. 이는 곧 고온에 기름(식물성 기름)이나 지방(동물성 지방)을 태우는 요리를 하지 않으면 미세먼지의 4분의 1을 줄일 수 있다는 뜻이기도 하다.

뿐만 아니라 국제암연구소(IARC)는 고온의 기름에 음식을 조리할 때 발생하는 '고온튀김배출물(high temperature frying emission)'을 붉은 육류와 같은 수준인 2급 발암물질로 규정하고 있다.[8]

식탁에서 동물성 식품과 기름을 멀리할 이유는 차고 넘친다. 야외에서 미세먼지를 피하기 위해 열심히 마스크를 착용하며 주의하는 것만큼 삼겹살, 고등어를 굽거나 돈가스 및 각종 튀김을 튀기거나 전을 부칠 때 발생하는 미세먼지에 대해서도 같은 수준의 주의가 필요하다. 그럼에도 집에서나 식당에서나 이런 조리 혹은 취식 과정에서 마스크를 착용하는 경우는 거의 없다. 실외 미세먼지에 대해서는 아주 민감한 사람들도 실내 미세먼지에 대해서는 너무나 무심하다. 조리 과정에서 발생하는 미세먼지가 부옇게 앞을 가리는 식당에 앉아 있는 아이들을 보면 안타까운 마음이 크다.

자연식물식 실천하기

표3-2. 일부 식물성 식품의 가공 정도에 따른 식품 구분과 종류

자연상태 식물성 식품	경미한 가공 (기름, 설탕 무첨가 혹은 최소 첨가)		고도가공 (기름, 설탕 다량 첨가)	
	1단계가공 식물성 식품	2단계가공 식물성 식품	고도가공 식물성 식품	초고도가공 식물성 식품
현미, 현미밥	백미, 현미미숫가루, 현미가래떡, 현미국수, 현미빵, 현미튀밥, 현미라이스페이퍼	미숫가루, 백미가래떡, 백미국수, 백미빵, 백미튀밥, 백미라이스페이퍼	조청, 인절미, 꿀떡, 백설기, 절편 등 대부분의 떡, 현미빵(기름, 설탕 소량)	튀김, 강정, 볶음밥, 현미과자, 백미과자
통밀쌀 (삶기)	통밀파스타, 통밀국수, 통밀빵	백밀파스타, 백밀국수, 백밀빵	백밀빵, 과자 (기름, 설탕 소량)	튀김, 빵, 과자, 전 (기름, 설탕 대량)
옥수수 (삶기, 찌기, 굽기)	옥수수스프, 강냉이, 팝콘(에어팝)	–	–	나초, 팝콘 (기름 첨가)
감자 (삶기, 찌기, 굽기)	으깬 감자, 감자칩(건조)	–	으깬 감자 (기름, 설탕 첨가)	감자전, 감자칩, 해시포테이토, 프렌치프라이
사과 (껍질○)	사과(껍질×), 사과스무디 (껍질○), 사과칩 (건조, 껍질○)	사과스무디 (껍질×), 사과칩 (건조, 껍질×)	사과주스, 사과즙, 사과즙조림 (설탕×)	사과튀김, 사과파이
포도, 감	포도주스 (섬유소○), 건포도, 곶감	–	포도주스 (섬유소×)	–
케일 (생, 조리)	케일스무디	케일즙 (섬유소×)	케일칩 (기름 소량)	케일튀김 (기름 대량)

대두 (삶기)	콩물, 두부, 청국장, 낫토, 콩가루, 비지, 두유(섬유소○)	두유(섬유소×), 된장, 간장(염분 대량)	콩기름, 콩고기, 두유(설탕 첨가)	유부, 두부튀김
참깨, 들깨	참깻가루, 들깻가루 (껍질○)	거피들깻가루	참기름, 들기름	–

03   조리와
최소 가공

앞에서 살펴본 다양한 종류의 식품들은 일종의 식재료다. 우리는 보통 이러한 식재료를 손질해서 혼합하고 열을 가하는 등 조리해서 먹는다. 이 과정 자체가 일종의 추가적인 가공이지만 기름을 추가하지 않으면 비교적 건강하고 안전한 조리가 가능하다. 참고로, 식물성 식품 무게의 상당 부분을 차지하는 물은 아무리 열을 가해도 100도를 넘지 않지만, 기름은 수백 도까지 온도가 올라가 다양한 유해물질을 발생시킨다.

조리할 때 식재료는 되도록이면 자연상태 식물성 식품이나 1단계 가공 식물성 식품 중심으로 선택하는 것이 좋다. 2단계가공 식물성 식품도 큰 부작용 없이 사용할 수 있지만 가공될수록 소화흡수가 빨라져 혈당과 인슐린반응을 증폭시킬 수 있다.

식재료를 잘 씻어 껍질을 벗기고 썰고 다지고 섞거나, 끓이거나, 찌거나, 구우면 건강하고 맛있는 자연식물식이 완성된다. 조리 시 가장 중요한 것은 '간'이다. 자연식물식은 무염식이 아니다. 간을 맞추기 위해 적정량의 소금이나 간장을 넣어도 된다. 설탕이나 당분(조청, 시럽, 각종 청이나 엑기스)도 소량 사용할 수 있다. 이때 소금이나 간장, 설탕이나 당분은 재료를 짠맛이나 단맛으로 덮어버릴 정도가 아니라 원재료의 맛을 돕는 '조미' 수준으로 넣는다. 적절한 간과 단맛은 건강한 음식을 기분 좋게, 맛있게 즐기도록 도와주는 필수 요소다.

또한 사연식물식에서는 음식을 튀기거나 볶는 것을 지양하므로 원칙적으로 식용유를 사용하지 않지만, 음식을 프라이팬에 굽거나 부칠 때 프라이팬에 들러붙지 않게 하는 정도의 소량은 사용할 수 있다. 참기름, 들기름, 고추씨기름 및 다양한 기름도 향을 내는 조미료의 용도로만 사용한다. 아울러 향이나 풍미를 내기 위해 기름 대신 참깨나 들깨, 참깻가루나 들깻가루 등 가공이 덜 된 식재료 사용을 추천한다.

식단을 크게 '① 녹말 식품류, ② 소스, 수프, 찌개, 국류, ③ 채소무침, 나물, 김치 등 반찬류'의 3가지로 구성하면 좋다. 여기에 샐러드나 쌈채소를 곁들이면 식단이 더욱 풍성해진다. 먼저 소스, 찌개, 국, 수프를 고른다. 그리고 현미밥, 면류, 수제비류(수제비, 현미가래떡, 현미떡볶이떡), 감자, 고구마, 옥수수, 오트밀, 바게트, 캄파뉴, 호밀빵, 통밀빵 중 먹을 만큼만 녹말 음식을 선택한다. 여기에 반찬이나 샐러드를 추가하면 그럴듯한 자연식물식 한 끼가 차려진다.

만약 채식 짜장소스가 집에 있으면 한번은 현미밥, 다음에는 현미국수, 다음에는 수제비나 현미떡볶이떡과 조합해서 먹을 수 있다. 다양한 종류의 빵과 곁들여 먹어도 잘 어울리며, 삶은 감자와도 찰떡궁합을 자랑한다. 미역국도 다양하게 활용할 수 있다. 밥과 미역국을 먹거나 미역국에 면사리를 추가해서 먹을 수도 있다(국물을 들이켜지 않는 게 중요하다). 먹다 남은 미역국에 떡국떡이나 수제비를 넣어 끓여 먹거나 오트밀을 넣어 미역오트밀죽을 만들 수도 있다. 각종 된장국도 비슷하게 활용 가능하다. 김치찌개나 김치찜이 조금 남았을 때 현미가래떡을 잘라 넣고 끓이면 녹말이 풀어지면서 살짝 걸쭉해지는데 이 또한 별미다. 김치찌개에 현미밥을 넣고 졸이면 볶음밥이나 리소토가 되기도 한다. 다양한 녹말 음식을 다양한 음식과 다양한 방식으로 조합하면 다채로운 자연식물식 식단을 즐길 수 있다.

나는 현미밥뿐만 아니라 여러 종류의 국수도 즐긴다. 밥에 반찬을 곁들여 먹듯이 삶은 국수에 반찬을 곁들여 먹기도 한다. 맨 국수를 담은 다음 그 위에 나물무침, 김치 등을 얹어 먹는 것이다. 그러면 양념장, 참기름, 국물 맛으로 국수를 먹을 때는 느낄 수 없었던 국수 본연의 향과 맛을 즐길 수 있다. 국수는 밥이 떨어졌을 때 손쉽게 해 먹을 수 있다는 장점이 있다. 채식 고추장소스나 비빔장을 직접 만들거나 시판용을 구입해두면 국수를 먹을 때 여러모로 편리하다.

건강한 식물성 식재료, 기름을 사용하지 않는 조리법, 재료의 맛을 도와주는 수준의 조미료 사용 원칙을 잘 지키면 맛있고 다양한 자연식물식을 즐길 수 있다. 자연식물식에 익숙해지면 자연식물식이 번거롭거나 어렵지 않을 것이다.

현미밥 맛있게 짓기

자연식물식에서 현미밥을 맛있게 짓는 일은 아주 중요하다. 밥이 맛있으면 특별한 반찬이 필요하지 않기 때문이다. 나는 압력솥에 현미밥을 하는데, 현미를 미리 불려도 되지만 보통은 불리지 않고 그냥 밥을 한다. 대신 밥을 천천히 짓는다. 현미의 식이섬유가 물을 흡수하기 때문에 밥물을 충분히 잡아 압력솥에 넣고 중불에서 끓인다. 밥물은 현미 1컵에 물 2컵의 비율을 기준으로 해서 각자의 상황에 맞게 가감한다. 20분 이상 걸려 압력솥의 추가 올라오도록 불을 조절하고, 추가 올라오면 그때부터는 압력을 유지하는 정도로만(추가 떨어지거나 너무 세게 올라가지 않게) 불을 낮추고 20분 더 끓인다. 밥을 끓이다 보면 맛있는 밥 냄새가 나는데 밥이 잘 되고 있다는 증거다. 20분이 지나면 불을 끄고 추가 떨어질 때까지 뜸을 들인다. 혹시 20분이 다 되어서 밥 냄새가 난다면 5분 정도 더 끓이되 타지 않게 주의한다. 추가 떨어지면 주걱으로 밥이 굳지 않게 뒤적인다. 자신이 사용하는 압력밥솥 조리법이 있다면 그 방법을 따르면 된다.

이렇게 지은 현미밥은 뚜껑 있는 용기에 담아 냉장 보관했다가 전자레인지에 돌려 먹거나 쪄 먹는다. 밥은 200~220g 소분하는데 이 정도가 표준적인 밥 1공기 양이다. 현미 90g이 1인분에 해당되므로 필요한 만큼 양을 조절해 밥을 한다. 참고로, 현미 1컵(계량컵 200mL, 종이컵 180~190mL)은 2인분 정도다.

04   잘근잘근
씹어 먹기

아무리 훌륭한 음식이라도 제대로 씹지 않고 먹으면 건강에 좋지 않다. 음식을 충분히 씹지 않고 삼키면, 단기적으로는 소화불량, 속쓰림, 식도역류, 식곤증, 고지혈증, 복부비만(비만)이 생길 수 있고 장기적으로는 인슐린저항성으로 진행되어 다양한 문제를 유발할 수 있다. '당신이 먹는 것이 당신이다'라는 말이 있지만, 더 정확하게는 '당신이 무엇을 어떻게 먹는지가 당신이다'라고 할 수 있다.

음식을 먹을 때 위에서 십이지장으로 넘어가는 통로가 1~2mm로 좁아진다는 사실을 기억할 것이다. 입에서 음식을 1~2mm 크기가 될 때까지 제대로 씹지 않고 삼키면 음식이 위에 오래 머물면서 위염, 식도역류 등의 증상을 유발한다. 그리고 음식들이 십이지장으로 넘어가는 데 시간이 걸리면서 혈당 상승이 지연되는데(혈당 상승 속도가 낮은 것과는 다른 의미다), 그 결과 우리 몸이 음식을 먹고 있다고 화학적으로 인지하기 전에 너무 많은 음식을 먹게 된다.

음식을 1~2mm 크기가 될 때까지(볼펜 심이 나오는 구멍을 통과할 수 있을 정도로) 잘근잘근 씹어서 삼키면 음식을 자연스럽게 조금씩 천천히 먹게 된다. 그러면 위로 넘어간 소량의 음식이 빠르게 십이지장으로 넘어가면서 혈당을 조기에 상승시켜(혈당 상승 속도가 높은 것과는 다른 의미다) 우리 몸이 음식을 먹고 있다고 화학적으로 인지하는 시간을 앞당긴다. 덕분에 적정량의 음식으로 적당한 포만감을 느끼게 된다.

채소나 식물성 식품의 식이섬유는 소화속도를 늦춰 혈당을 천천히 상승하게 만들고 인슐린반응도 낮추는 효과가 있지만, 소화기관이 넘기기 힘들 정도로 너무 많은 양을 먹거나 제대로 씹지 않고 삼키면 음식을 위에 과도하게 오래 머물게 만듦으로써 소화기계에 문제를 일으킬 수 있다. 자연식물식을 시작하고 소화가 잘 안 되는 듯한 느낌이 드는 것은 음식을 충분히 씹지 않았기 때문일 가능성이 높다. 이럴 때는 식사 시 여유를 가지고 의식적으로 음식물을 잘게 씹으려 노력해야 한다.

음식을 잘근잘근 씹다 보면 음식이 잘게 분쇄되는 과정에서 다양한 맛을 섬세하게 느낄 수 있다. 음식을 잘 씹지 않으면 보통은 겉에 묻은 양념 맛만 느끼고 삼키는데, 잘게 씹으면 재료 본연의 맛을 더 잘 느낄 수 있다. 그러다 보면 자연스럽게 양념의 필요성이 줄어든다.

더불어 음식을 잘게 씹으려면 입안에 음식물이 너무 많지 않아야 하므로 음식을 적당한 크기로 적당량 넣는 게 좋다. 어떤 음식이든 한 입 크기로 자신의 손가락 1~2마디가 적당하다. 단, 잘근잘근 씹는 것을 꽉꽉 씹는 것으로 착각하지 않도록 주의한다.

내시경은 어떻게 괄약근을 통과할까?

음식을 먹을 때 위에서 십이지장으로 넘어가는 통로(괄약근)가 1~2mm 수준에 불과하다면 직경이 몇 센티미터가 넘는 내시경이 어떻게 이 통로를 통과해 십이지장을 볼 수 있는지 궁금할 것이다. 음식을 먹을 때는 위와 십이지장의 통로가 1~2mm로 좁아지지만 공복상태가 되면 '이동성 위장관 복합운동(위와 십이지장에서 소장의 말단인 회장까지 위장관벽의 전기적, 기계적 활동의 집합)' 현상이 일어나 괄약근이 벌어진다. 공복기에 위와 소장에 남아 있던 음식물이나 탈락된 상피세포 등을 일시에 청소함으로써 다음번에 음식을 받아들이기 용이하게 하는 것이다. 이 과정에서 위와 십이지장의 통로가 열리고 위에 남아 있던 소화가 안 된 음식이나 이물질이 위를 빠져나와 소화기를 거쳐 대변으로 배출된다.

내시경검사는 보통 공복상태에서 시행하기 때문에 괄약근이 충분히 느슨해져 있어서 내시경이 쉽게 괄약근을 통과할 수 있는 것이다.

05   물, 국, 음료, 과일 먹는 최적의 시간

시중에 유행하는 다이어트 중 국물을 먹지 않는 다이어트가 있다. 기존에 먹던 음식을 그대로 먹되 국물만 마시지 않는 것이다.

    음식을 먹을 때 잘 씹지 않으면 음식이 1~2mm의 통로를 통과하기 위해 위에 오래 머문다는 것은 고체 음식에 한해서다. 액체는 이 통로를 얼마든지 쉽게 지나갈 수 있다. 그래서 식사 중에 액체를 섭취하면 당분이 액체에 녹아 십이지장으로 빨리 빠져나가게 된다. 그 결과 소장에서 당분이 빠른 속도로 흡수되어 혈당이 빠르게 상승하고 자연히 인슐린도 급하게 과량 분비된다.

    자연식물식의 중심에는 현미밥과 녹말 음식이 자리 잡고 있다. 밥알이나 녹말은 자연상태에서 물에 녹지 않는다. 하지만 입에서 잘게 씹히고 침 속 아밀라아제에 의해 분해되면 엿당이 되면서 물에 녹을 수 있는 상태가 된다. 녹말이 엿당으로 분해되면 처음에는 별맛이 나지 않던 밥이나 녹말 음식이 씹을수록 달게 느껴진다.

    그런데 밥과 녹말 음식을 잘게 씹어 먹으면서 갑자기 다량의 국, 물, 주스 등을 마시면 위에 있던 엿당이 액체에 녹아 십이지장으로 넘어가 버린다. 이 경우 반고체상태의 음식물에 섞여 있는 당분이 1~2mm의 통로를 통과해 혈당을 상승시키는 것과는 비교가 되지 않을 정도로 빠르게 혈당을 상승시키고 인슐린이 과량 분비된다. 인슐린이 필요 이상으로 상승하면 위산이 많이 분비되면서 위염, 식도역류, 복통이 발생하기 쉬워진다. 그리고 지방 저장이 촉진되어 체중 증가, 복부비만이 유발되고, 콜레스테롤 합성이 증가해 고지혈증 위험이 증가하며, 식곤증, 자가포식 억제 등의 문제가 뒤따른다. 따라서 식사 중 종류가 무엇이 되었든 액체류는 적게 먹는 것이 좋다. 뿐만 아니라 음식이 위에 머물러 있는 식후 1시간 이내에도 액체류 섭취를 피하는 것이 좋다.

미숫가루, 선식같이 물이나 두유에 섞어 먹는 각종 가루(곡물가루), 과일스무디, 해독주스 등을 마실 때도 유사한 문제가 발생할 수 있다. 이러한 음식을 먹을 때는 씹을 덩어리가 없더라도 고체 음식을 먹는 것과 비슷하게 적당량을 입에 머금고 오물오물 씹은 다음 천천히 삼키는 것이 좋다. 사실 액체 음식은 시간이 부족한 상황에서 급하게 한 끼 챙겨 먹을 때 선택하는 경우가 많아서 천천히 씹어 삼키는 일이 쉽지 않다. 하지만 밥 대용 액체류를 마시고 속이 불편하다면, 소화제를 복용하거나 내시경검사를 받기 전에 최대한 소량씩 오물오물 씹으면서 천천히 먹는 노력부터 해야 한다.

06 식사 횟수와 타이밍은 나에게 맞게

1일1식 다이어트가 소개된 이후 체중 감량을 위해 식사 횟수를 줄이고 하루 중 공복 시간을 늘리는 방식으로 식이를 관리한다는 사람들을 왕왕 만난다. 나름 체중 감량이 되고 컨디션도 좋아졌다고들 하지만, 혈액검사를 해보면 콜레스테롤이나 혈당, 중성지방이 개선되지 않는 경우를 적지 않게 본다. 식사 횟수와 일일 섭취 칼로리 양을 줄여도 음식의 종류가 건강하지 못하면 건강 효과는 크지 않기 때문이다.

단지 칼로리나 식사 횟수를 줄이는 것만으로 효과적인 체중 감량과 원하는 건강상태를 얻을 수 있을 만큼 인체는 단순하지 않다. 공복상태가 길어지면 우리 몸은 혈액 중의 지방산이 증가하고 이로 인해 식후 혈당이 더 높아진다. 이를 '두 번째 식사 현상'이라고 부른다. 그래서 습관적으로 아침을 거르고 저녁에 식사를 하는 당뇨병 환자들은 혈당 조절이 안 될 가능성이 높다.[9] 두 번째 식사 현상의 원인은 명확하게 밝혀지지 않았다. 다만, 분명한 사실 하나는 1일1식을 하더라도 식단이 건강하지 못하면 건강상태가 획기적으로 개선되지 않는다는 것이다.

니시의학, 자연위생학에서는 아침을 거를 것을 권하고, 안식일 교인들은 아침은 풍성하게 저녁은 간단하게 먹을 것을 권한다. 또 아침을 챙겨 먹는 것이 다이어트에 좋다는 연구결과도 있고, 아침을 먹으면 전체 칼로리 섭취량이 증가해 도움이 되지 않는다는 연구결과도 있다.

이러한 다양한 주장과 연구결과를 감안했을 때 식사 횟수와 타이밍은 어쩌면 핵심적인 요인이 아닐 수 있다.

때문에 나는 자연식물식 식단을 실천하려는 사람들에게 식사 횟수나 타이밍을 생활패턴에 맞춰 자유롭게 선택하기를 권한다. 가장 기본적인 것은 하루 3번 식사를 하는 것이다. 즉, 규칙적으로 6~8시에 아침 식사, 11~13시에 점심 식사, 17~19시에 저녁 식사를 하고, 식사 사이나 저녁 식사 후 살짝 허기가 지면 과일이나 소량의 견과류를 먹는 방식으로 식사 일정을 짜는 것이다.

경험상 아침 식사를 하지 않았을 때 컨디션이 좋았다면 억지로 아침을 챙겨 먹을 필요는 없다. 단, 아침을 걸렀다고 건강하지 않은 간식을 찾거나 점심때 폭식을 한다면 가볍게라도 아침 식사를 하는 것이 좋다. 이런 경우 아침 식단으로 사과나 제철과일을 추천한다.

식사 타이밍은 생활 주기에 맞게 자유롭게 선택할 수 있지만, 해가 지고 난 이후에는 가급적 식사를 피하는 것이 좋다. 본격적으로 몸의 회복 작업이 시작할 즈음에 음식을 먹으면 회복이 방해를 받기 때문이다. 피치 못하게 이 시간대에 뭔가를 먹어야 한다면 과일, 현미가래떡, 현미튀밥, 감자, 고구마와 같은 소화 과정이 비교적 단순하고 단백질과 지방이 적은 음식을 선택하는 것이 좋다.

음식은 정서적인 상태와 관련이 크다. 자신의 식사 시간이 불규칙해지고 식단 구성이 건강하지 않은 방향으로 바뀌고 있다면, 건강한 식사법의 원칙을 되뇌는 것만으로는 상황을 변화시키기 어려울 수 있다. 자신의 상태를 고려하지 않고 엄격한 기준의 식단을 적용했다가는 포기해버릴 수 있고 이로 인한 자책감으로 스트레스만 늘어날 수 있다. 이럴 때는 생활이 왜 불안정해졌는지 원인을 찾아볼 필요가 있다. 최근 스트레스를 유발하는 사건이나 낙담한 일이 없었는지 등을 살펴야 한다. 스스로에게 일어난 심리적 변화를 알아차리는 것은 건강관리에 있어서 매우 중요하다. 누군가가 권하는 건강한 식사법이나 다이어트를 무턱대고 따라 하기 전에 자신의 심신상태를 먼저 관찰하고, 왜 식단에 변화를 주려고 했는지 고민해볼 필요가 있다.

자연식물식을 실천할 때도 마찬가지다. 음식 선택, 식사 방법, 식사 시간 등 원칙을 숙지하되, 각자의 상황과 생활 주기에 맞춰 적절한 계획을 세워야 한다. 아침을 거를 것이냐 말 것이냐, 하루에 몇 번 식사를 할 것이냐 하는 고민은 무엇으로 식단을 구성하고, 어떻게 식사를 할 것이냐 같은 고민과 비교했을 때 부차적인 것임을 명심하길 바란다.

chapter
7

장보기와
외식하기

자연식물식을 시작하기로 마음먹으면 맞닥뜨리는 문제가 있다. 바로 동물성 식품, 식용유, 설탕이 과하게 들어가지 않은 음식을 찾기 어렵다는 것이다. 그래서 여러 방편을 찾다가 결국에는 음식을 직접 만들어 먹는 쪽으로 가닥을 잡게 된다. 하지만 상대적으로 요리할 여유가 없거나 요리를 해본 적이 없는 사람들은 이 시점에서 자연식물식을 포기하기도 한다. 다행스럽게도 채식 인구가 늘면서 동물성 성분이 첨가되지 않은 제품과 메뉴가 과거보다 늘어나 장보기와 외식이 쉬워지는 추세다. 바쁜 일상 속에서 좀 더 안전하게 장을 보고 외식을 할 수 있는 노하우를 공유한다.

01 영양성분표 읽는 법

가공식품을 선택하기 전에 그 가공식품이 어떻게 만들어졌는지부터 알아야 한다. 그러려면 가공식품의 포장에 표시되어 있는 '영양성분표'와 원재료 표기, 알레르기 유발물질 표기를 일차적으로 확인해야 한다.

현재 한국에서 유통되는 대부분의 가공식품은 법률에 의해 반드시 영양 표시를 해야 한다. 각 식품의 해당 영양 정보는 포장지의 영양성분표에서 확인할 수 있다. 물론 예외도 있다. 장기 보존 식품 중 축산물, 볶은 커피 및 인스턴트커피, 한식 메주, 재래한식 메주, 한식 된장, 청국장 등이다.

가공식품의 포장지에서 확인할 수 있는 정보는 원재료명, 알레르기 유발물질, 혼입 가능한 알레르기 유발물질, 영양성분 표시 등이다. 가상의 ○○라면을 예로 가공식품 포장지에 있는 정보를 살펴보자(그림3-1 참고).

그림3-1. ○○라면 영양성분표 및 원재료

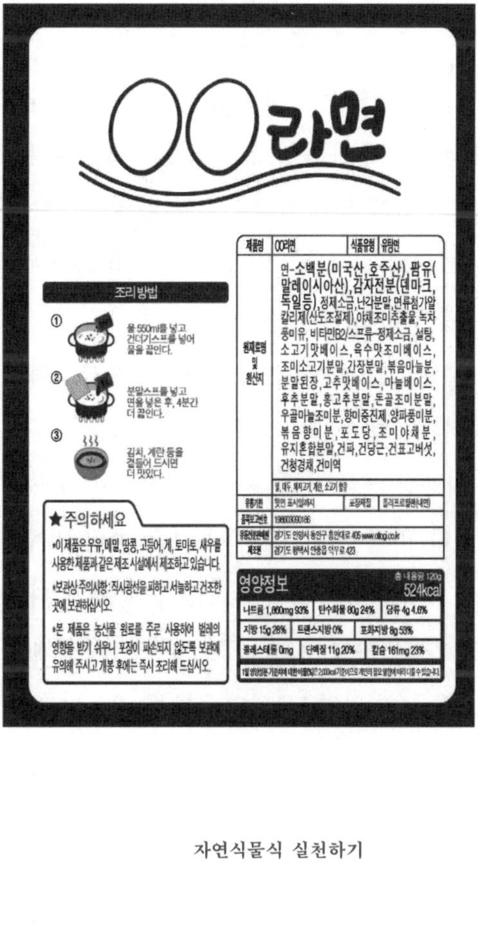

　　　　　　　자연식물식 실천하기

어떤 가공식품을 자연식물식 식단에 포함시킬지 판단하기 위해서 우선 주요 원재료에 동물성 식품이 포함되어 있는지 살펴야 한다.

원료명에서 동물성으로 보이는 난각칼슘, 소고기맛베이스, 육수맛 조미베이스, 조미소고기분말, 돈골조미분말, 우골마늘조미분 등이 확인된다. 일단 채식 혹은 식물식 식품은 아니다. 알레르기 유발물질은 별도 칸에 표시되어 있다. 소맥분(밀), 탈지대두(대두), 돈골(돼지고기), 난각칼슘(계란) 등이 확인된다('알레르기 유발물질' 참고). 간혹 원재료명에 '치킨향'이라고 표기되고 알레르기 유발물질에 '닭고기'가 표시되지 않은 제품도 있다. 이는 치킨향이 닭고기에서 유래한 것이 아니고 그저 향만 내는 성분이라는 뜻이다.

가공식품은 자연상태의 원재료뿐만 아니라 다양하게 가공된 복합 원재료를 사용하는 경우가 많다. 그런데 일부 복합 원재료는 전체 성분을 표기할 의무가 없어 복합 원새료에 알레르기 유발물질이 함유되어 있더라도 원재료명에 표시되지 않을 수 있다. 따라서 원재료명과 알레르기 유발물질을 꼼꼼히 확인해야 한다.

제조 과정에서의 교차오염 가능성을 확인하기 위해서는 '주의하세요' 부분도 살펴봐야 한다. "이 제품은 우유, 메밀, 땅콩, 고등어, 게, 토마토, 새우를 사용한 제품과 같은 제조 시설에서 제조하고 있습니다."라는 표시가 있다. 바꿔 말해, 본제품에 우유, 메밀, 땅콩, 고등어, 게, 토마토, 새우가 포함되어 있지 않지만 오염 가능성은 있다는 것이다. 해당 식품에 알레르기가 있다면 주의 문구도 반드시 확인해야 한다.

영양성분표를 보면 라면 1봉지의 무게는 120g이고, 열량은 524kcal

다. 그리고 칼로리를 구성하는 탄수화물, 단백질, 지방은 1봉지당 각각 80g, 11g, 15g이다. 동물성 식품이 얼마나 포함되어 있는지 볼 수 있는 콜레스테롤은 0mg이고, 나트륨은 1,850mg이다. 단, 콜레스테롤은 2mg 미만일 경우 0mg으로 표시할 수 있어 실제 양은 0~2mg 사이일 것으로 추정된다. 동물성 단백질이나 지방이 일부 사용되었기 때문이다. 하지만 양이 많지 않은 것은 분명하다.

자연식물식에서는 탄수화물, 단백질, 지방을 80:10:10의 칼로리 비율로 섭취하는 것을 지향한다. 그런데 영양성분표에는 탄수화물, 단백질, 지방이 이런 식으로 표시되어 있지 않으므로 별도로 계산을 해서 칼로리 중 지방, 단백질, 탄수화물의 비율을 확인할 수밖에 없다. 탄수화물과 단백질은 1g당 4kcal, 지방은 1g당 9kcal가 있다는 기본 지식을 바탕으로 각 영양소의 칼로리를 계산한 다음 해당 식품의 총칼로리로 나눠 도출된 백분율로 영양소별 함량을 구할 수 있다.

이제 기초 정보를 바탕으로 ○○라면의 건강성을 평가해보자. 계산에 의하면, ○○라면의 지방 칼로리 비율(CFF; Calories From Fat)은 28.5%이고, 단백질 및 탄수화물 칼로리 비율은 각각 7.9%, 63.4%다. 즉, 지방 함량이 높은 편이다. 미국은 가공식품의 영양성분 표시에 지방 칼로리 비율을 총칼로리와 함께 제시해 소비자들이 식품 선택 시 참고하도록 한다. 한국도 이를 도입한다면 소비자들의 판단에 도움이 될 것이다. 참고로, 면을 튀기지 않은 '건면' 라면의 지방 칼로리는 대개 10% 미만이고, 단백질과 탄수화물 칼로리 비율은 각각 10%, 80% 수준으로 자연식물식 권장 비율과 유사하다.

나트륨 함량도 살펴보자. 하루에 권장되는 나트륨 함량은 2,000mg 미만이다. 그리고 영양성분표는 하루 2,000kcal 섭취를 전제로 한다. 성인이 본인에게 필요한 칼로리를 섭취하면서 권장되는 나트륨을 섭취하려면 1kcal당 나트륨을 1mg 이하로 섭취하면 된다. ○○라면의 경우 1kcal당 나트륨 함량이 3.5mg으로 하루 중 필요한 칼로리를 전부 라면으로 섭취할 경우 나트륨을 권장량의 3.5배 섭취하게 된다.

식품을 선택할 때는 나트륨 함량을 총칼로리로 나눠서 그 수치가 1보다 작은지 확인하는 것이 좋다. 아니면 나트륨 함량이 총칼로리보다 작은지 확인하면 된다. 다만, 소스류는 나트륨 함량이 높더라도 밥이나 면, 파스타 등 다른 자연상태 녹말 음식과 함께 곁들여 먹으므로 소스의 1회분 나트륨 양을 소스 1인분 칼로리에 300(일반적인 녹말 음식 1인분 칼로리)을 더해 수치를 평가할 수 있다.

종합하자면, ○○라면은 채식 혹은 식물식 제품이 아니고, 알레르기 유발물질로 소맥분, 탈지대두, 돈골, 난각칼슘, 소고기를 함유하고, 동물성 식품을 포함하되 낮은 콜레스테롤 함량을 감안할 때 미량일 것으로 추정되고, 지방과 나트륨 함량이 높은 가공식품이라고 평가할 수 있다.

식품의약품안전처의 '식품 등의 표시 기준' 고시 중

원재료명 표시 관련 주요 내용

• 식품의 처리, 제조, 가공 시 사용한 모든 원재료명(최종 제품에

남지 않는 물은 제외한다. 이하 같다)을 많이 사용한 순서에 따라 표시한다. 다만, 중량 비율로서 2% 미만인 나머지 원재료는 상기 순서 다음에 함량 순서에 따르지 아니하고 표시할 수 있다.

• 복합 원재료를 사용한 경우에는 그 복합 원재료를 나타내는 명칭(제품명을 포함한다) 또는 식품의 유형을 표시하고 괄호로 많이 사용한 순서에 따라 다섯 가지 이상의 원재료명 또는 성분명을 표시한다. 다만, 복합 원재료가 당해 제품의 원재료에서 차지하는 중량 비율이 5% 미만에 해당하는 경우 또는 복합 원재료를 구성하고 있는 복합 원재료의 경우에는 그 복합 원재료를 나타내는 명칭(제품명을 포함한다) 또는 식품의 유형만을 표시할 수 있다.

※ 복합 원재료 중 알레르기 유발물질이 함유되어 있더라도 그 함량이 적을 경우 원재료명 표시란에 표기가 되지 않을 수 있다. 하지만 알레르기 유발물질 표시에는 함량에 상관없이 이를 표시하도록 되어 있으니 식품 알레르기가 있을 경우 알레르기 유발물질 표시를 반드시 확인해야 한다.

알레르기 유발물질(2019년 1월 기준)

• 아래 22개(동물성 13개, 식물성 8개, 식품첨가물 1개) 종류의 알레르기 유발물질을 함유하거나, 이 식품들로부터 추출 등의 방법으로 얻은 성분들과 이 식품들 및 성분들을 함유한 식품 또는 식품첨가물을 원료로 사용하였을 경우 함유된 양과 관계없이 원

재료명을 표시하도록 되어 있다.

• 알레르기 유발물질을 사용하는 제품과 사용하지 않은 제품을 같은 제조 과정(작업자·기구·제조 라인·원재료 보관 등)을 통해 생산해 불가피하게 혼입 가능성 있는 때도 주의사항 문구를 표시하게 되어 있다(예, "이 제품은 ○○을 사용한 제품과 같은 제조 시설에서 제조하고 있습니다.").

동물성 식품 : ① 우유, ② 알류(가금류에 한함), ③ 돼지고기, ④ 닭고기, ⑤ 소고기, ⑥ 고등어, ⑦ 게, ⑧ 새우, ⑨ 오징어, ⑩ 조개류(⑪ 굴, ⑫ 전복, ⑬ 홍합 포함)

식물성 식품 : ⑭ 밀, ⑮ 대두, ⑯ 땅콩, ⑰ 호두, ⑱ 잣, ⑲ 메밀, ⑳ 복숭아, ㉑ 토마토

식품첨가물 : ㉒ 아황산류(최종 제품이 SO_2로 10mg/kg 이상 함유)

02
가공식품
선택 기준

지금부터는 자연식물식을 기준으로 한 가공식품 선택 방법에 대해 알아보자. 이 기준은 엄격한 비건의 기준이라기보다는 모든 음식과 제품에 동물성 식품이 첨가되어 있는 현실에서 건강한 식사를 지향하는 수준의 다소 느슨한 기준이라는 것을 미리 밝혀둔다. 한국에서도 다양한 비건, 순식물성 가공식품이 많이 나와 선택의 폭이 넓어진다면 그때는 보다 엄격한 기준을 제시할 수 있으리라 생각한다.

체크리스트 1. 식물성 식품

해당 가공식품이 자연식물식 식단에 포함될지 여부를 확인하기 위해서는 원재료명, 알레르기 유발물질에서 동물성 식품의 이름이 있는지 살펴야 한다. 알레르기 유발물질에 포함된 우유, 알류(가금류에 한함; 주로 계란), 돼지고기, 닭고기, 소고기, 고등어, 게, 새우, 오징어, 조개류, 굴, 전복, 홍합 등은 확인만 잘하면 어느 정도 안심할 수 있다. 한국에서는 해당 성분의 함량을 따지지 않고 사용하면 반드시 표기하게 되어 있기 때문이다. 그러나 나머지 동물성 식품 및 성분에 대해서는 원재료명을 꼼꼼히 살펴 동물과 관련된 명칭이 없는 제품을 선택해야 한다. 다양한 동물의 이름과 그 동물의 부산물 및 알류, 우유 및 유제품 명칭이 보인다면 해당 제품은 식물성 식품이 아니다. 비건의 입장에서는 꿀도 동물에서 유래한 식품이다. 꿀은 영양학적으로 당분이므로 다른 식물성 당분(메이플시럽, 아가베시럽 등)이 사용된 제품을 선택하면 된다.

원재료명 검토 시 소량(중량의 5% 미만) 사용된 혼합 원재료나 혼합 원재료에 사용된 혼합 원재료의 원재료명은 표기되지 않을 수 있다. 상품 포장지에 '비건(vegan)' 혹은 '순식물성(plant-based)' 등의 인증마크가 있으면 안심하고 선택할 수 있을 텐데 한국에서는 아직 순식물성 식품에 대한 인증이 활성화되지 않아 소비자가 인증 기관 수준의 정보력을 발휘해야 철저한 비건 생활이 가능하다. 좀 더 확실하게 동물 유래 성분을 배제하기를 바란다면 원재료명에 나열된 다양한 화학물질성분까지 동물에서 유래했는지 여부를 확인해야 한다. 자료가 부족하다면 제조사에 직접 연락하는 방법도 있다.

나는 이러한 한국의 상황을 감안해 원재료명 및 알레르기 유발물질만을 확인하는 다소 느슨한 기준을 권한다. 영양학적으로 건강에 위해되지 않는다면 미량의 동물성 성분이 포함되는 것을 감수하는 것이다. 처음부터 너무 엄격한 잣대로 식품을 선택하기보다 상황에 따라 유연함과 융통성을 발휘하는 태도를 가질 때 좀 더 지속가능한 자연식물식을 실천할 수 있다.

체크리스트 2. 콜레스테롤

가공식품에 동물성 식품이나 성분이 없다면 원칙적으로 콜레스테롤은

표3-3. 동물성 식품 100g당 콜레스테롤 함량[1~2]

종류 (100g)	계란	계란 노른자	소고기 (안심)	소뼈	돼지 (안심)	돼지 간	닭 다리	닭 가슴 (구운것)	닭 모래 주머니
콜레스테롤 (mg)	396	1,300	67	3,100	63	301	92	85	240

종류 (100g)	우유	전지분유	탈지분유	버터	크림 (유지방)	크림치즈	파르메산치즈	체더치즈	리코타치즈
콜레스테롤 (mg)	10	84	26	200	120	110	86	105	57

종류 (100g)	고등어	연어	참치	오징어	새우	꽃게	참굴	전복	홍합
콜레스테롤 (mg)	92	65	60	230	138	80	36	135	47

0mg이다. 그러므로 엄격한 비건, 자연식물식을 추구하는 사람에게 콜레스테롤 함량은 특별한 검토 대상이 아니다. 다만, 아직 비건 제품이 많지 않은 한국의 상황을 감안해 동물성 식품을 미량 포함할 수 있는 기준을 적용한다고 앞서 밝혔으므로 콜레스테롤 수준을 확인할 필요가 있다.

콜레스테롤이 0mg인 경우(2mg 미만인 경우 0mg으로 표기할 수 있어 실제로는 0~2mg으로 추정된다) 해당 제품은 동물성 식품을 포함하더라도 영양학적으로 크게 문제되지 않을 정도임을 뜻한다. 나는 콜레스테

자연식물식 실천하기

롤이 0mg이라면 완전한 식물성 식품이 아니더라도 빈번하게 먹지 않는다면 건강상 문제를 일으킬 가능성이 크지 않으므로 해당 제품을 선택할 수 있다고 생각한다.

원하는 품목에 0mg인 제품이 없는데 그 품목이 꼭 필요하다면, 첨가된 동물성 식품의 종류와 표3-3을 참고해 자신이 허용 또는 감수할 수 있는 해당 동물성 식품의 양을 고민하고 최종 구입 여부를 결정할 수 있다. 참고로, 2mg의 콜레스테롤은 우유 20g, 계란 0.5g(1/100개)에 해당한다.

체크리스트 3. 지방

적정지방(저지방) 기준을 만족하는지 확인하기 위해서는 영양성분표의 총칼로리와 지방의 양을 바탕으로 계산한 지방 칼로리 비율을 알아야 한다.

$$\text{지방 칼로리 비율(CFF)(\%)} = \frac{\text{지방 양(g)} \times 9\text{(kcal)}}{\text{총칼로리(kcal)}} \times 100$$

지방 칼로리 비율이 10% 내외이면 안심하고 제품을 선택할 수 있다. 여기에 속하는 제품은 현미, 통밀, 귀리, 호밀 등 곡물 이외에 의미 있는 첨가물이 없는 것이 대부분이다. 현미밥, 현미가래떡, 통밀국수, 통밀파스타, 캄파뉴, 호밀빵, 소면, 건면라면, 쫄면, 비빔면, 호밀비스킷, 일부 치아바타 및 프레즐 등이 있다. 오트밀은 지방이 15~20% 수준이지만 오트(귀리) 자체가 지방 함량이 높은 식품이라 안심하고 선택해도 된다. 반면, 지방이 첨가된 대부분의 가공식품은 지방 칼로리 비율이 20%를 넘는다.

단, 이 기준은 단독으로 먹을 수 있는 식품에 대한 것이다. 따라서 소스류, 국류처럼 밥이나 면에 첨가해서 먹는 경우 해당 식품의 1회 분량 칼로리와 지방 양에 현미밥 및 각종 면류(녹말 식품) 1인분의 칼로리와 지방 양을 합해서 고려해야 한다.

대부분의 소스 및 국류는 지방 함량이 높고 칼로리 대비 나트륨 양도 많다. 하지만 비빔장(칼로리 115kcal, 지방 3g)을 현미밥 1인분(칼로리 321kcal, 지방 1.5g)에 곁들여 먹으면 지방 칼로리 비율이 23.5%에서 9.3%로 감소하고, 통밀국수 1인분(칼로리 365kcal, 지방 2.3g)에 곁들여 먹으면 9.9%로 감소해 저지방 식품이 된다. 채식 카레나 마리나라 소스(기본적인 토마토파스타소스, 칼로리 74kcal, 지방 2.4g)도 밥이나 면과 곁들여 먹으면 지방 칼로리 비율이 10% 내외에 머물게 된다. 채식 두개장(칼로리 60kcal, 지방 2.5g)을 밥과 함께 먹으면 지방 칼로리 비율이 37.5%에서 9.4%로 감소하고, 현미국수에 먹으면 10.1%로 감소한다.

체크리스트 4. 나트륨

나트륨 확인은 아주 간단하다. 영양성분표에서 나트륨 함량(단위 mg)과 칼로리(단위 kcal)를 비교했을 때 나트륨 함량이 적으면 훌륭한 제품이다. 나트륨 역시 소스나 국같이 단독으로 먹기보다 밥이나 국수 등의 녹말 식품과 곁들여 먹는 제품을 구입할 경우, 곁들여 먹을 제품의 나트륨과 칼로리를 합해서 평가하면 된다. 현미밥과 같은 건강한 녹말 식품은 1회 분량 칼로리가 300kcal 내외이고 나트륨 함량이 매우 낮으므로, 소스나 국 제품의 1회 분량 나트륨 함량 수치가 1회 분량 칼로리 수치보다 크더라도 그 정도가 300 미만이면 훌륭한 제품이 될 수 있다. 단, 국산 국수류는 자체 나트륨 함량이 높으니 나트륨 함량이 높은 소스류나 국류와 함께 먹기에는 적합하지 않다.

나트륨 함량이 높을 때 이를 만회하는 방법은 칼륨 섭취를 늘리는 것이다. 칼륨은 대부분의 채소에 많이 함유되어 있으므로 샐러드나 쌈 채소를 곁들이면 좋다(보다 자세한 설명은 부록 2 '영양소별 식품 함량'의 '5. 칼륨 함량이 높은 식물성 식품' 부분 참고).

장을 보면서 실시간으로 위의 체크리스트를 일일이 확인하는 것은 쉬운 일이 아니다. 그러니 장을 보기 전에 구입 품목의 대략적인 영양 구성을 미리 알아볼 것을 권한다. 이때 활용하기 좋은 웹사이트가 있다. 팻시크릿(www.fatsecret.kr)이라는 사이트로 스마트폰 앱도 있어 편리하다. 팻시크릿에는 시판 중인 다양한 가공식품의 영양성분표가 정리되어 있다. 게다가 지방, 단백질, 탄수화물의 칼로리 비율도 함께 제시되어 해당 제품의 지방 수준이 적절한지, 과한지 한눈에 파악할 수 있다. 다만, 영양성분표의 내용만 제공되므로 해당 제품에 동물성 식품이 사용되었는지, 기름과 설탕이 얼마나 첨가되었는지, 어떤 알레르기 유발물질이 포함되었는지는 확인할 수 없다.

03   식당에서
음식 주문하기

자연식품이든 가공식품이든 재료를 구입해 직접 만든 음식으로 끼니를 해결하면 참 좋겠지만 요리를 하는 데에는 상당한 시간과 노력이 든다. 게다가 설거지까지 해야 하니 이런저런 이유로 저녁 식사를 늦게 시작하면 금세 잘 시간이 되어버린다. 그래서 많은 직장인들이 퇴근 후 밖에서 간단하게 식사를 해결하고 집에 들어간다. 점심도 마찬가지다. 직장에 도시락을 싸 들고 다니는 게 쉽지 않기에 식당에서 사 먹는 사람들이 대부분이다. 특히 외근과 이동이 잦은 직업이라면 외식에 의존할 수밖에 없다. 그러나 식당에서 밥을 먹으면 엄격한 자연식물식을 실천하는 것이 사실상 불가능하다. 따라서 외식을 할 때는 크게 식물성에 초점을 맞출지, 저지방과 저가공에 초점을 맞출지 선택해야 한다.

철저한 자연식물식을 원한다면 채식 전문 식당에서 기름, 설탕, 식물성 고기가 들어가지 않은 (혹은 최소한으로만 들어간) 음식을 주문해야 한다. 안타깝게도 이른바 채식 전문 식당에서도 기름, 설탕, 식물성 고기가 아예 사용되지 않은 음식은 찾아보기 힘들다. 게다가 채식 전문 식당 자체를 찾는 것도 쉬운 일이 아니다(스마트폰 앱 '채식한끼'나 'HappyCow' 어플을 설치하면 채식 식당이나 채식 메뉴를 제공하는 식당을 검색할 수 있다). 때문에 일반 식당에서 일정 수준의 동물성 성분을 감수하고 저지방과 저가공에 초점을 맞춰 메뉴를 선택하는 것이 좀 더 현실적인 자연식물식 실천법이 될 수 있다.

가공식품을 선택할 때 콜레스테롤 0mg 수준에서 타협했듯이 식당 메뉴 선정 시에도 비슷한 수준에서 타협할 수 있다. 흔히들 자연식물식을 하려면 식단에 맞춘 도시락을 챙겨 다녀야 한다고 생각하지만 반드시 그런 것은 아니다. 자연식물식의 핵심 취지를 지키면서 얼마든지 유연하게 외식을 즐길 수 있다.

우선 내가 즐기는 외식 메뉴는 산채비빔밥, 산채정식, 쌈밥(고기 없이), 곤드레밥이나 나물밥, 콩나물밥(간장양념장), 콩나물국밥, 쫄면, 비빔국수, 비빔막국수, 콩국수, 열무국수, 들깨칼국수, 들깨수제비, 두부두루치기, 기본 우동, 유부우동, 된장찌개, 청국장, 야채김밥, 떡볶이, 죽류, 마리나라피자, 토마토파스타, 채식 짜장면, 채식 짬뽕, 채식 커리 등이다. 나는 새벽에 출근하고 외근과 출장이 잦아서 외식을 하는 경우가 많기에 철저한 비건 식생활은 하시 못한다. 대신 최대한 '비건적' 선택을 하려 노력하는데 이마저도 채식 전문 식당이 부족한 한국의 실정을 감안하면 그리 쉽지 않다. 나를 비롯한 많은 '비건지향인'의 딜레마는 채식 전문 식당이 많아지고 메뉴가 좀 더 건강해진다면 저절로 사라질 것이다.

현실과 어느 정도 타협하면 한식 및 백반 식당, 칼국수 전문점, 우동 및 일본 음식 전문점, 분식점, 중국 음식 전문점, 이탈리아 음식 전문점, 인도 음식 전문점, 태국 음식 전문점, 베트남 음식 전문점 등 다양한 종류의 식당을 선택할 수 있다. 다만, 미리 메뉴를 검토해 선택하려는 음식의 주문이 가능한지 확인할 필요는 있다. 요즘에는 정식 메뉴에 없어도 요청하면 동물성 식품을 빼고 음식을 제공하는 식당들도 꽤 많다. 그러니 위축되지 말고 방문을 원하는 식당에 미리 전화해서 순식물성으로 음식을 제공해줄 수 있는지 확인해보자. 사전에 문의하지 않았더라도 식당에서 고기, 생선, 계란, 유제품이 들어가지 않은 메뉴가 있는지 물어보는 것도 충분히 가능하다. 이는 순식물성 식사를 원하는 사람들이 많다는 것을 식당 종사자들에게 알리는 활동이기도 하므로 적극적이되 최대한 정중하게 식당에 요청해보자.

나는 위에 언급한 메뉴를 그냥 먹지 않는다. 주문 전에 혹시 고기나 동물성 식품이 들어가는지 확인하고 동물성 성분이 포함되어 있으면 빼달라고 요청한다. 김밥의 햄, 계란, 어묵, 맛살 등을 빼달라고 하거나, 국수나 비빔밥의 계란을 빼달라고 요청한다. 고기고명이나 새우, 조개류가 들어가는 음식도 이러한 재료를 빼달라고 요청한다. 동물성 재료로 만든 육수는 감수하더라도 덩어리는 먹지 않는 것이다(이와 같은 유형을 일부에서는 '비덩주의'라고도 한다).

물론 처음 가는 식당에서는 만족할 만하게 음식을 변경해서 주문하기 쉽지 않다. 메뉴판이나 직원의 설명이 부족해 음식을 먹어봐야 정확하게 알 수 있는 경우가 많기 때문이다. 그러므로 앞으로 계속 방문할 식당이라고 판단되면, 재방문을 위해 이 음식에 어떤 동물성 재료가 어떻게 들어갔는지, 동물성 재료나 기름, 설탕, 소금 등을 좀 더 철저하게 줄일 수 있는지 확인해두는 것이 좋다. 한번 맛보고 나면 어떤 식으로 주문을 변경할지 감이 온다. 이러한 과정을 통해 주방장이나 식당 직원들과 친해지는 계기를 만들 수도 있다. 식당과 관계가 좋아지면 다음번에는 더 만족스러운 식사를 할 가능성이 높아진다.

진료실을 찾는 많은 사람들이 외식을 어떻게 해야 하는지 궁금해한다. 자연식물식의 원칙에서 보자면 식당에서 주문할 수 있는 음식은 거의 없기 때문이다. 하지만 대부분의 한식은 일부 재료만 빼면 완벽하지는 않더라도 자연식물식에 가깝게 먹을 수 있다. 기본 국물을 고기나 해산물로 우려낸 것만 감수하면 선택의 폭이 넓어진다(물론 국물의 비린내와 느끼함은 감수해야 한다). 기름이나 설탕도 일정 정도 감수해야 한다. 식당에서 제공하는 김치도 대부분 젓갈이나 액젓이 들어가지만 다른 반찬이 없다면 허용할 수 있다. 식당에서 이렇게 먹는 것은 어쩔 수 없는 선택이지 자연식물식을 포기한 것은 아니다.

식당에서 기름지고 설탕이 많이 들어간 음식을 먹은 날에는 채소와 과일을 더 많이 먹고 식용유나 설탕이 많이 들어간 간식을 먹지 않아야 한다. 아니면 며칠간 기름이나 설탕이 덜 들어간 음식을 먹으려고 노력해야 한다. 매 끼니를 기준으로 원칙을 적용하지 말고 하루나 1주일 단위로 기준을 적용하면 자연식물식을 좀 더 유연하게 실천할 수 있다. 지금 당장 무엇을 먹느냐보다 원칙을 고수하려는 마음가짐을 유지하는 것이 더 중요하다.

04 　　　　　　　　外식
　　　　　　　　　추천 메뉴

밥류

- **비빔밥** : 산채비빔밥이 나물 중심 비빔밥이라 가장 좋지만, 다른 비빔밥도 충분히 자연식물식에 가깝게 먹을 수 있다. 주문할 때 양념장에 다짐육이 들어가는지 확인하고 고기가 들어간다면 양념장을 밥에 뿌리지 말고 따로 달라고 하거나, 일반 고추장을 달라고 하거나, 아예 빼달라고 부탁한다. 삶은 계란이나 계란고명, 참기름도 빼달라고 요청한다.

- **곤드레밥** : 곤드레나물이 들어간 밥과 나물 위주 반찬이 제공되는 메뉴다. 기본적으로 제공되는 반찬에 동물성 재료가 들어간 것은 미리 빼달라고 요청한다. 동물성 식품을 먹지 않아 반찬을 낭비하지 않으려고 한다는 설명을 덧붙이는 것도 좋다. 곤드레밥 외에 다양한 나물밥이 가능하다.

- **콩나물밥** : 나물밥과 비슷한데 밥을 할 때 콩나물을 얹은 것이다. 보통 간장양념장이 함께 나와서 살짝 뿌려 먹으면 이것만으로도 다른 반찬이 필요 없을 정도로 맛있다. 길을 지나다 콩나물밥 메뉴가 있는 식당이 있다면 기억해둔다. 백미인 것만 제외하면 자연식물식의 원칙에 맞게 식사를 해결할 수 있다.

- **콩나물국밥** : 국물이 순식물성이 아닌(해산물육수) 경우가 많고 가

끔 오징어를 기본으로 넣는 식당도 있지만, 이러한 점만 감안하면 콩나물국밥도 자연식물식에 가까운 음식이다. 대부분 계란이 기본 적으로 제공되므로 계란을 빼달라고 부탁하고, 오징어가 들어가면 빼달라고 부탁한다. 식당 관계자와 좀 더 친해지면 맹물로 국밥을 해줄 수 있는지도 부탁해볼 수 있다.

- **백반이나 정식** : 흰쌀밥에 국이나 찌개, 나물을 포함한 몇 가지 반 찬이 함께 제공된다. 일반 가정에서 먹는 메뉴 혹은 미니 한식 뷔페 같은 메뉴다. 동물성 재료를 빼면 먹을 게 별로 없을 수도 있지만 다 른 선택의 여지가 없으면 선택할 수 있다.

면류

- **콩국수** : 자연식물식을 하는 사람들에게 여름은 정말 좋은 계절이 다. 콩국수가 있기 때문이다. 일반 식당에서는 통밀국수나 현미국 수로 제공하는 곳이 거의 없기는 하지만 그 외에는 자연식물식에 잘 부합한다. 단, 계란을 얹어주는 식당도 있으니 미리 확인해서 빼 달라고 부탁한다. 나는 여름만 되면 전국 어디를 가든 콩국수 주문 이 가능한 식당을 우선적으로 찾아다닌다. 식당마다 국수나 국물 맛이 달라 맛을 비교하는 재미도 있다.
- **쫄면** : 계절에 상관없이 어느 분식집을 가더라도 자연식물식에 가 깝게 먹을 수 있다. 계란만 빼면 순식물성이다. 물론 통밀면은 아니 지만 저렴한 가격에 신선한 채소를 먹을 수 있다는 장점이 있다. 양

념장이 너무 맵거나 짤 수 있으니 양념장을 적게 넣어달라 하거나 별도로 달라고 미리 부탁한다. 삶은 계란도 빼달라고 요청하고, 참기름도 뿌리지 말아달라고 요청한다. 비빔면, 비빔막국수, 비빔칼국수 등도 비슷하게 주문하면 된다.

- **열무국수** : 국물이 있는 국수 중 안심하고 선택할 수 있는 메뉴다. 열무김치에 액젓이 들어가거나 국물에 고기육수가 들어간 경우도 있지만, 열무김치를 순식물성으로 담그고 김칫국물로만 국물을 제공하는 곳도 적지 않으니 열무국수 메뉴가 보이면 국물에 액젓이나 고기육수가 들어갔는지, 순식물성인지 먼저 물어본다. 만약 액젓이나 고기육수가 들어갔다면 이를 감수하고 주문 여부를 결정한다. 주문 시에는 다른 국수들과 마찬가지로 계란이 올라가는지도 확인하고, 올라가면 빼달라고 요청한다. 열무국수는 더운 여름날 새콤, 시원하게 즐기기 딱 좋다.

- **들깨칼국수, 들깨수제비** : 국물에 고기육수를 사용하는 곳도 있지만 순식물성으로 국물을 내는 곳이 많다. 들깨칼국수나 들깨수제비는 크림파스타 대용으로 좋다. 단, 들깻국물은 칼로리가 높고 지방 함량이 높아 체중 감량 중이거나 염증이 잘 생기는 사람들에게는 추천하지 않는다. 오메가3지방산이 많더라도 지방 과잉은 좋지 않다.

- **토마토파스타** : 토마토파스타소스에는 고기육수나 치즈가 들어 있는 경우가 많으므로 주문 전에 순식물성인지 확인한다. 순식물성인 경우 올리브유를 적게 넣어달라고 부탁할 수 있다. 단, 기름이 적어지면 시큼한 맛이 강해질 수 있다.

기타 요리

- **두부두루치기** : 대전과 충청도 지역에서 접할 수 있는 메뉴로 두부를 덩어리째 양파 등의 채소와 함께 고춧가루양념장에 조린 것이다. 멸치를 넣거나 멸치육수를 사용하는 식당이 많아 주문 전에 확인하고, 멸치를 빼고 주문할 수 있는지 알아보자. 두부두루치기를 밥 위에 올려 먹거나 두부두루치기에 칼국수면을 비벼 먹으면 훌륭한 한 끼 식사가 된다.

- **마리나라피자** : 치즈를 쓰지 않는 대표적인 피자다. 도우 위에 올리브유와 마리나라소스를 바르고 바질, 토마토, 기본 향신료를 얹어서 구운 피자로 치즈가 들어가지 않아 가격도 저렴하다. 주문 시 올리브유를 최대한 적게 넣어달라고 요청할 수 있는데 대신 도우가 더 탈 수 있다. 치즈가 들어가는 마르게리타피자와 헷갈리지 않도록 한다.

- **인도식 커리** : 알루고비, 달 마크니, 팔락 파니르(시금치커리), 야채 커리 등의 커리는 버터, 치즈 같은 유제품을 제외하면 순식물성으로 즐길 수 있다. 커리에서 버터와 치즈를 빼고 제공해줄 수 있는 메뉴를 추천받고, 조리 시 식용유와 설탕도 최대한 줄일 수 있는지 확인하고 주문한다. 커리에는 난보다 밥을 곁들여 먹기를 추천한다. 난에 버터가 사용되는 경우도 있기 때문이다. 난에 버터가 사용되었는지 여부를 확인하고 버터가 들어가지 않았다면 곁들여 먹을 수 있다.

05 기내식 사전 주문하기

보통 기내식은 고기와 해산물이 들어간 음식이 제공된다. 2가지 메뉴 중 선택을 해야 하는데 자연식물식을 실천하는 사람들은 먹을 수 있는 것이 없다. 이럴 때를 대비해 항공사에 미리 연락해서 특별식(special meal)을 주문할 수 있다. 출발 48시간 전에만 주문하면 된다. 특별식을 주문해두면 다른 승객들에게 식사를 제공하기 전에 먼저 식사를 받을 수 있어 좀 더 여유 있게 먹을 수 있다.

특별 기내식 사전 주문 방법

항공사를 통해 항공권을 구매한 경우 출발 48시간 전에 항공사 홈페이지나 스마트폰 앱으로 아래 추천 메뉴 중에서 선택해서 주문한다. 돌아오는 항공편의 식사도 미리 주문할 수 있다.

여행사나 항공권 예매 사이트를 통해 항공권을 구입한 경우, 항공사에 전화해서 아래 추천 메뉴 중 선택해 주문한다. 이때도 돌아오는 항공편의 식사를 미리 주문할 수 있다.

특별 기내식 추천 메뉴

- **엄격한 서양 채식, 순수 채식**(vegetarian vegan meal) : 육류, 가금류, 생선류, 계란, 유제품 및 동물성 지방, 젤라틴 등을 사용하지 않은 엄격한 채식 요리다. 종류에 따라 상당량의 기름이 포함될 수 있다.

- **동양 채식**(vegetarian oriental meal) : 중국식 비건 혹은 순식물성 요리다. 엄격한 서양 채식과 마찬가지로 종류에 따라 상당량의 기름이 포함될 수 있다. 경우에 따라서는 뿌리채소가 사용되지 않기도 한다.

- **엄격한 인도 채식/자이나교식 채식**(vegetarian jain meal) : 인도식 비건 혹은 순식물성 요리다. 동물성 식품뿐만 아니라 양파, 마늘, 생강 등도 사용하지 않은 음식이 제공된다. 향신료가 많이 사용될 수 있고 종류에 따라 상당량의 기름이 포함될 수 있다. 평소 인도 요리를 좋아했다면 시도해볼 만하다.

- **과일식**(fruit platter meal) : 말 그대로 신선한 과일만 제공되는 식단이다. 활동량이 줄어드는 기내에서 가벼운 식사를 원할 경우 선택할 수 있다. 단, 칼로리가 매우 낮아 금방 배가 고플 수 있다.

- **생채소식**(raw vegetarian meal) : 조리하지 않은 생채소와 생과일만 제공되는 식단이다. 활동량이 줄어드는 기내에서 가볍게 먹기 좋다. 과일식처럼 낮은 칼로리로 인해 허기지기 쉽다.

나는 호기심에서 다양한 기내 특별식을 시도해봤다. 그중 가장 기억에 남는 것은 생채소식이다. 손바닥만 한 릭(leek; 대파와 비슷하게 생긴 채소)이 접시에 가득 담겨져 나와서 깜짝 놀랐을 뿐만 아니라 먹기도 힘들었다. 이후로는 무난하게 엄격한 서양 채식, 순수 채식을 주로 주문하고, 가끔 동양 채식을 주문한다. 그렇지만 다양한 콘셉트의 식물식이 궁금하다면 기회될 때마다 과감히 새로운 시도를 해보길 권한다.

유제품과 계란이 포함되는 서양 채식(vegetarian lacto-ovo meal), 인도/힌두 채식(vegetarian hindu meal) 같은 채식 특별식도 있으나 자연식물식에서는 추천하지 않는다.

자연식물식 실천하기

Part 4 자연식물식을 둘러싼 걱정들

자연식물식을 하더라도 단백질, 필수아미노산, 필수지방산 같은 영양소는 전혀 결핍되지 않는다. 그럼에도 불구하고 여전히 자연식물식과 관련된 다양한 걱정들이 도처에 산재해 있다. 물론 모두 근거 없는 것들이다. 오히려 이런 오해로 인해 현대인의 건강이 심각하게 위협받고 있다. 지금부터 채식 혹은 자연식물식을 고민하면서 마음속에 품고 있었던 걱정들에 대해 하나하나 알아보자.

chapter
8

건강한 성장을
위해

이런저런 건강문제로 진료실을 찾은 환자에게 고기, 생선, 계란, 우유, 식용유, 설탕을 먹지 말 것을 권하면, 자신의 건강문제 해결을 위해 진지하게 고민하다가도 자녀가 있어 실천하기 어렵다고 하는 경우가 많다. 성장기 아이들은 고기, 생선, 계란, 우유를 안 먹을 수 없지 않느냐는 것이다. 동물성 식품을 먹어야 빨리 잘 자라고, 키도 더 많이 클 것이라는 기대 때문이다. 하지만 키가 클수록 암에 잘 걸리게 된다면, 그래도 아이의 키를 최대한 키우기 위해 동물성 식품을 먹일 것인가? 이제는 양적인 성장이 아닌 질적인 성장, 즉 건강한 성장을 고민할 때다.

01 큰 키와 빠른 성장이 암을 부른다

〈음식, 영양, 신체활동, 그리고 암 예방: 지구적 관점〉이라는 방대한 보고서가 있다.[1] 세계암연구기금(World Cancer Research Fund)과 미국암연구소(American Institute for Cancer Research)가 공동으로 작성해 2007년 발표한 이 보고서는 전 세계 정부와 민간단체들이 암 예방을 위한 지침으로 인용할 정도로 권위를 인정받고 있다. 한국 정부와 여러 보건단체 또한 이 보고서의 권장사항을 국민들에게 알리고 있다.

그런데 유독 전문가와 정부로부터 외면당하고 있는 내용이 있다.

아이들의 성장속도가 빠를수록, 성인기의 키가 클수록 대장암, 유방암, 난소암, 췌장암 발생 위험이 증가한다는 부분이다. 2018년에는 키가 클수록 발생률이 증가하는 암 목록에 자궁내막암, 전립선암, 신장암, 피부암이 추가되었다.[2]

물론 큰 키 자체가 암을 유발하는 것은 아니다. 키를 과도하게 크게 하는, 즉 성장을 촉진하는 요인들이 암 발생을 촉진하는 것이다. 보고서의 저자들은 인슐린, 인슐린유사성장인자, 성장호르몬, 성호르몬 등이 성장 촉진과 암 발생의 연결고리일 것으로 추정한다. 성장이 촉진되면 사춘기가 빨리 오고 초경이 빨라지며 키가 급격히 크는 나이가 어려지는데, 같은 요인이 암세포의 성장도 촉진한다는 것이다.[1~2]

인슐린이 성장을 촉진한다는 것은 당뇨병이 있는 여성에서 거대아 출산 위험이 높다는 사실에서 확인된다. 인슐린저항성이 있는 데다가 당뇨병치료 목적으로 인슐린 주사를 사용하기 때문이다. 이렇게 태어난 거대아는 소아기의 혈액암 및 뇌종양, 성인기의 유방암, 대장암, 전립선암, 자궁내막암 등이 발생할 확률이 증가한다.[3]

한국인 87만 명을 8년간 추적관찰한 연구에서, 키가 클수록 모든 부위의 암 발생 위험이 증가하는 현상이 확인되었다. 남성의 경우 키가 5cm 클 때마다 모든 부위의 암 5%, 갑상선암 16%, 림프계암 11%, 대장암 4~6%, 전립선암 8%의 발생 위험이 증가했고, 여성은 모든 부위의 암 7%, 갑상선암 24%, 난소암 24%, 백혈병 21%, 유방암 18%, 대장암 8%의 발생 위험이 증가했다.[4] 한국뿐만 아니라 영국, 캐나다, 미국에서도 키가 클수록 인체의 모든 부위에서 암 발생 위험이 증가하는 것이 확인되었다.[5-7] 키와 암의 관련성에 대한 연구는 전 세계 어느 지역을 대상으로 분석하든 예외 없이 결과가 동일했다.

키가 클수록 암 발생 위험이 증가한다. 그러므로 아이가 성인이 되었을 때 암에 시달리게 만드는 맹목적인 성장 집착을 내려놓아야 한다. 아이를 남들보다 빨리 크게 만들려는 행위들이 오히려 성인기 건강상태를 악화시키는 '아동 학대'와 같은 결과를 초래할 수 있다.

부모들의 최고 관심사 2가지를 꼽으라면 단연 성적과 키다. 하지만 키가 큰 아이들이 40, 50대가 되면 대장암, 유방암을 비롯한 여러 암 발생 위험이 증가한다는 사실을 알고도 키에만 매달릴 수 있을까? 비단 엄마들뿐만이 아니다. 각종 매체에서는 키 크는 방법과 음식을 소개하고, 의료기관에서도 성장을 전면에 내세워 영업을 한다. 이런 일련의 활동은 너무나 위태로워 보인다. 온 세상이 암 발생을 부추기는 것이나 마찬가지이기 때문이다. 개인적으로 큰 키를 내세우는 모든 제품의 광고를 제한할 필요가 있다고 생각한다. 이런 광고들은 키가 작은 사람들에 대한 혐오를 조장하는 동시에, 아이들의 건강한 성장에 대한 개념을 왜곡시키기 때문이다.

02   성장도표의
이해

"몸무게가 뒤에서 6번째고 키는 33번째네요. 100% 현미밥 말고 현미 반 백미 반 섞어 먹이고, 나물 위주로만 먹이지 말고 매일 고기 100g 이상, 우유 500mL 이상 먹이세요. 엄마가 정서적으로 케어를 못하면 아이의 체중이 적게 나갈 수 있습니다."

지인이 자녀의 유아 건강검진 때 소아과 전문의로부터 실제로 들은 조언이다. 과연 몸무게가 하위 6%인 게 문제가 될까? 또 체중을 늘리기 위해 현미밥을 끊고 백미를 섞어 먹이고, 매일 고기 100g과 우유 500mL를 먹이는 게 아이의 건강에 도움이 될까? 체중이 적게 나가는 것 하나만으로 엄마와 아이의 정서적 관계에 문제가 있다고 단언할 수 있을까?

이 전문의의 과감한 조언이 그저 놀라울 따름이다. 지난 40년간 세대를 거듭할수록 육류와 유제품 섭취가 증가 추세에 놓인 이유는 이와 같은 조언 때문일지 모른다. 많은 의사들의 확신에 찬 조언은 '표준성장도표'를 근거로 한다. 문제는 이 도표가 절대적 기준이 될 수 없다는 것이다.

표준성장도표는 아이들이 건강하고 이상적으로 자라는 패턴을 보여주는 자료가 아니다. 현 시대 아이들의 연령대별 키와 몸무게를 알려주는 자료일 뿐이다. 예를 들어, 요즘 3세 아이들의 키가 최소 몇 cm

         자연식물식을 둘러싼 걱정들

최대 몇 cm이고, 평균 몇 cm이고, 우리 아이의 키는 전체 아이들과 비교했을 때 몇 퍼센트 정도 수준인지만 알 수 있는 자료인 것이다. 따라서 과거에 정상이었던 키가 현재에는 저신장으로 분류될 수 있다. 몸무게도 마찬가지다. 해당 연령의 아이들이 다 비만해지면 과거의 정상 체중이 오늘날 저체중이 될 수 있고, 과거의 비만이 오늘날의 정상이 될 수 있다.

표준성장도표가 이상적인 성장패턴을 뜻하는 것이라면 그 패턴은 시대가 변해도 바뀌지 않아야 한다. 그러나 한국의 표준성장도표는 지난 수십 년간 급격하게 변화했으며 성장속도가 점점 더 빨라지고 있다. 이러한 성장도표를 기준으로 삼게 되면, 다른 아이들이 키가 빨리 크고 체중이 빨리 늘고 초경을 빨리 하고 사춘기가 빨리 시작되니 우리 아이도 대세에 맞게 빨리 성장해야 한다는 암묵적인 압박을 받을 수밖에 없다. 세계암연구기금과 미국암연구소의 연구자들도 현재의 표준성장 도표가 과도하게 빠른 성장을 부추긴다고 지적하고 있다.[1]

1970년대에 세계보건기구는 아동기의 적절한 신체적, 정신적 성장 및 성인기의 건강을 위해 '표준성장'을 발표했다. 하지만 당시 표준성장을 제정하기 위해 연구대상이 되었던 영유아들은 대부분 모유가 아니라 분유를 먹었다. 그 결과 성장속도가 필요 이상으로, 심지어 건강을 해칠 정도로 높게 책정되었다. 이렇게 책정된 표준성장은 모유만 먹으면서 건강하게 자라는 아이들을 졸지에 발육부진으로 전락시켰고, 모유를 끊고 분유나 다른 음식물을 섭취하게 하라는 소아과 의사의 조언을 듣게 만들었다. 그 결과 소아비만과 성인기 만성질환이 증가하는 견과가 초래되었다.

이 문제를 해결하기 위해 세계보건기구는 2006년 모유수유만 하는 건강한 아이들만을 대상으로 조사한 새로운 표준성장을 발표했다.[8] 물론 과거보다 내용은 개선되었으나, 모유수유기만 정상화되었을 뿐 이유기에 인슐린저항성을 초래하고 성장을 과도하게 촉진하는 음식(우유, 육류, 생선, 계란, 설탕, 식용유 등)에 대한 통제는 없었다. 다시 말해, 세계보건기구의 성장도표는 여전히 위험한 성장, 암을 유발하는 성장을 부추기고 있는 것이다.

건강을 위한 성장도표를 만들려면, 동물성 단백질, 식용유, 설탕을 먹지 않으면서 건강한 탄수화물과 채소, 과일, 콩류, 견과류 등을 통해 필요한 영양소를 섭취하는 아이만을 대상으로 적어도 20년간 추적관찰을 해야 한다.

한국의 상황은 더 열악하다. 2007년 발표된 한국표준성장도표의 비만 기준 체질량지수는 세계보건기구 기준보다 높았다.[9] 당시 대상 아이들의 26% 정도만이 모유수유를 했기 때문이다.[10] 그동안 우리는 과속 성장을 표준으로 삼아왔다. 이 말인즉슨 한국 기준으로 성장지연, 발육부진이라고 분류되더라도 세계보건기구 기준에서는 충분히 정상으로 분류될 수 있다는 의미다. 그렇기 때문에 모유수유 아이들의 성장을 평가할 때는 세계보건기구의 기준을 참고해야 한다.

03 건강한 성장과 위험한 성장

2017년 질병관리본부(현 질병관리청)가 새로운 표준성장도표를 발표했다. 2017년 성장도표에서는 비만을 과소평가한 2007년 성장도표의 문제를 교정하기 위해 모유수유기에 세계보건기구의 표준성장을 적용했다. 그리고 이후 시기에는 1990년대의 성장패턴을 적용했다.[11] 한국 청소년들의 최종 키(성인기 키)가 1998년 이후로 더 증가하지 않고 최종 키에 도달하는 연령대만 낮아졌기 때문이다.[12] 이는 연구진들과 질병관리본부가 한국 청소년들의 급격한 비만 증가 경향을 표준성장에서 배제하기 위해 나름의 노력을 한 결과다.

그럼에도 불구하고 새롭게 발표된 표준성장도표는 여전히 아이들이 건강하고 이상적으로 성장하는 것을 보장하지 못한다. 2007년과 2017년의 성장도표는 2000년대 아이들의 연령별 키와 몸무게 대신 1990년대 아이들의 연령별 키와 몸무게를 표준으로 삼았을 뿐 근본적인 변화가 없기 때문이다. 나는 기왕에 권장 성장패턴을 과거에서 선택하려 했다면 1970년대의 성장패턴을 선택하는 게 타당하다고 생각한다. 사춘기가 늦게 시작하고, 초경연령과 키가 급격히 성장하는 연령이 15세 이후였던 1970년대의 성장패턴이 1990년대의 성장패턴보다 훨씬 건강하고 안전하기 때문이다. 다만, 당시 키는 지금보다 작기 때문에 최종 키만 현재 수준으로 10cm가량 끌어올리면 된다.

현재로서는 전 세계 어디에서도 내가 제안하는 패턴의 성장을 관찰할 수 없다. 아이들이 전염병과 영양실조로 시달리든, 영양과잉으로 만성질환에 시달리든 둘 중 하나의 상태로 양극화되어 있기 때문이다.

세계암연구기금과 미국암연구소에서는 성인기 암 및 만성질환 예방을 위해 소아청소년기에 정상체중의 하한 수준을 유지할 것을 권고한다. 한국의 정상체중 하한치는 성장 중인 경우 성장도표의 하위 5%이고, 성장이 완료된 경우 체질량지수 18.5다. 그런데 많은 소아청소년과 전문의 및 여타 전문가들은 이 정도 체중에 대해 발육부진 가능성을 제기하며 주의를 준다. 이러한 조언은 편향된 성장도표를 근거로 한 적절치 않은 해석일 뿐이다. 건강한 식단을 유지하고 건강하게 생활하고 있다면 하위 5%라는 말에 불안해하지 않아도 된다.

표준성장도표가 가진 한계에도 불구하고 표준성장도표를 참고할 필요는 있다. 신장이나 체중이 3% 미만인 경우 주의해야 하고, 지속적으로 1% 미만인 경우에는 성장호르몬 분비 저하 등의 의학적 문제가 있는지 검사해보는 것이 좋다. 표준성장도표를 성장패턴의 급격한 변화 여부를 확인하는 데에도 활용할 수 있다. 통상적으로 소아 및 청소년의 성장패턴은 성장도표상의 5% 미만, 5~10%, 10~25%, 25~50%, 50~75%, 75~90%, 90~95%, 95% 이상으로 구간을 나눈다. 3~6개월 내에 신체상태가 1~2단계 이상 하락할 경우(예를 들어, 75~90% → 25~50%) 원인을 찾기 위한 적극적인 노력을 해야 한다.

성인기의 키는 유전, 영양, 호르몬 균형, 중요 성장시기의 감염, 정서, 오염물질 노출 등 다양한 요인에 의해 영향을 받는다. 그러므로 키와 체중이 어느 수준인지만 볼 것이 아니라 식습관, 생활습관(활동량, 수면 양상), 정서적 상태, 생활환경, 기저질환 여부 등을 포괄적으로 살펴야 한다. 키나 체중이 5~10% 수준(체질량지수 18.5~21)이더라도 안정적으로 자연식물식 식단을 유지한다면 걱정할 필요가 없다. 하지만 인슐린저항성을 초래하는 음식을 일상적으로 섭취한다면 성장을 지체시키는 다른 요인이 있는지 따져봐야 한다.

우리 사회에는 맹목적인 성장우선주의가 경제뿐만 아니라 아이들의 성장에까지 깊게 뿌리박혀 있다. 그래서 15~16세의 급격한 성장기 전까지 다른 아이들에 비해 성장이 더디면 당사자나 아이의 부모는 조부모, 소아과 의사, 교사 등 다양한 외부 사람들로부터 키나 체구가 작은 것에 대한 지적과 간섭을 받기 십상이다. 하지만 걱정하지 않아도 된다. 과거처럼 기생충이 만연해 있지도 않거니와 감염성질환이나 사고가 발생하더라노 손쉽게 의학적 도움을 받을 수 있기 때문이다. 게다가 건강한 식물성 식품으로 충분한 칼로리를 섭취하는 것도 얼마든지 가능하다. 오히려 동물성 단백질, 식용유, 설탕 등을 피하면 잔병치레가 줄어들고 정서적으로도 안정된다.

아이들이 천천히 키가 크고 몸무게가 늘면 사춘기나 초경이 3~4년 늦게 시작된다. 그러다 20세가 될 때까지 자신이 가진 유전적 잠재성만큼 충분히 크게 된다. 아이에게 다른 아이들과 다른 패턴으로 성장하는 이유를 충분히 설명해주고, 아이 스스로 적절한 선택을 할 수 있도록 하는 것이 중요하다. 아이의 선택을 존중하면서 협조적 관계를 유지하면 얼마든지 건강한 성장이 가능하다.

04 환경호르몬에 오염된 모유

2008~2014년 사이에 한국 청소년들의 인구 10만 명당 성조숙증 발생률이 남자는 9배, 여자는 4배 증가했다. 현재 여자아이 10명 중 1명이 성조숙증이고, 남자아이들의 선천성이상인 요도하열과 잠복고환도 매년 증가하고 있다. 성 발달 관련 문제의 급격한 증가는 성장을 촉진하는 음식의 과잉섭취만으로는 설명되지 않는다. 특히 이러한 변화는 여성호르몬 작용이 강화되고, 남성호르몬 작용은 억제되는 것과 관련되어 있어서 환경호르몬의 작용을 의심하지 않을 수 없다.

'내분비교란물질'이라 불리는 환경호르몬은 인체호르몬과 유사한 구조를 가진다. 환경호르몬이 체내에 유입되면 정상적인 호르몬반응을 교란시켜 다양한 신체증상 및 질병을 유발한다. 그런데 대다수 산모들의 모유에서 환경호르몬이 검출된다. 이는 산모가 지속적으로 환경호르몬에 노출되어왔고 이 환경호르몬이 모유를 통해 배출되었다는 것을 뜻한다. 아이들에게 최고의 완전식품인 모유를 통해 환경호르몬이 대물림되는 역설적인 현상이 벌어지고 있는 것이다.

2012년 출산 1개월 차 한국 산모들의 모유를 분석한 결과, 모든 모유에서 환경호르몬인 프탈레이트의 대사산물이 검출되었다. 프탈레이트는 PVC 및 페트 용기를 비롯한 다양한 플라스틱과 상업용 랩(가정용 랩 제외), 개인 위생용품, 향수 등에 광범위하게 사용되는 물질로 항남

자연식물식을 둘러싼 걱정들

성호르몬 작용을 하는 것으로 알려져 있다. 그런데 분석한 모유의 8%가 항남성호르몬 작용을 일으킬 수 있는 농도를 초과하는 것으로 나타났다.[13] 최근 남자아이들의 요도하열이나 잠복고환 같은 선천성이상이 증가하는 현상과 무관하지 않아 보이는 연구결과다.

프라이팬에 음식이 들러붙지 않게 하는 코팅제, 식품 포장지에 기름과 물이 스미지 않게 하는 코팅제, 섬유에 방수 기능을 부여하는 코팅제 등에 사용되는 과불화탄소(PFCs; PFOAs, PFOSs 등 포함) 또한 한국 산모들의 모유에서 상당 수준 검출된다.[14-15] 2009~2010년 부산 지역 산모들의 모유 속 PFOAs 농도는 일본, 미국, 스웨덴 등보다 4배가량 높았다. 또한 PFOAs 농도는 경산부보다 초산부의 혈액과 모유에서 20~30%가량 더 높았다. 이는 산모의 체내에 축적되어 있던 PFOAs의 상당량이 태반 및 모유를 통해 자녀에게 전달되었을 가능성이 높다는 것을 뜻한다.[15]

과불화탄소는 임신 중 노출 시 태아의 비만에 영향을 미칠 수 있다. 임신 중 PFOAs에 노출된 어미 쥐에서 태어난 쥐가 식욕이 억제되지 않아 과도한 비만상태가 되었다는 연구결과도 있다.[16] 이렇게 비만을 초래하는 물질을 오비소겐(obesogen)이라고 부르는데, 대부분의 환경호르몬이 여기에 포함된다. 이는 요즘 아이들이 갈수록 식욕 억제가 되지 않고 비만해지는 이유가 단순히 의지나 자기통제력 부족 때문만은 아닐 수 있다는 것을 시사한다. 결과적으로 아이들의 건강한 성장을 위해서는 개개인의 노력뿐만 아니라 환경호르몬 사용을 금지시키는 등의 강력한 사회적 결단이 필요하다.

대표적인 환경호르몬인 다이옥신, 폴리염화비페닐(PCBs), 유기염소계 농약(OCPs), 브롬화난연제, 비스페놀A 등도 한국 산모의 모유에서 검출된다.[17~20] 대부분의 연구결과들은 모유의 환경호르몬 농도가 신생아들이 섭취하더라도 이상 증상을 유발할 정도는 아니라는 결론을 내린다. 하지만 현재의 환경호르몬 허용치는 개별 호르몬의 영향에 초점을 맞춘 것으로 다양한 환경호르몬들의 복합 작용이 고려되지 않았다. 산모는 여러 환경호르몬에 노출되고 산모의 환경호르몬은 모유뿐만 아니라 임신 중 태반을 통해 태아의 발달 과정에도 영향을 미칠 수 있어, 모유의 환경호르몬 농도가 허용치 미만이라고 해서 안심할 수 없다. 한국은 모유에서 다양한 환경호르몬이 검출되지만 허용치를 넘는 경우는 드물다고 평가받아왔다. 그러나 과거에 비해 다양한 내분비계 질환, 성조숙증, 각종 선천성이상, 생식 가능 연령대 남녀의 수태(受胎) 능력 저하 등이 급격히 증가하고 있다.

나는 모유에 다이옥신이 우유보다 3배 많다는 글을 블로그에 올리고 나서 적지 않은 사람들로부터 연락을 받았다. 이 글을 계기로 2015년 EBS에서는 '모유 잔혹사'라는 다큐멘터리를 제작하기도 했다. '모유 잔혹사'가 방송되고 나서 꽤 큰 파장이 일었다. 유니세프 한국위원회에서 '모유 잔혹사'가 모유에 대한 불안감을 키웠다고 비판했고, EBS는 입장문까지 발표했다. 하지만 내가 모유 속 다이옥신에 주목한 이유는 모유수유에 대한 불안감을 부추기기 위해서가 아니었다. 엄마가 아이에게 줄 수 있는 최고의 선물인 모유를 오염물질 없이 더욱 건강하게 만들 수 있는 방법에 대해 우리 사회가 함께 고민해야 한다는 주장을 하고 싶어서였다.

그럼에도 유니세프 한국위원회는 모유수유를 권하는 데에만 급급해 모유 속 다양한 환경호르몬 문제를 외면하고, 이를 개선하기 위한 노력 자체를 폄하하는 모습을 보였다. 이런 태도는 모유를 더 건강하게 만들기 위한 노력에 찬물만 끼얹을 뿐이다. 사회가 적절한 결정을 내리고 개인이 올바른 생활습관을 실천해야 우리 몸과 모유 속 환경호르몬을 낮출 수 있다는 사실을 잊지 말자.

05 산모와 태아 모두를 위한 디톡스임신

임신 과정은 산모와 태아 모두에게 중요하다. 많은 여성들이 임신을 준비하면서 먹는 음식을 건강하게 바꾸려고 노력한다. 그래서 임신은 태아뿐만 아니라 엄마에게도 건강해지는 계기가 될 수 있다. 대신 진정으로 건강한 결과를 얻으려면 제대로 된 정보를 바탕으로 건강을 관리해야 한다. 특히 저탄고지, 저탄고단 다이어트처럼 도처에 널린 잘못된 정보들은 환경호르몬의 관점에서 보면 위험성이 더욱 크다.

모유에서 다양한 환경호르몬이 검출된다는 사실을 바탕으로, 환경호르몬을 아이에게 전달하지 않기 위해 모유수유를 하지 않으면 문제가 해결될까? 모유에 환경호르몬이 검출된다는 것은 산모가 환경호르몬에 지속적으로 노출되어왔고, 그것이 몸에 축적되어 있다는 뜻이다. 즉, 자궁 속 태아일 때부터 지속적으로 노출되어온 것이다. 더불어 산모들이 환경호르몬에 노출되는 주된 경로는 음식인데, 아이들이 모유 대신 먹는 음식도 환경호르몬에 오염되어 있기는 마찬가지다. 마트에서 구입할 수 있는 분유 20종을 분석한 결과, 시판 분유 40%에서 프탈레이트 대사산물이, 25%에서 비스페놀A 대사산물이 검출되었다는 연구결과도 있다.[20] 결론적으로 모유수유를 하지 않는다고 해서 환경호르몬의 위험으로부터 벗어날 수 있는 것은 아니며, 오히려 모유를 통해 얻을 수 있는 다양한 이득을 놓치게 될 뿐이다. 때문에 모유수유 여부를 고민할 게 아니라 환경호르몬을 피하는 방법과 임신 전까지 축적된 환경호르몬을 제거하는 방법을 고민해야 한다.

환경호르몬은 크게 반감기가 짧은 것과 긴 것으로 나눌 수 있다. 반감기가 짧은 환경호르몬에는 프탈레이트와 비스페놀A가 있다. 이들은 노출을 피하면 며칠 만에 혈중 농도가 절반으로 떨어지므로 임신을 시작하면서 노출을 피하면 태아와 신생아에게 노출되는 것을 최소화할 수 있다. 반감기가 긴 환경호르몬에는 다이옥신, PCBs, 과불화탄소, 브롬화난연제, DDT, 유기염소계 농약 등이 있다. 이들은 체내에 들어오면 지방조직에 축적되어 2~15년간 머물기 때문에 임신을 준비하면서 노출을 피하는 동시에 배설을 촉진시켜야 태아와 신생아에게 노출되는 것을 줄일 수 있다.

우선 다양한 식품의 다이옥신 농도를 통해 반감기가 긴 환경호르몬을 줄이기 위한 방법의 단서를 찾아보자. 1995년 미국의 마트에서 구입한 식료품의 다이옥신 농도에 대한 연구에 따르면, 식물성 식품(채소, 과일, 콩류, 곡류)의 경우 1g당 0.09pg(pg; 1조분의 1g)의 다이옥신이 있었던 반면, 민물생선은 1.73pg, 버터는 1.12pg으로 각각 식물성 식품의 19배, 12배나 많았다. 그다음으로 다이옥신이 많은 음식은 핫도그였고, 치즈, 아이스크림, 소고기, 돼지고기, 바다생선, 계란, 닭고기 등에서도 핫도그와 비슷한 수준의 다이옥신이 검출되었다. 모유의 다이옥신 농도는 다른 동물성 식품과 비슷했고, 우유의 다이옥신 농도는 모유의 3분의 1 수준이었다. 우유보다 모유에 다이옥신이 3배나 많다는 사실은 다소 충격적이었다. 그런데 한국의 상황은 더 심각했다. 한국

인 산모들의 모유에 우유보다 9배나 많은 다이옥신이 검출된 것이다.[21]

미국환경보호청(EPA)의 보고서에 따르면, 전형적인 미국식 식사를 할 경우 하루에 119pg의 다이옥신을 섭취하는데, 전체 다이옥신 섭취량의 98%를 동물성 식품(우유 및 유제품, 소고기, 닭고기, 돼지고기, 생선, 계란 등)에서 섭취한다.[22] 바꿔 말하면, 식단에서 동물성 식품을 배제하면 다이옥신으로부터 노출되는 확률을 98%나 줄일 수 있다는 것이다. 따라서 임신을 준비 중인 여성이 자연식물식을 하면 태반과 모유를 통해 태아에게 노출될 환경호르몬을 획기적으로 줄일 수 있다.

또 다른 환경호르몬인 과불화탄소는 신장암, 정소암, 궤양성대장염, 갑상선질환, 고지혈증, 임신중독증 등과 관련 있는 것으로 알려져 있다. 과불화탄소는 물과 기름이 스며들지 못하게 막는 성질이 있어 프라이팬, 종이컵, 음식물 포장지의 코팅제, 광택제 및 섬유, 건축, 화학, 자동차, 전자 등의 다양한 산업 분야에서 사용된다. 그러다 보니 4대강 모두에서 과불화탄소가 검출되고, 섬유 및 피복, 제지, 염색, 합성수지 등 화학공업단지 인근 하천에서는 농도가 더 높았다.[23~24] 그 농도가 위험 수준에 미치지는 않았지만 긴 반감기와 높은 생체 축적률을 감안하면 결코 안심할 수 없다. 이미 모든 강물과 바다는 과불화탄소에 오염되었고, 여기서 자라는 어패류와 이것을 먹고 사는 다른 동물들에게는 농도가 더욱 농축되고 있다. 따라서 과불화탄소 노출을 줄이려면 먹이사슬의 아래 단계에 있는 식물성 식품을 먹는 것이 유리하다.

팝콘, 피자, 햄버거, 치킨같이 기름진 음식을 포장지째 전자레인지에 가열해서 먹는 것 또한 과불화탄소에 노출될 가능성을 높인다. 포장지 안쪽의 코팅성분이 기름과 열에 노출되면서 과불화탄소로 전환 및 용출되기 때문이다. 코팅된 종이에 담긴 기름진 가공식품은 전자레인지에 바로 가열해 먹기보다 유리나 도자기 용기에 옮겨서 가열해야 한다. 하지만 전자레인지 팝콘은 그렇게 할 수 없으므로 애초에 구입하지 않는 것이 좋다. 코팅 프라이팬에 기름을 두르고 열을 가하는 과정에서도 과불화탄소가 일부 용출될 수 있다. 이래저래 기름은 최소한으로 사용하는 것이 최선이다.

2017년 살충제 계란 파동 당시 흙 위에서 자유롭게 자란 닭이 낳은 유정란에서 DDT성분이 검출되어 파장을 일으켰던 적이 있다. DDT는 1970년대에 사용이 금지되었지만 자연적으로 분해되지 않아 흙에 남아 있던 DDT가 흙을 먹은 닭에 농축되고, 농축된 DDT가 계란에서 검출된 것이다. 뿐만 아니라 생후 6, 9, 12, 15개월 시점에 집에서 만든 이유식의 DDT 농도를 분석한 연구에서, 월령이 증가할수록 이유식의 DDT 농도가 증가하는 것이 확인되기도 했다.[25] 이유식에 소고기 같은 동물성 식품의 양이 증가했기 때문이다.

브롬화난연제는 전자 제품의 플라스틱이 과열되어 화재가 발생하는 것을 방지하는 데 사용된다. 브롬화난연제는 신경발달, 면역계, 내분비계(갑상선, 당뇨병), 생식능력 등에 영향을 미치는 것으로 알려져 있으며, 해산물, 육류, 유제품, 식용유, 튀긴 음식(팝콘, 감자칩 등) 및 전자제품 사용과 관련 있을 것으로 추정된다.[19]

지금까지 알아본 잔류성 강한 환경호르몬의 특성을 감안하면 환경호르몬 노출을 피하기 위한 최선의 선택은 자연식물식이라는 사실을 알 수 있다. 하지만 자연식물식은 단순히 환경호르몬 노출을 줄여주는 효과만 있는 게 아니다. 더 나아가 기존에 축적되어 있던 환경호르몬을 배출시키는 효과까지 있다. 현미의 식이섬유는 환경호르몬 및 다양한 오염물질을 90~95% 이상 흡착시켜 대변으로 배출시킨다.[26] 현미만큼 오염물질을 흡착하는 효과가 크지는 않지만 통밀과 다양한 채소의 식이섬유 또한 오염물질 배설에 기여한다. 이러한 이유로 나는 임신 계획이 있는 여성들에게 현미밥과 자연식물식을 강력하게 권하고 있다.

개인적인 실천만으로 모유의 환경호르몬을 전적으로 줄일 수는 없다. 근본적으로 모유의 환경호르몬 노출을 줄이려면 해당 물질의 사용이 금지되어야 한다. 때문에 개인적 차원의 자연식물식 실천과 함께 정부가 환경호르몬 의심물질에 대해 신속히 사용 금지 결정을 내리도록 사회적 압력을 행사하는 것이 중요하다.

반감기가 짧은 환경호르몬인 프탈레이트와 비스페놀A는 노출을 피하는 것만으로도 충분하다. 프탈레이트는 PVC, 페트 용기, 랩, 각종 화장품 및 개인 위생용품에 사용된다. 화장품과 개인 위생용품의 성분에 '향'이 있을 경우 대부분 프탈레이트가 첨가되었다고 보면 된다. 비스페놀A는 각종 캔과 종이 식품 용기의 코팅제, 감열지(종이영수증)의 발색촉매제, 폴리카보네이트 용기의 첨가물로 사용된다. 따라서 각종 캔에 들어간 음료와 음식, 종이컵에 담긴 음료 등의 섭취를 최대한 피하는 것이 좋다. 또 감열지 영수증을 손으로 만지지 말고, 폴리카보네이트 용기를 사용할 때는 'BPA free' 표시가 된 제품만 사용해야 한다.

06   연령단계별
자연식물식 주의사항

많은 사람들에게서 "아이들이 자연식물식을 해도 되나요?"라는 질문을 받는다. 이에 대해 전 세계에서 가장 많은 영양전문가들이 속해 있는 조직인, 미국영양학회(Academy of Nutrition and Dietetics)가 2016년 발표한 채식에 대한 입장문으로 답해본다.

"적절하게 구성된 채식 및 비건(완전 채식) 식단은 건강하고, 영양학적으로 적절하며, 특정 질환을 예방하고 치료하는 데 건강상 이득을 제공할 수 있다. 이런 식단은 임신기, 수유기, 영아기, 유아기, 청소년기, 노년기 등 생애의 모든 단계에 적합하며, 운동선수에게도 적합하다."[27]

요컨대, 동물성 식품을 섭취하지 않더라도 영양학적으로나 의학적으로 전혀 문제가 없다는 것이 전문가들의 공식 입장이다. 물론 연령단계별로 주의할 사항은 있다.

임신 및 수유기 산모를 위한 자연식물식

임신 시 자궁 안에서 태아가 성장함에 따라 태반, 자궁, 유방이 커지고 양수, 혈액량 등이 증가한다. 때문에 산모들은 이 시기 태아의 성장속도에 맞춰 더 많은 칼로리와 단백질을 섭취해야 한다. 한국은 임신 중기와 말기에 각각 340kcal와 450kcal를 추가로 섭취하고, 모유수유

시에도 340kcal를 추가로 섭취할 것을 권장한다.[28] 340kcal는 현미밥 1공기(또는 녹말 음식 1인분) 칼로리보다 조금 더 많고, 450kcal는 현미밥 1.4공기 정도의 칼로리에 해당한다.

표3-4를 보면 한국 섭취 기준의 단백질 필요량 및 권장량이 세계보건기구보다 높다는 것을 확인할 수 있다. 한국의 단백질 섭취 기준은 국제 기준보다 10%가량 높다. 특히 임신 중기에 추가 섭취해야 할 단백질 양도 과도하게 높은 편이다. 임신 중에 동물성 단백질을 과량 섭취하면 임신중독증, 임신성당뇨병, 거대아 출산, 제왕절개수술 발생 위험이 증가하고, 태아의 비만 확률이 증가한다. 따라서 나는 한국 섭취 기준 대신 세계보건기구의 필요량을 참고해서 식물성 식품으로 단백질을 추가 섭취할 것을 권한다.

임신 중기(4~6개월)에는 현미밥이나 각종 녹말 음식 1인분만 추가로 더 먹으면 칼로리와 단백질 추가 섭취량을 모두 충족시킬 수 있다. 임신 후기(7~9개월) 및 모유수유 중에는 콩류, 견과류같이 단백질 함량이 높은 음식을 더 많이 먹는 것이 좋다. 철분 또한 건강한 녹말 음식을 통해 충분히 섭취 가능하며, 신선한 채소와 과일을 곁들여 먹으면 비타민C가 철분 흡수를 촉진해 동물성 식품 없이도 태아에게 필요한 만큼 철분을 공급할 수 있다(철분에 대한 보다 자세한 설명은 chapter 5 '만성질환 바로 알기'의 '08 빈혈과 치질의 관계' 부분 참고).

자연식물식을 둘러싼 걱정들

표3-4. 임신 및 모유수유 시 추가 섭취해야 할 칼로리와 영양소[28-29]

구분	칼로리 (kcal)	단백질 섭취량 (g/일)				철분 섭취량 (mg/일)	
		한국 섭취 기준		세계보건기구		한국 섭취 기준	
		평균 필요량	권장 섭취량	필요량	안전양	평균 필요량	권장 섭취량
19~29세	2,100	45	55	37	47	11	14
30~49세	1,900	40	50	36	45	11	14
초기	+0	+0	+0	+0.5	+1	+8	+10
중기	+340	+12	+15	+8	+10	+8	+10
후기	+450	+25	+30	+25	+31	+8	+10
수유	+340	+20	+25	-	+19	-	-
6개월 이상 수유	-	-	-	-	+13	-	-

아이의 자연식물식을 위해 알아둘 사항

세계보건기구는 출산 후 6개월간 '배타적 모유수유'를 권장한다. 배타적 모유수유란 출생 후 6개월간은 모유 이외에 어떤 음식이나 음료, 물을 먹이지 않는 것을 뜻한다. 단, 치료 목적으로 수분이나 의약품을 섭취해야 하는 경우는 예외다. 이 시기의 아이는 가장 빠른 속도로 성장한다. 이때 모유의 단백질 함량은 칼로리의 6% 수준이라는 것을 기억할 필요가 있다. 이는 인간에게 적절한 단백질 섭취량은 칼로리의 6%

내외라는 것을 의미한다. 우유의 단백질 함량은 칼로리의 18% 수준으로 모유보다 3배 정도 많다. 공교롭게도 출산 후 소의 성장속도가 인간의 3배 정도 빠르다. 인간이 모유 수준의 단백질이 아닌 우유 수준의 단백질을 지속적으로 섭취하면 과속 성장이 초래되어 조기사춘기, 성조숙증, 조기초경, 소아비만, 당뇨병, 치매 등 다양한 건강문제가 발생할 수 있다.

아이가 건강하게, 천천히, 15~16살까지 꾸준히 성장하기를 바란다면 모유수유 후 자연식물식 식단을 유지하는 것이 좋다. 자연식물식 원칙에 따라 식단을 구성할 경우 특별히 신경 쓰지 않더라도 모유와 비슷한 수준의 단백질을 섭취하게 된다. 참고로, 모유수유는 6개월만 하고 중단하기보다 만 2~3세까지 지속하는 것이 바람직하다(산모와 아이가 모두 원한다면 5세까지도 가능하다).

자연식물식은 아이들에게 필요한 영양을 충분히 공급해줄 수 있지만 성장단계별로 고려할 사항이 있다. 아이들은 성장을 위해 추가적인 칼로리와 단백질 섭취가 필요하지만, 위가 작고 집중할 수 있는 시간이 짧아 충분한 양의 음식을 먹기가 쉽지 않다. 그러므로 소량으로 충분한 칼로리와 단백질, 영양분을 섭취할 수 있게 해줘야 한다. 자연식물식의 평균적인 탄수화물:단백질:지방 칼로리 비율은 80:10:10이나, 3세까지는 충분한 칼로리 섭취를 보장하기 위해 지방 칼로리 비율이 모유와 비슷한 35%가 되도록 식단을 구성하는 것이 좋다. 이를 위해 지방과 단백질 함량이 높은 씨앗류(들깨, 참깨 등), 콩류, 견과류 등을 식단에 더 자주 포함시킨다. 이때 고단백 식품에 대한 알레르기반응을 주

자연식물식을 둘러싼 걱정들

의해야 한다.

세계보건기구에 의하면, 성장기에 추가로 필요한 평균적인 단백질 양은 1kg당 0.38g(6~11개월)~0.04g(10대 후반) 수준이며 연령이 높아짐에 따라 점차 감소한다. 즉, 성장에 필요한 단백질 양은 생각보다 많지 않다. 하지만 많은 부모들은 성장에 대한 불안감과 다른 아이들보다 더 잘 자라기 바라는 마음에 아이에게 더 많은 단백질을 먹이려고 하고, 기왕이면 동물성 단백질을 먹이려고 한다. 단백질 과잉이 초래하는 과속 성장 및 다양한 부작용은 생각지도 못한 채 말이다.

세계보건기구가 권장하는 단백질 칼로리 비율은 4.3~10%로 다양한 식물성 식품을 충분한 칼로리만큼 섭취하면 자연스럽게 충족시킬 수 있는 수준이다. 충분한 양의 녹말 음식과 소량의 콩류나 견과류 등을 추가하면 단백질은 걱정할 필요가 없다.

10대 운동선수들의 경우 운동으로 소모되는 부분이 있는 만큼 칼로리와 단백질을 좀 더 보충할 필요가 있다. 대체로 체중당 1.5g 정도의 단백질을 섭취하고, 단백질 칼로리 비율로는 14% 수준을 맞추면 충분하다. 운동을 하더라도 단백질 함량이 높은 식물성 식품을 조금만 더 추가하면 충분한 단백질을 공급할 수 있다.

chapter
9

영양소의
늪

01

칼슘
역설

사람들에게 우유를 먹지 말라고 하면 "그럼 칼슘은 뭘로 보충해요?"라고 묻는다. 그런데 뼈의 주성분이 칼슘이니 칼슘을 많이 먹으면 뼈가 튼튼해질 것이라는 생각은 일차원적인 발상에 지나지 않는다. 물론 건강한 뼈를 위해 적절한 칼슘 섭취는 필수지만 칼슘을 많이 먹는다고 뼈가 무조건 건강해지는 것은 아니다. 칼슘 섭취가 많은 서구국가들에서 골다공증골절이 많이 발생하고, 칼슘 섭취가 적은 저개발국가에서 골다공증골절이 적게 발생하는 '칼슘 역설(Calcium Paradox)' 현상이 이를 뒷받침한다.[1]

이런 이유로 세계보건기구는 골절 발생이 많은 지역에서만 하루에 400~500mg의 칼슘 섭취를 권하고, 골절 발생이 적은 지역에서는 칼슘 섭취 이외의 사항들을 일차적으로 권한다. 한국은 서구국가들에 비해 아직 골절 발생이 많지 않고, 이미 국민들이 칼슘을 평균 500mg 섭취하고 있어 칼슘 섭취 부족에 대해 걱정할 필요가 없는 상태다.

세계보건기구를 비롯한 공신력 있는 기관과 연구자들은 칼슘 역설의 원인으로 동물성 단백질을 지목한다. 육류와 유제품의 동물성 단백질을 많이 먹을수록 소변으로 배설되는 칼슘이 증가하는 반면, 식물성 단백질은 그렇지 않기 때문이다. 대략 동물성 단백질 1g당 1~1.2mg의 칼슘이 추가로 소변으로 배설된다. 그렇다 보니 유제품 같은 동물성 식

品을 통해 갈슘을 많이 섭취해도 뼈에서 빠져나가는 칼슘이 만회되지 못하고 골절 증가로 이어지는 것이다.

동물성 단백질이 칼슘 배설을 증가시키는 이유는 아직까지 명확하게 밝혀지지 않았지만, 황과 인이 주된 원인으로 추정된다.[2~3] 동물성 단백질에는 황을 함유하고 있는 아미노산(메티오닌, 시스테인)이 풍부하다. 동물성 단백질을 많이 먹으면 이 아미노산들이 대사되면서 혈액이 산성화되고, 이를 중화하기 위해 뼈에서 칼슘이 빠져나와 소변으로 배설되는 칼슘이 증가한다.[4] 또한 동물성 단백질에는 100g당 평균 1g의 인이 함유되어 있다. 그런데 인과 칼슘은 체내에서 일정 비율이 유지되어야 하기 때문에 혈중 인 농도가 상승하면 뼈에서 칼슘이 빠져나와 뼈가 약해지게 된다.[3] 이런 이유로 동물성 단백질을 먹으면 우리 몸은 밑 빠진 독이 되고 칼슘을 많이 먹어도 칼슘이 줄줄 새나가 뼈가 약해지는 것이다.

칼슘뿐만 아니라 골밀도에도 역설이 존재한다. 아프리카나 아시아인들은 서양인들보다 골밀도가 낮지만 골절은 덜 생긴다. 이는 단지 뼈에 칼슘이 얼마나 많이 쌓여 있는지보다 성장 과정에서 뼈가 어떤 속도와 모양으로 성장하고 뼈 내부의 미세 구조가 얼마나 치밀하게 얽혀 있는지가 더 중요하다는 점을 보여준다.[5]

키가 과도하게 빨리 증가하면 뼈의 길이, 즉 뼈 내부의 미세 기둥들이 그 속도를 미처 따라가지 못하고 부실하게 형성되면서 뼈의 안정성이 감소할 수 있다. 실제로 한국 청소년들의 성장기 식단이 서구화되면서 성장속도가 빨라지고 최대 성장속도 연령도 어려지고 있다. 아이들의 키를 조기에 빠른 속도로 증가시키는 음식은 유제품, 육류 같은 동물성 단백질이다. 거듭 강조했듯 동물성 단백질을 어려서부터 과도하게 섭취하면 칼슘 배설이 증가하고 뼈가 부실하게 성장함으로써 노년기의 골절 위험이 증가할 수 있다.

02 뼈를 튼튼하게 하는 채소와 과일

칼슘이나 골밀도가 뼈 건강을 위한 보증 수표가 아니라면 뼈 건강을 위해 무엇을 해야 할까?

우선 뼈 건강을 악화시키는 동물성 단백질을 최대한 먹지 않아야 한다. 앞서 우유나 유제품을 통한 칼슘 섭취는 골절 예방에 전혀 도움이 되지 않는다고 여러 번 강조했다. 오히려 동물성 단백질을 줄여서 칼슘 배설을 줄이는 것이 확실한 방법이다.

33개 국가들의 동물성 및 식물성 단백질 섭취량에 따른 고관절골절 발생률을 분석한 결과, 동물성 단백질을 10g 더 먹을수록 골절 발생이 10만 명당 20명 증가하고, 식물성 단백질을 10g 더 먹을수록 20명 감소하는 사실이 관찰되었다. 동물성 단백질보다 식물성 단백질을 더 많이 먹는 국가들은 고관절골절이 적게 발생했고, 식물성 단백질보다 동물성 단백질을 더 많이 먹는 국가들은 고관절골절이 기하급수적으로 증가했다.[6] 요컨대, 어떤 종류의 단백질을 먹느냐에 따라 골절 발생률이 엄청난 차이가 나는 것이다. 한국은 식물성 단백질보다 동물성 단백질을 1.5배 더 많이 먹는다. 이는 앞으로 한국의 고관절골절이 증가할 가능성이 매우 높다는 것을 뜻한다.

단백질을 식물성 식품에서 섭취하는 것은 단지 동물성 단백질을 먹지 않는 것 이상의 효과가 있다. 스웨덴의 성인 남녀를 추적관찰한 연

자연식물식을 둘러싼 걱정들

구에서, 채소와 과일을 많이 먹을수록 고관절골절이 감소한다는 결과가 나왔다.[7] 하루에 채소와 과일을 권장량인 5회 분량 이상 먹는 사람들과 비교했을 때 채소와 과일을 전혀 먹지 않는 경우 골절이 88% 더 많이 발생했고, 채소와 과일을 1회 분량 더 먹을 때마다 골절 위험이 4%씩 감소했다(단, 권장량의 5회 분량 이상을 먹어도 추가적인 이득은 없었다). 채소와 과일에는 칼슘을 비롯해 혈액의 산성화를 막아주는 칼륨과 마그네슘이 풍부할 뿐만 아니라, 비타민A, C, E, K, 피토에스트로겐, 라이코펜, 카로티노이드(비타민A전구체), 플라보노이드 같은 항산화물질이 풍부해 골절을 예방하는 효과가 있기 때문이다.[7~8]

뼈 건강을 위해서 우유나 멸치 같은 동물성 단백질로 칼슘을 섭취해야 한다는 잘못된 생각을 내려놓아야 한다. 그리고 채소(특히 녹색채소)와 과일을 하루에 400~500g 이상 먹고 건강한 탄수화물을 충분히 섭취해야 한다. 이러한 식단만으로도 칼슘, 식물성 단백질, 각종 항산화물질을 충분히 섭취할 수 있으며, 뼈도 자연스럽게 튼튼하게 만들 수 있다.

뼈를 건강하게 하는 7가지 습관

1. 자연식물식 실천하기 : 동물성 단백질을 배제하고 건강한 탄수화물을 섭취한다(채소와 과일을 하루에 400~500g 이상 먹는다). 콩이나 견과류 등은 과하지 않게 적당량 섭취한다.

2. 신체활동 늘리기 : 유산소운동, 근력운동, 균형 및 협조운동, 유연성운동 등 다양한 영역의 신체활동을 늘린다. 근력이 강화되면 뼈가 튼튼해지고, 균형 및 협조운동 능력이 향상되면 잘 넘어지지 않아 골절이 예방된다. 1주일에 150분 이상 중강도 수준의 유산소운동을 하고, 추가적으로 주당 150분 정도의 근력, 유연성, 균형감각운동을 한다.

3. 충분한 햇볕 쬐기 : 하루 5~30분 정도 10시~14시 사이에 팔이나 다리에 햇볕이 들도록 야외활동을 하면 자연스럽게 비타민D가 합성되어 칼슘 흡수가 증가하고 뼈가 튼튼해진다. 화상을 유발하지 않는 적당한 햇볕 노출은 천연비타민 역할을 한다. 주 2회만이라도 햇볕 쬐는 시간을 챙기고, 이것이 어려울 경우 비타민D 보충제를 섭취한다. 특히 고령인 경우 햇볕이나 보충제를 통한 적정 수준의 비타민D를 유지하는 것이 좋다.

4. 나트륨 섭취 줄이기 : 나트륨을 하루 2g 미만으로 섭취한다. 나트륨 2.3g은 동물성 단백질 40g과 비슷한 정도로 소변을 통해 칼슘을 배출시킨다.[3] 그러므로 소금은 원재료의 맛을 살리는 정도로 최대한 적게 사용해야 한다(나트륨 2g은 소금 5g에 해당한다).

5. 적정체중 유지하기 : 체질량지수 21(정상 범위 18.5~23)에 가깝게 체중을 조절한다. 자연식물식 식단을 실천하면 누구나 자연스럽게 적정체중에 도달할 수 있다.

6. 금연하기 : 흡연 시 고관절골절 위험이 50% 증가하며, 특히 남성은 흡연으로 인한 피해가 더 크다. 다행히 금연 시 골절 위험이

감소하므로 지금 당장 금연을 결심하고 실천하길 권한다.

7. 금주하기 : 매일 소주 반병 혹은 1주일에 소주 3~4병을 마실 경우 골절 위험이 70% 증가한다. 하루 1잔 이하의 음주가 골절 위험을 경미하게 낮춘다는 연구결과도 있지만, 암 및 다른 건강에 미치는 영향을 종합적으로 고려했을 때 술은 되도록 마시지 않아야 한다.

03

비타민B12를 둘러싼
논쟁

많은 의학 및 영양 전문가들이 동물성 식품을 섭취하지 않으면 비타민B12 결핍으로 거대적아구성빈혈이나 신경손상이 발생한다고 주장한다. 비타민B12가 부족하면 신경을 감싸는 수초 합성 및 적혈구 성숙에 문제가 발생하기 때문이다. 하지만 비건이나 자연식물식 식단을 장기간 유지하는 사람 중 이러한 문제를 겪는 경우는 매우 드물다. 오히려 과도한 육식으로 인해 발생하는 다양한 질병들이 비타민B12 결핍의 원인인 경우가 많다.

비타민B12 결핍은 혈액 중 비타민B12 수준이 200pg/mL 미만인 상태다(300pg/mL 미만은 경계성결핍이다). 혈액의 비타민B12 수준이 감소하는 원인을 이해하려면 비타민B12의 복잡한 흡수 과정을 이해하는 일이 선행되어야 한다.

위장에서 분비되는 위산과 펩신이 동물성 단백질에 부착된 비타민B12를 분리하고, 분리된 비타민B12에 침샘에서 분비되는 R-단백질이 결합함으로써 비타민B12가 위산에 의해 파괴되는 것을 막아준다. 췌장에서 분비된 트립신(단백질분해효소)이 R-단백질을 비타민B12로부터 분리하면 중탄산염이 소장의 pH를 높여서 분리된 비타민B12와 내인자의 결합을 촉진한다. 이렇게 내인자와 결합된 비타민B12는 최종적으로 회장(대장으로 연결되는 80cm 길이의 소장 부위)에서 흡수된

자연식물식을 둘러싼 걱정들

표3-5. 비타민B12 결핍의 원인

섭취 부족	완전 채식인(비건), 완전 채식인(비건)이 출산한 신생아
흡수 부족 (가장 흔한 원인)	• 내인자 부족 : 악성빈혈(자가면역질환), 위축성위염, 위점막 파괴, 위절제술, 위우회술 등 • 위산 분비 감소 : 악성빈혈(자가면역질환), 위축성위염 • 췌장의 단백질분해효소 기능 저하 : 만성췌장염(단백질분해효소 및 중탄산염 분비 감소), 위산 과다 분비 • 소장의 흡수장애 : 염증성장질환(크론병, 염증성대장염), 셀리악병 • 소장(회장)절제술 및 우회술 • 소장의 세균 과증식(세균이 비타민B12 흡수) : 위산 분비 감소, 소장운동 저하 • 광절열두조충(기생충) 감염 : 감염된 연어, 농어, 숭어, 소, 돼지를 생식 또는 불완전하게 익혀 먹을 경우 • 제산제 및 위산 분비 억제제 장기 복용 : 위산 분비 감소 • 메트포민(당뇨병 치료제) 장기 복용 : 회장의 비타민B12 흡수 감소 • 아산화질소(웃음가스; 마취가스) 반복 노출 : 비타민B12를 비활성화 형태로 전환
소비 증가	후천성면역결핍증, 적혈구 수명 감소(적혈구 파괴 증가)
저장 부족	만성간장질환

다. 흡수된 비타민B12는 트랜스코발라민이라는 단백질에 의해 조직에 전달된다.

이 모든 과정 중에 하나라도 문제가 발생하면 비타민B12를 아무리 많이 섭취해도 혈중 비타민B12는 감소할 수 있다. 그러므로 혈중 비타민B12 결핍의 원인을 단순히 섭취 부족으로만 이해하면 표3-5의 질병들을 간과하게 될 가능성이 커진다.

크론병과 궤양성대장염은 과도한 동물성 식품 섭취로 인해 장에 만성적인 염증이 발생하는 병으로, 치료를 위해 소장의 일부를 절제하는 경우가 많다. 회장이 비타민B12 흡수에 중요한 부위라는 사실은 여러 이유로 회장을 절단한 환자들에게서 비타민B12 결핍이 발생하는 현상을 통해 알게 된 것이다. 제산제는 동물성 단백질을 소화시키기 위해 과도하게 분비된 위산을 중화시키는 데 쓰이는 경우가 많다. 과도한 동물성 식품, 식용유, 설탕 섭취로 인해 발생하는 당뇨병은 비타민B12 흡수를 방해하는 메트포민이라는 약을 평생 복용하게 만든다. 그리고 상당수의 자가면역질환들과 만성간질환도 과도한 동물성 식품 및 가공식품(식용유, 설탕) 섭취와 관련이 크다.

일반적으로 비타민B12는 동물성 식품에만 존재하는 것으로 알려져 있지만 엄밀히 말하자면 사실이 아니다. 된장, 청국장, 템페(동남아 지역의 콩 발효 식품), 고추장, 맥주효모 등의 발효 식품(자연 발효 제품이 공장 제조 제품보다 함량이 높음), 일부 버섯류(표고버섯, 느타리버섯, 노루궁뎅이버섯 등), 해조류(김, 파래, 다시마, 미역 등)에도 인체에서 활성화되는 비타민B12가 있기 때문이다.[9~10]

사실 비타민B12는 특정 세균들에 의해서 합성되기 때문에 동물이든 식물이든 이 세균들과 공생관계를 맺고 있을 때만 비타민B12가 풍부하다. 사람의 위장관 안에도 비타민B12를 합성하는 세균들이 존재하지만 주로 대장에 존재해 몸에 흡수되지 못하는 것으로 알려져 있다. 흡수부위가 회장(소장 끝부분)이기 때문이다. 하지만 소장에 존재하는 일부 세균들도 권장량보다 많은 양의 비타민B12를 합성한다는 연구결과가 있다.[11] 또 3년 이상 철저하게 비건 식단을 유지한 사람들에게 비타민B12 결핍 및 신경학적 이상, 거대적아구성빈혈이 드물게 발생한다는 사실들을 감안하면, 비건 식단을 유지하는 사람들 중에서 비타민B12 흡수 과정에 문제가 있거나 특정 장내세균이 부족한 경우에만 병적인 문제가 발생하는 건 아닌가 추측해본다. 하지만 현재로서는 누가 이런 문제를 가지고 있는지 미리 알 수 없기 때문에 정기적으로 혈액검사를 하고 부족 시 보충해주는 것이 안전한 선택이라고 생각한다.

식물성 식품 중 비타민B12 함량과 일반적인 섭취 방법을 고려했을 때 가장 주목할 만한 것은 김과 파래다. 김과 파래의 비타민B12 함량은 동물의 간 수준만큼 높아(특히 국산 김은 함량이 매우 높다), 하루에 2~4g(건조 중량 기준)만 먹더라도 권장량을 섭취할 수 있다. 단, 김을 굽거나 조리하면 함량이 감소하므로 생김이나 무침으로 먹는 것이 좋다. 발효 식품은 발효 조건에 따라 함량 변동이 크고 양도 적어 적합한 공급원이 되기 어렵다. 게다가 김치의 비타민B12는 젓갈에 의한 것으로 비건 김치에는 비타민B12가 없을 가능성이 높다.[9] 버섯 중에서는 표고버섯의 함량이 높은 편인데, 버섯 역시 함량의 변동이 크고 양이 적다. 단, 햇볕에 건조한 표고버섯에는 상당량의 비타민D가 함유되어 있어 채식인들에게 유용한 식품이 될 수 있다.[10]

비타민B12는 하루 필요량의 2,000~5,000배가 간을 비롯한 여러 장기에 저장되어 있다. 그래서 흡수나 저장에 문제가 없으면 동물성 식품을 완전히 끊더라도 3~5년은 문제가 발생하지 않는다. 또한 간헐적으로라도 특정 식물성 식품 및 공생관계의 균을 통해서 비타민B12를 흡수하면 필요량 이상이 간과 다양한 조직에 저장된다. 하지만 조심해서 나쁠 것은 없으니 동물성 식품을 배제한 지 3년 이상 되었다면 정기적인 혈액검사(비타민B12, 호모시스틴)를 통해 결핍이 있는지 여부를 판단하고, 결핍이 확인될 경우 보충제 섭취를 고려할 필요가 있다.

비타민B12의 하루 권장량은 성인 2.4㎍, 임산부 2.6㎍, 수유부 2.8㎍이다. 다시 말해, 하루에 김 2~4g(1~2장), 파래 3~4g을 섭취하면 하루 권장량을 충족시킬 수 있다. 정기적으로 김이나 파래를 먹기 어려운 경우 보충제가 적절한 해결책이다. 특히 동물성 식품 섭취를 완전히 중단한 지 3년 이상 된 여성이 임신을 하거나 수유를 할 때는 보충제 섭취를 적극적으로 고려해야 한다. 태아와 신생아에게 충분한 양의 비타민B12를 전해주려면 엄마의 비타민B12 수준이 충분해야 하기 때문이다.

보통 보충제의 비타민B12 함량은 500~5,000㎍으로 권장량 2.4~2.8㎍의 200~2,000배 수준이다. 혈중 비타민B12 수준이 낮은 사람들은 주로 흡수에 문제가 있는 사람들이다 보니 함량을 높여서 복용하는 것이다. 영양소 흡수에 문제가 없는 채식인은 보충제를 1주일에 1회만 복용해도 충분하다. 다만 빠른 속도로 체내 저장창고를 채우고 싶다면 2~3달간 매일 섭취한 다음 주 1회 복용으로 전환할 수도 있다. 보충제의 용량 및 복용 방법(매일 혹은 주 1회)은 혈중 비타민B12 농도를 살피면서 안정적으로 300pg/mL 이상 유지할 수 있는 방법으로 선택한다.

04   오메가3
         낚시질

진료실에서 상담을 하다 보면 "오메가3 먹고 있어요."라고 자랑스럽게 말하는 고지혈증 환자들을 종종 만난다. 그러면 나는 이렇게 답한다. "오메가3 캡슐은 버리세요. 몸에 버리지 마시고 쓰레기통에 버리세요." 내 말을 들은 사람들은 대부분 얼떨떨해한다. 텔레비전에 나오는 수많은 전문가들이 오메가3 섭취를 강조하고, 그 전문가들이 출연한 프로그램이 끝나면 유명 제약회사의 오메가3 광고가 이어지고 있으니 그럴 만도 하다. 하지만 오메가3지방산의 효과에 대해 평가한 최신 연구들의 결론은 한결같다. 심혈관질환 예방을 위해 오메가3 보충제를 권고할 만한 근거는 없다[12]는 것이다.

2018년 〈미국의사협회저널 심장학〉에 발표된 메타분석 연구결과에 따르면, 치명적 심장질환, 비치명적 심근경색, 뇌졸중, 주요 혈관질환, 전체 사망률 등 모든 지표에서 오메가3 보충제는 보호 효과가 전혀 없었다.[13] 심혈관질환뿐만이 아니다. 부정맥 치료를 위해 제세동기를 이식받은 환자들이 EPA, DHA가 풍부한 생선기름을 복용한 후 오히려 부정맥이 악화되기도 하고,[14] EPA, DHA 및 생선 섭취를 많이 해도 심부전이 예방되지 않았다.[15] EPA, DHA뿐만 아니라 식물성 오메가3의 주성분인 ALA를 복용해도 심근경색 후 주요 심혈관 사건이 예방되지 않았다.[16]

2011년에는 혈중 DHA 수준이 높은 남성에서 치명률이 높은 전립선암 발생 위험이 2.5배나 높다는 연구결과가 발표되면서 큰 혼란이 촉발되었다.[17] 심혈관질환 예방을 위해 권장되는 생선기름 오메가3 보충제가 전립선암을 증가시킬 수 있다는 연구결과에 학계는 물론 일반인들도 큰 충격을 받았다. 이후 미국국립암연구소는 대규모 후속연구를 진행했고 연구결과는 동일했다. 생선을 통해 섭취하는 오메가3지방산(EPA, DHA)의 혈중 농도가 높을수록 전립선암 발생률이 높았지만 식물성 오메가3지방산(ALA)은 전립선암과 특별한 관련성이 없었다.[18]

2009년에는 오메가3지방산 섭취량이 많을수록 당뇨병 위험이 더 높다는 하버드 연구팀의 연구결과가 발표되었다. 오메가3지방산을 많이 섭취한 사람의 당뇨병 위험이 24% 높았고, 생선을 주당 2~4회, 그리고 5회 이상 섭취하는 사람들의 당뇨병 위험도 각각 17%, 22% 높았다.[19] 2020년에는 탄수화물을 줄이고 생선 단백질 섭취를 늘릴수록 당뇨병 발생 위험이 증가한다는 연구결과도 발표되었다.[20] 단백질이나 오메가3지방산 섭취를 위해 생선을 먹는 것이 당뇨병 발생 위험을 증가시킬 수 있는 것이다.

한편, 뇌를 구성하는 주요 지방이 긴사슬오메가3지방산인 DHA라는 이유만으로 성장기 어린이들의 두뇌 발달, 노년층의 인지기능 저하, 전반적인 뇌기능 및 감정 조절 향상을 위해 DHA를 섭취해야 한다는 주장이 꾸준히 있었지만 이 또한 과학적 근거가 없다.

임신 중 매일 DHA 농도가 높은 생선기름 캡슐을 복용해도 산모의 출산 후 우울감과 태아의 인지기능 및 언어능력에 있어서 별 차이가 없었다.[21] 또 미숙아의 두뇌 발달 촉진을 위해 2년간 DHA를 복용했지만 인지기능 개선 효과가 없었다.[22] 70~79세 노인들이 2년간 생선기름을 섭취한 연구에서도 기억력, 처리속도, 반응시간, 실행능력 등 전 영역에서 이득이 없었다.[23] 알츠하이머치매 환자들이 2,000mg의 DHA를 섭취했지만 치매지수 및 뇌용적 감소는 계속 악화되었다.[24] 2020년에 발표된 퇴행성인지기능 저하에 대한 메타분석 연구 또한 생선기름을 통한 DHA 보충의 효과를 뒷받침할 만한 근거가 없다는 결론을 내렸다.[25]

오메가3지방산 대유행은 과학적 근거보다는 뇌의 주성분이 DHA니까 DHA를 많이 먹으면 뇌에 좋을 것이라는 식의 미신적인 바람에서 시작되었다. 건강에 대한 근거 없는 믿음을 벗어던져야 오메가3 보충제 사기를 당하지 않을 수 있다. 지난 50년간 한국인의 생선 및 어패류 섭취가 5배나 증가했음에도 심혈관질환, 각종 심장질환, 인지기능장애, 치매가 폭발적으로 증가했다. 게다가 오메가3의 부작용으로 언급된 당뇨병과 전립선암도 폭발적으로 증가했다. 이런 사실만으로도 더 이상 오메가3 낚시질에 넘어가지 않아야 하는 이유는 충분하다.

최근 오메가3 열풍이 크릴오일로 번지는 것 같아 우려가 크다. 오메가3지방산 섭취가 건강상 이득이 없다는 것이 확인된 마당에 크릴오일의 효능은 검토할 가치조차 없다. 제약업체들은 오메가3 대신 크릴오일로 돈벌이를 하기 위해 시동을 걸고 있다. 남극의 청정 이미지와 먹이사슬의 아래 단계라는 사실을 적극 활용하면서 말이다. 하지만 크릴오일 관련 문제는 해양 생태계와 떼려야 뗄 수 없는 관계에 있어 가볍게 생각해서는 안 된다. 특히 해양에 탄소를 저장하는 역할을 하는 고래의 주 먹잇감이 크릴이기 때문에 과도한 크릴 어획은 고래의 개체 수 감소 및 기후 위기 악화로도 연결될 수 있다.

자연식물식을 둘러싼 걱정들

05

태양의 선물,
비타민D

비타민D는 비타민B12와 더불어 동물성 식품을 섭취하지 않는 사람들에게 부족하기 쉬운 대표적인 영양소로 알려져 있다. 비타민D 결핍이 암, 심혈관질환, 당뇨병, 감염성질환, 각종 자가면역질환(류머티즘관절염, 루푸스, 다발성경화증 등)의 발생과 관련이 있는 것으로 알려지면서 각종 보충제 산업의 다크호스로 떠오르고 있다. 하지만 비타민D는 음식으로 섭취해야 할 영양소라기보다 우리 몸이 햇볕(자외선B)에 노출되면 자연스럽게 합성되는 성분이다. 현대인들이 일상생활 속에서 햇볕에 노출되는 시간이 줄어들면서 충분한 비타민D가 합성되지 않게 되었고, 그 결과 음식으로 비타민D를 섭취해야 하는 상황에 이르러 비타민D가 영양소로 취급되기 시작한 것이다.

현재 한국 성인의 비타민D 섭취 기준은 하루 10μg으로 미국의학원(Institute of Medicine)의 평균섭취량 기준과 동일하나 세계보건기구의 권장량 5μg보다는 높다.[3, 26] 미국의학원의 10μg 기준은 햇볕 노출 없이 혈중 농도 16ng/mL에 도달할 수 있는 섭취량으로, 미국의학원은 이 혈중 농도를 적정한 수준으로 평가한다.[26] 이 정도의 비타민D를 공급할 수 있는 자연상태의 음식은 생선의 간이나 근육, 햇볕에 말린 버섯(표고버섯, 송이버섯) 등에 불과하다. 우유의 비타민D는 생산 과정에서 인위적으로 추가된 것으로, 자연상태의 우유에는 비타민D가 부족하다.

최근 많은 의학단체들이 혈중 비타민D 정상 기준을 30ng/mL 혹은 그 이상으로 상향하고 있으나, 미국의학원은 혈중 '20ng/mL 이상은 충분, 12~20ng/mL는 적정, 12ng/mL 미만은 결핍'으로 분류한다. 혈중 비타민D는 30ng/mL를 넘더라도 추가 이득이 없기 때문이다.[26] 그럼에도 여러 의학단체들은 미국의학원의 기준을 무시하고 미국의학원이 적정 수준으로 분류한 12~20ng/mL를 부족으로 보고 비타민D 보충제 과잉 처방을 유도한다. 이런 세태를 꼬집어, 2016년 미국의학원 보고서 저자들은 〈비타민D 결핍, 정말 대유행인가?〉라는 논문을 발표하기도 했다.[27] 2019년에는 3년간 매일 10μg, 100μg, 250μg의 비타민D 보충제를 섭취했을 때 용량에 비례해서 골밀도 감소 현상이 증가하고 소변으로 배설되는 칼슘의 양도 증가한다는 연구결과가 발표되었다. 혈중 칼슘 농도를 과도한 비타민D에 맞추기 위해 뼈에서 칼슘이 분해되고 그만큼 소변으로 배설되었기 때문이다.[28] 결국 비타민D 또한 칼슘처럼 다다익선이 아닌 균형이 중요한 것이다.

적절한 혈중 비타민D 수준을 유지하기 위한 가장 효과적이고 안전한 방법은 피부를 햇볕에 노출시키는 것이다. 비타민D 보충제는 과잉섭취의 위험이 있지만, 햇볕을 통한 비타민D 합성은 안전한 수준을 넘지 않으며 생체활성 또한 보충제보다 높기 때문이다.[29] 다만 햇볕은 화상, 색소침착, 피부노화 등을 야기할 수 있으니 '적절한 햇볕 노출'이 필요하다.

적절한 햇볕 노출을 하려면 우선 각자의 피부 특징을 확인하는 일이 선행되어야 한다. 피부가 빨갛게 화상을 입는 햇볕 노출 시간을 파악하고 그 시간의 절반 정도만 노출하는 것이 안전하다. 햇볕의 강도는 계절이나 날씨에 따라 달라지므로 노출 시간도 그에 따라 달리해야 한다. 더불어 햇볕에서 비타민D를 합성하는 성분은 자외선B(UVB)이므로 자외선B 강도가 높은 시간대인 10시 30분~14시 30분 사이가 비타민D를 합성하기 좋은 시간대다. 그 외의 시간대에는 자외선B 강도가 약해 비타민D 합성이 잘 안 되고 피부만 태울 수 있다는 사실을 염두에 둬야 한다. 보통 1주일에 2회 정도 해당 시간대에 팔이나 다리를 5~30분 노출시키면 충분한 비타민D를 합성할 수 있다. 얇은 옷으로 피부를 가린 상태에서 주 2회 햇볕 노출을 하더라도 $500\mu g$의 비타민D를 복용한 것과 비슷한 효과가 있다.[29] 구름이 태양을 완전히 덮거나 그늘진 곳은 자외선 강도가 50~60% 약해지긴 하지만 노출 시간을 늘리면 충분한 비타민D 합성이 가능하기 때문에 일상적으로 충분한 햇볕을 받을 수 있도록 노력하는 것이 중요하다.

겨울에는 실내에서 생활하는 시간이 길어지고 햇볕의 강도가 약해지며 피부가 두꺼운 옷에 덮여 비타민D 합성이 어려워진다. 그렇지만 합성된 비타민D는 지방에 저장되어 있다가 겨울이 끝날 때까지 적절한 혈중 농도를 유지할 수 있게 분비되므로 겨울이 오기 전에 충분한 양이 저장되도록 노출하는 방식으로 겨울철을 대비할 수 있다.

햇볕이 비타민D 합성에 중요하긴 하나 장시간 햇볕에 노출되며 야외활동을 해야 하는 경우에는 자외선차단제를 적극적으로 사용해야 한다. 그러나 주로 실내에서 생활한다면 1주일에 2~3회 정도만이라도 10시 30분~14시 30분 사이에 5~30분 동안 햇볕 노출 후 자외선차단제를 바르는 것이 좋다. 자외선차단제 대신 옷이나 천으로 자외선을 차단하는 것은 필요 시 햇볕 노출을 할 수 있어 비타민D 합성에 유리한 자외선 회피 방법이라 할 수 있겠다. 50세 이상부터는 비타민D 합성이 감소하므로 화상을 입지 않는 범위 내에서 햇볕 노출 시간을 2배 정도 늘려주는 것이 좋다.

자신만의 적절한 햇볕 노출 방법을 수립하려면 10월 중 비타민D 검사를 하고 2월 말~3월 초에 검사를 반복하면서 노출 횟수 및 방법 등을 점검해야 한다. 적절한 햇볕 노출 후에도 혈중 비타민D 수준이 12ng/mL 미만인 경우에는 보충제 섭취가 필요하다.

비타민D 합성을 방해하는 요소[28]

- 위도와 계절 : 위도 42도 이상인 지역의 겨울(11월~2월)에는 피부에 도달하는 햇볕이 약해 비타민D가 거의 합성되지 않지만 그 외 계절에는 비타민D 합성이 가능하다.
- 노화 : 피부가 얇아져서 비타민D 합성이 감소한다(70세 이상은 75% 정도 합성이 감소한다).
- 피부색소 : 피부를 짙은 색으로 만드는 멜라닌색소가 자외선을 흡수해 비타민D 합성이 감소한다.
- 자외선차단제 : SPF8 이상의 제품을 바른 부위는 비타민D 합

성이 거의 되지 않는다. 그러나 사람들은 보통 자외선차단제를 아주 충분히 바르거나, 모든 피부에 바르거나, 자주 덧바르지 않기 때문에 어느 정도의 비타민D 합성이 가능하다.

06 　　　　　비타민C에 대한
　　　　　　　　　오해

비타민 하면 가장 먼저 떠오르는 것이 비타민C일 것이다. 시중에 다양한 비타민C 관련 제품이 있지만, 비타민C가 함유되어 있다는 제품들이 실제로 건강에 도움이 되는지에 대해서는 확실한 근거가 없다. 사실 비타민C를 비롯한 모든 비타민은 성분이 아니라 항산화반응 과정의 일부로 이해하는 것이 타당하다. 따라서 전체 반응 과정과의 조화가 깨질 정도로 과하게 섭취하면 오히려 부작용이 발생할 수 있다.

비타민C와 관련해 아주 흥미로운 연구결과가 있다. 당뇨병이 있는 폐경기 미국 여성 2,000명을 15년간 추적관찰한 연구에서, 비타민C 섭취량이 많을수록 심혈관질환, 관상동맥질환, 뇌혈관질환으로 사망할 위험이 높다는 것이 확인되었다. 한 가지 특이한 점은 음식을 통해 섭취한 비타민C의 경우 섭취량에 따른 사망률에 차이가 없었고, 보충제를 통해 비타민C를 하루에 300mg 이상 섭취할 때만 사망률이 증가했다.[30] 단, 비타민C 보충제로 인한 사망률 증가는 당뇨병이 없는 여성들에서는 관찰되지 않았다.[31] 이는 비타민C에 대한 반응이 개인의 건강상태에 따라 차이가 있을 수 있으며, 음식을 통해 섭취하는 비타민C와 보충제를 통해 섭취하는 비타민C 또한 다르게 작용할 수 있다는 것을 의미한다.

비타민C는 항산화 작용을 하는 대표적인 영양소이지만 특정 상황에서는 산화를 촉진하기도 한다. 보충제 형태로 과량(500mg 이상)의 비타민C를 섭취할 때 일부 DNA 손상이 증가한다는 연구결과도 있고,[32] 체내 철분이 과잉일 경우 비타민C가 활성산소를 급격히 증가시킨다는 연구결과도 있다.[33] 공교롭게도 당뇨병, 심혈관질환, 암 등의 만성질환은 철분 과잉상태와 관련이 있다.

그런데 이러한 조건에서도 음식을 통해 섭취한 비타민C는 부작용이 없었다는 사실에 주목할 필요가 있다. 비타민C가 음식 안에서 다른 영양소들과 균형을 이루고 있을 때는 부작용이 발생하지 않지만 비타민C만 단독으로 섭취하면 산화반응을 증폭시킬 수 있는 것이다. 같은 비타민C성분이라도 자연상태의 식물성 식품으로 섭취할 때와 가공된 형태로 섭취할 때 몸 안에서의 반응이 정반대인 것이다. 문제는 당뇨병, 암, 심혈관질환 등 만성질환 환자들이 비타민C 보충제를 더 많이 챙겨 먹는 경향이 있어 비타민C 보충제 섭취로 인한 부작용이 더욱 심각할 수 있다는 것이다.

비타민C를 식물성 식품으로 섭취할 경우 부작용이 발생하지 않는 이유를 살펴보면 우리가 영양을 영양소 단위로 사고하는 것이 얼마나 부질없는 일인지 알 수 있다. 예를 들어, 신선한 사과 100g(작은 사과 1/2개 정도)에는 비타민C 1,500mg에 해당하는 항산화 효과가 있지만 실제 비타민C 함량은 5.7mg에 불과하다. 즉, 사과의 항산화 효과에서 비타민C가 차지하는 비중은 0.5%도 안 되는 것이다.[34] 사과에는 비타민C 외에도 다양한 항산화물질이 있어서 이들의 상호작용을 통해 개별 성분들의 능력을 초과하는 항산화 효과를 발휘할 수 있다.[35] 그렇기 때문에 사과의 항산화 효과를 비타민C의 효과로 오해하고 비타민C만 추출한 보충제를 복용하면 오히려 항산화 효과가 떨어지고 심각한 부작용을 겪을 가능성이 높다.

그렇다면 사과의 다양한 항산화물질들을 적절하게 조합해서 먹으면 사과를 먹은 것과 같은 효과를 얻을 수 있을까? 사실 사과에는 우리가 분석하지 못한 성분이 여전히 많다. 현대 과학은 사과 하나조차 완전히 이해했다고 말할 수 없다. 우리가 현재 내릴 수 있는 결론은 사과를 먹으면 건강에 이롭다는 것뿐이다. 사과의 다양한 성분들이 상호작용을 하면서 건강에 이로운 효과를 내는 것이다. 하지만 현대 영양학과 의학은 사과가 아니라 사과의 특정 성분에만 집중하고 그 성분만 먹으면 사과를 먹은 것과 비슷한 효과가 있을 것이라는 부질없는 믿음을 고수하고 있다. 반면, '자연식물식 영양학'은 사과 자체를 중요한 영양 단위로 본다. 사과의 특정 성분에 집중하는 것은 알약을 만들어 판매하는 데는 유용할지 몰라도 건강관리에는 도움이 되지 않는다.

채소나 과일을 챙겨 먹기 힘드니 비타민C 보충제라도 먹어야겠다는 생각을 버리자. 알약을 챙겨 먹을 정성으로 매일 제철과일이나 채소를 섭취하려고 노력하자.

07

보충제는
필요 없다

많은 사람들이 채소와 과일을 많이 먹으라는 조언을 비타민이나 항산화 보충제를 챙겨 먹으라는 것으로 오해한다. 코로나19가 대유행하고 있는 상황에서 어떻게 건강관리를 해야 하는지 묻는 사람이 있었다. 나는 감염 자체를 피할 수 있는 뾰족한 방법은 없지만 감염되었을 때 합병증과 후유증을 최소화하기 위해 동물성 식품을 최대한 줄이고, 채소와 과일을 충분히 섭취하고, 적절한 운동을 하는 것이 중요하다고 답했다. 대답을 들은 그 사람이 웃으며 말했다.

"아, 비타민 좀 챙겨 먹고 운동하면 되겠네요!"

우리 사회가 영양을 이해하는 태도가 얼마나 왜곡되어 있는지 다시금 확인한 대화였다.

보충제는 보통 역학연구를 통해서 탄생한다. 특정 집단에서 심혈관질환이나 암 발생이 적을 때 그 집단에서 어떤 영양소의 섭취가 많은지 확인하고 그 영양소만 추출한 보충제가 심혈관질환이나 당뇨병, 암 등을 예방할 수 있다는 식으로 홍보된다. 하지만 대부분의 보충제 성분은 식물성 식품의 일부 성분에 불과하다. 그리고 일부 성분만 추출해서 복용할 경우 별다른 효과를 볼 수 없을 뿐만 아니라 부작용이 발생할 수 있다는 사실들이 지난 수십 년간 반복해서 확인되어왔다. 식물성 식품이 아닌 보충제를 통해 특정 성분만 추출해서 섭취하려는 시도가 왜 위험한지 베타카로틴, 비타민E, 엽산의 사례들을 통해 살펴보자.

베타카로틴은 녹색 잎채소, 붉은색이나 노란색을 띠는 호박, 당근, 고추 같은 채소 및 과일에 풍부한 항산화물질이다. 이 성분이 풍부한 음식을 다량 섭취하는 사람들이 폐암, 구강암, 인두암, 후두암이 적게 발생한다는 사실이 알려지면서 주목받기 시작했다. 이후 음식이 아닌 베타카로틴 보충제 섭취를 통해 동일한 효과가 발휘되는지 확인하기 위한 연구가 시작되었다.[36] 결과는 놀라웠다. 베타카로틴 보충제를 복용한 집단에서 폐암, 위암, 전립선암이 각각 18.5%, 25.8%, 23.5% 더 많이 발생했지만, 보충제를 복용하지 않으면서 음식을 통해 베타카로틴을 많이 섭취한 사람들에게서는 폐암이 34% 적게 발생했다. 6년에 걸쳐 진행된 방대한 무작위 임상시험의 결론은 베타카로틴이 많은 음식은 폐암을 예방하지만 베타카로틴 보충제는 오히려 폐암 발생을 증가시킨다는 것이었다. 2년 후 미국에서 석면 노출자를 대상으로 시행한 연구에서도 베타카로틴 보충제는 오히려 폐암 발생률과 사망률을 증가시켰다.[37]

또 다른 항산화성분인 비타민E는 견과류, 씨앗류, 식물성 기름, 채소, 통곡물에 풍부한 대표적인 지용성비타민이다. 비타민E는 동물실험에서 LDL콜레스테롤의 산화를 억제하는 것이 확인되고, 비타민E 보충제를 섭취한 사람들의 심혈관질환 발생률이 낮다는 일부 연구결과들이 발표되면서 심혈관질환을 예방하는 '신비의 영양소'로 각광받았다. 하지만 이후 비타민E 보충제가 심혈관질환을 예방하는 효과가 있는지 확인하기 위한 다양한 임상시험에서 비타민E는 심혈관질환과 암을 전혀 예방하지 못하고, 일부 연구에서는 심부전과 전립선암 발생 위험을 증가시키는 것으로 드러났다.[38~39] 이외에 당뇨병, 인지기능 저하, 황반변성, 백내장 등의 질환 예방에도 효과가 없다는 것이 확인되었다.[40~43]

엽산은 태아의 선천성기형인 신경관결손을 예방하기 위해 임신 준비 때부터 임신 초기까지 필수적으로 복용해야 하는 보충제의 대명사다. 이러한 관행은 1960년대 엽산 섭취가 부족한 임신부에서 선천성기형이 많이 발생한다는 역학연구에서 비롯되었다.[44] 엽산은 이름에 '잎엽(葉)'자가 있듯이 식물의 잎에 풍부한 성분으로 잎채소, 콩류, 곡류, 버섯류에 많이 함유되어 있다. 그런데 엽산 부족의 문제를 확인한 연구자들은 임산부들이 건강한 음식을 충분히 섭취할 수 있는 방법을 모색하는 대신 보충제를 권장하는 의아한 해결책을 내놓았다.

엽산 보충제는 결코 안전하지 않다. 엽산 보충제 복용자에서 유방암, 대상암, 전립선암, 방광암 발생이 증가한다는 연구결과들이 다수 발표되었기 때문이다.[45~47] 더구나 엽산 보충제의 골절 예방 효과를 알아보기 위한 연구에서 효과는커녕 오히려 부작용으로 암 발생 위험이 증가한다는 결과만 확인할 수 있었다.[48] 사실, 엽산 보충제가 암 발생을 증가시킨다는 연구결과는 충분히 예견된 일이었다. 엽산은 DNA의 합성 과정에 필요한데, 필요 이상의 엽산이 암세포의 성장도 촉진할 수 있기 때문이다. 임신 중 충분한 엽산이 있어야 태아가 왕성하게 세포분열하면서 성장하는 것처럼, 체내에 자리 잡고 있는 전암병변도 엽산이 풍부해지면 세포분열이 촉진되어 암으로 진행하는 속도가 빨라진다.[49~50]

다행히 음식을 통해 섭취하는 엽산은 이러한 부작용이 없다.[51] 시금치 70g에는 190μg, 말린 쑥 10g에는 74μg, 검은콩 20g에는 150μg, 느타리버섯 30g에는 15μg, 현미밥 1공기에는 50μg의 엽산이 있다. 하루에 필요한 칼로리만큼 건강한 녹말 음식과 채소를 섭취하면 엽산의 일일 권장섭취량(성인 400μg, 임산부 600μg)을 쉽게 충족할 수 있다. 그럼에도 채소를 충분히 섭취하기 어려우니 알약 하나로 해결하면 된다고 광고를 하는 제약회사나 이런 보충제를 적극적으로 권하는 전문가들은 엽산 보충제로 인한 부작용의 책임에서 자유로울 수 없을 것이다(다양한 식품의 영양소 함량에 대한 보다 자세한 설명은 '부록 1, 2' 부분 참고).

자연식물식을 둘러싼 걱정들

08

돌팔이
걸러내기

현재 상식처럼 통용되는 다양한 주장들은 근거 없는 미신적 신념에 불과한 것이 대부분이다. 그럼에도 대중은 여전히 이와 같은 주장들을 무비판적으로 수용하고 있다. 이는 대중의 관점에 편승해 돈벌이를 하려는 사람들 탓이 크다. 이들은 자신들의 주장이 효과가 있는지, 장기적인 건강에 도움이 되는지의 여부에는 관심 없고 자신에게 돌아오는 경제적 이득에만 눈독을 들인다. 그러다 보니 온갖 방법을 동원해 잘못된 건강 정보를 퍼뜨린다.

대표적인 집단이 축산업자와 낙농업자이고, 그 뒤를 각종 보충제 사업자와 다이어드 식품 사업자, 다이어트 및 피트니스 사업사가 따르고 있다. 이들 중 전문가 직함이 있는 사람들은 주류 매체로 진출해 억지 논리를 늘어놓고 자신들이 제시하는 차선책이 '현실적인 최선책'인 양 포장한다.

지금은 대중매체, 인터넷 정보, 피트니스 센터, 미용 및 다이어트 시설은 물론 병원, 약국 등에서도 제대로 된 건강 조언을 얻기 힘들다. 그래서 요즘 유행하는 돌팔이 전문가들의 핵심 쟁점을 정리해봤다. 아무리 의사, 약사, 영양사, 간호사 같은 전문가의 조언이라도 다음에 소개하는 돌팔이 판별 기준에 해당하는 주장이 있다면 의심을 가져야 한다.

자나 깨나 유산균

최근 우리나라에서 유산균이 대유행이다. 좀 더 전문적으로 프로바이오틱스라고도 부르는 유산균과 관련해 수많은 제품이 쏟아져나오고 있다. 적절한 염증반응, 편안한 소화 과정 등 건강한 삶을 유지하는 데 장내에 유익한 세균이 필수적이라는 사실을 근거로 다양한 제품을 내놓는다. 하지만 유산균 캡슐로는 장을 유익한 세균으로 채울 수 없다. 설사 캡슐을 복용하고 유익한 세균의 긍정적인 영향을 경험한다 하더라도 그 효과가 하루 이상 지속되기 어렵다. 장내에 유해균이 많은 이유는 장내환경이 유익균의 생존에 적합하지 않고 유해균의 생존에 적합하기 때문이다. 따라서 장내환경이 근본적으로 바뀌지 않는 한 아무리 유익균을 먹어도 그 균들이 자리 잡고 번성할 수 없다.

어떤 전문가가 장내세균이 건강관리에 중요하다며 유산균제를 적극적으로 권한다면 그는 장사꾼일 가능성이 높다. 아니면 장사꾼 말에 쉽게 휘둘리는 공부하지 않는 전문가일 가능성이 높다. 장점막이 인간에게 이로운 세균들로 덮여 있어야 좋다는 사실을 아는 것은 중요하지만 유산균 캡슐은 해결책이 아니다. 유익균이 좋아하는 다양한 식이섬유를 섭취하고 동물성 단백질, 지방, 설탕을 최소화하는 식단을 지속적으로 유지할 때 유익균이 장점막 표면을 장악할 수 있다. 식단을 저지방 자연식물식 식단으로 바꾸기를 강조하지 않으면서 유산균제만 권하는 전문가의 주장은 무시해도 좋다.

최근에는 프리바이오틱스(식이섬유성분) 보충제도 나오고 있다. 기본 식단이 건강하게 변화하지 않는 한 프리바이오틱스나 식이섬유 캡슐(차전자피가루 등)을 아무리 먹어도 건강에는 도움이 되지 않는다.

또 마이크로바이옴(microbiome)이나 미생물체와 같은 전문 용어를 써가면서 개인의 유전체(genome; 유전 정보)와 미생물 정보를 조합해 맞춤형 식단을 구성해야 한다는 주장도 있다. 하지만 우리의 건강은 유전자나 장내세균에 의해 결정되지 않는다. 유전자의 발현과 장내세균의 구성은 어떤 음식을 먹고, 어떤 생활을 하느냐에 따라 얼마든지 건강한 방향으로 바꿀 수 있다. 장내세균 상태에 맞춰 식단을 구성하자는 주장은 앞뒤가 바뀐 것이다.

이게 다 탄수화물 때문이다

'탄수화물 때문에 살이 찐다, 다이어트를 하려면 탄수화물을 줄여야 한다, 밀가루 음식을 끊어야 살이 빠진다, 밥도 탄수화물이라 줄여야 한다, 모든 탄수화물은 당으로 분해되므로 다 같다' 등 다양한 탄수화물 타령이 있다. 이러한 주장을 하는 사람들의 조언은 가볍게 무시해도 된다. 이들에게는 '그럼 왜 1970년대 한국인이 지금보다 밥을 3배나 많이 먹고, 지금과 비슷한 양의 밀가루를 먹고, 단백질도 적게 먹었는데 날씬했는지' 질문을 던져봐야 한다. 혹시 활동량이 많아서 날씬했다는 식의 답을 한다면 운동만으로 살이 잘 빠지는지 되물으면 된다. 그러면 그 전문가의 조언을 귀담아들을 필요가 있는지 없는지 쉽게 판단할 수 있다.

툭하면 탄수화물 탓으로 돌리는 전문가들은 현상의 원인을 진지하게 고민하기보다 그 현상에 대해 그때그때 유행하는 주장을 짜깁기해서 전달하는 정도의 역할만 할 가능성이 높다. 영양학과 체중조절의 가장 기본적인 내용을 이해하지 못하는 전문가로부터는 영양에 대한 어떤 조언도 기대할 수 없다.

식물성 단백질은 불완전하다

'식물성 단백질은 필수아미노산이 결핍되어 있어서 동물성 단백질을 먹어야 한다, 식물성 단백질을 먹을 때는 부족한 필수아미노산을 보충해주는 음식을 잘 조합해서 먹어야 한다' 등 다양한 주장이 있다. 이러한 개념은 기아상태나 극도로 열량 섭취가 적은 경우, 혹은 극단적으로 지방과 설탕으로만 칼로리를 섭취하는 경우가 아니라면 거의 의미가 없는 구닥다리 이론에 불과하다.

이와 같은 주장을 하는 전문가들에게는 아미노산 풀을 아는지 물어보도록 하자. 영양학뿐만 아니라 의학에서도 현대인의 다양한 만성질환이 동물성 단백질 섭취와 관련이 있다는 연구가 쏟아지는 마당에 아직도 동물성 단백질을 강조하는 전문가가 있다면, 그는 의학적 지식을 최신으로 업데이트하는 데 별 관심이 없는 사람이다.

건강한 지방은 따로 있다

'건강한 지방인 오메가3 섭취를 위해 생선, 들깨, 치아씨, 아마씨 등을 먹어야 한다, 오메가3 보충제를 먹어야 한다, 올리브유는 건강에 좋다, 올리브유를 가열하면 좋지 않지만 생으로 뿌려 먹는 것은 좋다, 지중해식 식단은 건강에 이롭다, 코코넛오일에는 중간사슬지방산이 많아 일반 지방과 다르다, 식물성 지방은 불포화지방이라 건강하다' 등 지방과 관련해서도 다양한 주장들이 존재한다.

하지만 어떤 종류의 지방이든 인슐린저항성을 유발하고 혈관의 내피세포 기능장애를 초래할 수 있다. 게다가 지방은 조리 과정에서도 엄청난 양의 미세먼지와 발암물질을 배출한다. 우리가 하루 동안 노출되는 미세먼지의 25%가 기름이 많은 음식을 조리하는 과정에서 발생한다. 그럼에도 특정 지방이 건강에 좋다고 주장하는 전문가는 지방과 관련된 영양학적, 의학적 지식이 일반인, 혹은 인터넷 검색을 해서 얻을수 있는 지식의 수준을 넘어서지 못한다는 것을 뜻한다.

보충제는 만능이다

최근 10여 년간 수많은 성분의 보충제가 쏟아져나오면서 다양한 성분을 건강상태에 맞게 조합해 복용할 것을 주장하는 전문가들이 늘고 있다. 보통 기능의학을 표방하는 전문가들이 영양 영역에서 이와 같은 태도를 보인다. 이들의 가장 큰 문제점은 자신들은 복잡한 신체대사 과정을 감안해서 보충제를 처방한다고 주장하지만, 실제로는 개별 영양소하나로 모든 것을 설명하려는 태도를 가진다는 것이다.

우리가 먹는 음식의 영양소는 셀 수 없이 다양하다. 심지어 아직 존재 여부가 확인되지 않은 성분도 부지기수다. 따라서 영양 및 건강과 관련된 연구는 있는 그대로 받아들여야 한다. 채소와 과일을 많이 먹고 현미를 비롯한 건강한 녹말 음식을 많이 섭취하는 사람들이 건강하다는 연구결과가 있다면 그대로 받아들여야지 특정 영양소 때문에 건강하다는 식으로 왜곡해 결론을 내려서는 안 된다. 무엇보다 지금까지 특정 영양소만 추출한 보충제로 장기적인 건강 이득이 있다는 연구결과는 단 하나도 없다.

영양과 관련해 현란한 용어를 사용하면서 불안감을 부추기는 전문가들은 보충제 판매 목적이 있거나, 의학과 영양학에 대한 관점이 매우 왜곡되어 있는 사람들이니 무턱대고 믿어선 안 된다.

Part 5 지속가능한 삶

지속가능성은 신종 전염병이 주기적으로 유행하고, 기후 위기로 지구 생태계의 극단적인 변화가 현실화되기 시작한 21세기에 인류가 추구해야 할 최고의 화두다. 인간은 안정적인 지구 생태계 조건에서만 생존할 수 있다. 아울러 인간이 지구 생태계 안에서 생존하기 위해서는 지속가능한 건강이 전제되어야 한다. 지속가능한 지구 생태계와 지속가능한 인류 건강은 환경과 인간 모두에게 이로운 지속가능한 먹거리를 통해서만 얻어낼 수 있다. 지금이야말로 지구 생태계의 한계 안에서 번영을 누리기 위해 지혜를 모아야 할 때다.

chapter
10

지속가능한
건강

건강은 정의상 지속가능해야 한다. 일시적으로만 건강하거나 일시적으로만 정서적, 신체적 기능이 양호한 것은 건강이 아니다. 현재의 질병관리 시스템은 건강 유지를 위해 너무나 많은 자원과 에너지를 사용한다. 이는 인간과 지구의 지속가능성을 위협하는 중요한 요인이기도 하다. 반면에, 지속가능한 건강에 이르는 과정은 아주 단순하며 지구 생태계에 추가적인 부담을 주지 않는다. 건강에 대한 인식을 바꾸고 건강을 유지하기 위한 핵심 요인만 이해하고 실천하면 되기 때문이다.

01 음식이 다가 아니다

지금까지 현대인이 겪고 있는 다양한 만성질환의 원인이 무엇이고, 이를 해결하기 위해 어떤 음식을 어떻게 먹어야 하는지 살펴봤다. 그만큼 음식은 절대적으로 중요하다. 그러나 음식만 건강하게 먹는다고 무조건 건강해지는 것은 아니다. 음식이 다가 아닌 것이다. 음식 이외에도 운동 및 신체활동, 수면, 신체자세(몸을 쓰는 습관), 정서적 상태(마음을 쓰는 습관), 사회적 관계가 건강해야 온전한 건강을 유지할 수 있고, 이런 여타의 요인들이 건강해야 건강한 식습관도 지속적으로 유지할 수 있다.

진료실에서 만나는 많은 사람들이 몸에서 이상 증상을 느낄 때 어떤 음식 혹은 어떤 보충제를 먹어야 하는지, 또 어떤 음식을 먹지 말아야 하는지 궁금해한다. 채식인들의 경우 이러한 경향이 좀 더 강하다. 음식을 바꾸고 건강상태의 변화를 경험한 적이 있기에 석연치 않은 증상을 느끼면 이 역시 음식으로 조절할 수 있으리라 단정 짓는 것이다. 하지만 상담을 하다 보면 식습관이 핵심 원인인 경우도 물론 있지만, 식습관 개선만으로 해결되기 어려운 문제도 적지 않다.

가령, 요즘 따라 유난히 피곤을 호소하는 사람들이 있다고 하자. 채식을 하는데도 피로감이 좀처럼 가시지 않는다고도 한다. 이럴 때는 우선 커피를 많이 마시는지 묻는다. 피로감을 이기려고 반복적으로 커피를 마시는 경우가 많기 때문이다. 하지만 커피를 많이 마시면 과도한 각성 효과로 수면의 질이 떨어져 피로감이 악화되고, 이를 만회하기 위해 더 많은 커피가 필요해지는 악순환에 빠진다. 커피를 많이 마시고 있다면 피로감을 없애기 위한 첫 실천은 커피를 줄여나가는 것이다. 하루 중 가장 마지막에 먹는 커피를 1잔씩 줄여나가다가 마지막에는 커피를 마시지 않고도 초롱초롱한 상태가 유지되어야 한다. 말 그대로 커피는 컨디션 유지를 위한 필수품이 아니라 마셔도 그만, 안 마셔도 그만인 기호 식품이 되어야 하는 것이다.

피로감의 진짜 이유를 찾기 위한 다음 질문은 수면이다. 수면 시간이 부족하거나 너무 늦은 시간에 잠을 자면 당연히 피곤할 수밖에 없다. 수면이 만족스럽지 않다면 음주와 흡연상태도 확인해야 한다. 음주는 수면장애와 밀접한 관련이 있다. 잠이 잘 오지 않는 사람들이 잠을 자기 위해 수면제 대신 술을 선택하는 경우가 많기 때문이다. 짐작했겠지만 술은 피로감을 오히려 증폭시킨다. 술은 잠시 의식을 잃게 할 뿐실제로는 수면을 방해한다. 면역세포들은 우리가 잠을 자는 동안 손상된 조직을 복구하는 작업을 하는데, 알코올이 들어오면 손상된 조직 복구보다 알코올 분해가 우선이 된다. 그래서 술을 마시면 몸이 덜 복구된 상태에서 하루를 시작해야 하는 상황이 되어 피로가 누적되기 쉬워진다. 흡연 또한 피로감을 유발한다. 금연에 성공한 사람들이 금연의장점으로 꼽는 점이 아침에 일어날 때 개운해졌다는 것이다. 흡연으로말미암아 체내에 독성물질이 들어오면 알코올과 마찬가지로 이에 맞서는 일이 우선시되고 손상된 조직 복구는 뒤로 밀리게 된다.

술이나 담배 관련 문제가 없는데도 수면이 만족스럽지 않다면 요즘 신경 쓰는 일이 있는지, 자신을 긴장하게 만드는 문제가 있는지, 잠자리에 누웠을 때 머릿속에 맴도는 생각이 무엇인지 등을 확인해야 한다. 수면을 방해하는 스트레스의 원인은 인간관계나 자신의 바람과 현실과의 괴리인 경우가 많다. 현재 이러한 문제를 겪고 있다면 해결 방법을 최대한 빨리 모색할 필요가 있다. 이 과정에서 심리상담사와의상담이 큰 도움이 될 수 있다. 더불어 운동이나 신체활동 정도, 한낮에 햇볕에 노출되는 정도도 파악해야 한다. 한낮에 5~30분 정도 햇볕을 쬐고, 최대한 많이 움직이고, 충분한 운동을 하면 밤에 숙면을 취하기 쉬워진다.

마지막으로 어떤 음식을 먹는지 구체적으로 파악해야 한다. 식곤증을 유발하는 음식이나 과도한 인슐린 분비를 촉발하는 음식을 자주 먹는 건 아닌지, 음식을 너무 석게 혹은 너무 많이 먹고 있는 건 아닌지 등을 확인해야 한다.

피로감 같은 매우 흔하고 단순해 보이는 증상도 그 원인을 찾고 교정하기 위해서 이 모든 요인들이 종합적으로 확인되어야 한다. 단순히 항산화성분이 들어간 보충제를 먹거나 특정 음식을 더 챙겨 먹는다고 해결될 문제가 아니다.

일전에 오랫동안 채식을 했음에도 온몸에 통증이 심한 환자가 있었다. 식습관에는 큰 문제가 없어 보였음에도 자신의 식단에 대한 불안과 가족에 대한 걱정이 컸다. 본인은 건강한 채식을 하려고 노력하는데, 남편과 자녀는 관심도 없고 오히려 자신이 차려주는 건강한 밥상에 대한 반감이 크다고 하소연했다. 가족들이 이런저런 건강문제가 있어 식이조절이 필요한데도 잘 따라주지 않는다는 것이다. 이 환자의 통증이 해결되려면 일단 가족관계 개선 및 자신감 회복이 필요하다. 이 문제가 해결되지 않으면 아무리 건강한 식사를 하더라도 과도한 긴장으로 통증이 쉽사리 사라지지 않을 것이다. 아울러 근골격계 통증을 조절하기 위해서는 스트레칭, 자세 교정, 적당한 근력운동이 필요하다. 증상이 심하면 진통제나 통증조절치료를 병행해야 한다. 이 환자와 비슷한 상황에 있는 사람들이 적지 않다. 이런 경우 건강을 회복하기 위해서는 가족 간의 소통 방법을 점검하고, 각자가 중요하게 생각하는 가치에 대해 존중해주고, 서로 충돌하는 부분이 있을 경우 적당한 선에서 조율하는 등 관계 개선을 위한 노력이 우선적으로 필요하다.

지속가능한 건강은 식이, 운동, 신체활동량, 신체자세, 수면, 스트레스, 사회적 관계, 각종 의존증 및 중독(음주, 흡연, 게임 등) 등이 건강해야 가능하다. 때문에 어떤 건강문제가 발생한다면 이 모든 요인들에 대해 종합적으로 점검해야 한다.

02 　삶에 대한 태도가
　　　건강을 좌우한다

상담을 하다 보면 다양한 부류의 사람들을 만나게 된다. 어떤 사람들은 자신의 건강상태에 대해 매우 관심이 많고 예민하며, 어떤 사람들은 자신의 건강상태에 대해 너무나 무심하다. 건강에 신경을 많이 쓰는 사람들은 기본적으로 불안 수준이 높아 이런저런 말에 쉽게 휘둘리는 경향이 있다. 그래서 시기마다 유행하는 음식이나 보충제를 챙겨 먹고, 유행하는 방식으로 건강관리를 한다. 이들은 유행하는 라이프스타일에 신경 쓰느라 정작 자신의 건강상태에 대해서는 무지한 경우가 많다. 콜레스테롤, 혈당, 혈압, 체중 등이 개선되지 않음에도 유행하는 건강관리법을 무작정 따라 하는 사람들을 보면 안타까울 따름이다.

　혈압이나 혈당이 높아도 특별히 불편한 데가 없다며 음주, 흡연, 식이, 운동 등의 생활습관 관리를 전혀 신경 쓰지 않는 사람들도 부지기수다. 당장 약물치료가 필요한 수준인데도 업무상 술을 마셔야 하고, 사람들과 어울리다가 담배도 피울 수 있는 것 아니냐는 반응을 보이면 의사로서 말문이 막힌다. 이런 사람들은 삶에 자기 자신이 없다. 일과 인간관계가 우선이다 보니 건강을 위한 고민은 항상 뒷전인 것이다. 하지만 일이든 인간관계든 자기 자신이 없으면 아무 의미 없다. 게다가 요즘같이 하루가 다르게 급변하는 시대에는 직업 및 사회적 관계가 하루아침에 바뀔 수도 있다. 때문에 전혀 예상치 못한 변화를 겪으며 극심한 허탈감에 빠지거나 건강이 급격히 악화되기 쉽다.

현대인이 가장 두려워하는 질병은 단연 암이다. 한국인의 25% 정도가 암으로 사망한다. 사망률이 높은 진행성 암 진단을 받아 수술을 하고 항암치료를 여러 차례 받으면 죽음에 대한 공포로 정신을 차리기 힘들다. 암 투병에 좋다고 소문난 약, 보충제, 시술, 제품을 시도하지 않으면 죽을 것만 같은 불안감에 시달리기도 한다. 가족도 환자의 불안감을 달래주기 위해 환자가 원하는 것은 웬만하면 들어주려 애쓴다. 그 결과 효과가 입증되지 않은 암 관련 상품이 불티나게 팔리고 암 치료로 얇아진 환자와 가족들의 주머니가 더욱 얇아지는 안타까운 상황이 벌어진다. 잔인하게도 환자와 가족의 불안감이 암 산업의 원동력인 것이다.

암 투병 환자들 중 가장 안타까운 경우는 반복적으로 수술과 항암치료를 받느라 가족들과의 소중한 시간이나 삶을 정리할 기회를 제대로 갖지 못하고 암 진단 후 수개월에서 수년간 병원을 전전하다 끝내 병원에서 생을 마감하는 사람들이다. 이런 사람들에게 과연 어떤 도움을 줄 수 있는지 의학 종사자로서 무력감을 느낄 때가 많다.

암 같은 중증질환의 치료에 있어서 훌륭한 치료제와 수술도 중요하지만, 환자 본인의 삶의 대한 태도도 매우 중요하다. 치료 효과 면에서 가장 바람직한 삶의 태도는 암 진단 후 죽음에 대한 공포에 휩쓸리지 않는 것이다. 암 진단 후 본인에게 주어진 시간이 얼마 남지 않았다는 사실을 깨닫고, 평소에 미뤄뒀던 종교에 매진하겠다고 결심한 환자를 만난 적이 있다. 이 환자에게 암은 인생에서 맞닥뜨리는 큰 사건들

숭 하나에 불과했고, 자신에게 주어진 인생을 어떻게 의미 있게 사용할지 고민하게 만든 계기가 되었다. 다시 말해, 이 환자에게 치료는 자신의 삶을 도와주는 수단이고, 생존이나 건강 또한 삶의 궁극적인 목표가 아니라 삶의 의미를 구현하는 도구인 것이다. 그렇다 보니 치료를 위해 자신에게 중요한 것을 얼마나 희생할 것인지 적절한 선에서 결정할 줄 알고, 그 선택의 결과 또한 온전히 자신의 책임으로 받아들일 준비가 되어 있다. 이런 사람들은 죽음을 언젠가 누구나 한 번은 맞이해야할 일로 인식하며, 죽음보다 현재의 삶이 스스로에게 얼마나 만족스러운지를 더 중요시한다.

삶에 대한 태도는 건강관리에 있어서 매우 중요하다. 분명한 삶의 목표가 있고 이를 달성하기 위해 건강이 필수라는 것을 인식한 사람들은 합리적이고 효과적인 방법으로 건강을 향상시키는 데 관심이 있다. 그래서 이런 사람들과는 이성적인 대화가 가능하다. 하지만 삶의 목표가 분명하지 않고, 자신의 신체반응보다 주변 사람들의 참견이나 유행하는 건강관리법을 의식하며, 자신의 건강상태가 악화되는 것을 방관하는 태도를 가진 사람들은 암 같은 심각한 건강문제에 직면하면 커다란 위기와 혼란을 겪을 수밖에 없다.

운동과
수면

운동

적당한 운동 및 신체활동은 건강한 삶의 필수 요소다. 운동의 종류에는 유산소운동(심폐지구력운동), 근력운동, 유연성운동, 균형감운동 등이 있다. 보통 운동 하면 유산소운동이나 근력운동만을 떠올리지만 4가지 영역의 운동을 골고루 챙겨야 한다.

- **유산소운동** : 중강도 신체활동을 주당 150분 이상 또는 고강도운동을 주당 75분 이상 하면 건강 증진 효과를 기대할 수 있다. 중강도운동은 대화는 가능하지만 노래를 부르는 것은 어려운 정도의 강도를 뜻하고, 고강도운동은 대화가 힘든 정도의 강도를 뜻한다. 물론 이에 미치지 못하는 낮은 강도나 짧은 시간이라도 몸을 움직이는 것 자체는 건강에 도움이 되므로 제대로 된 운동을 하기 힘들다는 생각 때문에 아예 포기하는 일은 없어야 한다.
- **근력운동** : 1주일에 48시간의 간격을 두고 2~3회 실시한다. 주요 근육별로 8~12회 반복 동작을 하되, 같은 근육을 2일 이상 연속으로 운동하지 않는다. 주요 근육은 가슴, 등, 어깨, 이두근, 삼두근, 복부, 앞허벅지, 뒤허벅지(햄스트링) 등의 8개 주요 근육을 돌아가면서 운동한다.

- **유연성운동** : 1주일에 2~3회 10분 정도 실시한다. 주요 근육별로 10~30초간 스트레칭하고 2~4회 반복해 각 근육별로 총 60초간 스트레칭한다. 스트레칭을 할 때는 통증이 유발될 정도로 무리하지 않아야 한다. 또한 탄성을 이용해서 몸을 튕기듯이 움직이면 외상의 위험이 있으므로 주의해야 한다.
- **균형감운동** : 매일 20~30분씩 운동성 기술(균형, 걷기, 민첩성, 근육협동)과 고유감각 기술(요가)을 키우는 운동을 한다. 65세 이상인 사람들은 1주일에 최소 3일 이상의 균형감운동을 함으로써 낙상을 예방할 수 있다.

처음부터 4가지 운동을 모두 챙겨서 하는 것은 쉽지 않다. 우선 앉아 있는 시간이나 비활동 시간을 줄이는 것부터 실천해보자. 근무 중 장시간 서 있거나 걸어서 다리에 부담이 큰 상황이 아니라면, 최대한 서서 하는 활동을 늘리고 식사 후 바로 눕지 않는 습관을 들인다. 식사 후 바로 설거지를 하거나, 엘리베이터 대신 계단을 이용하는 등 작은 것부터 실천해나가면 자연스럽게 다음 단계에 대한 욕심이 생길 것이다.

수면

수면 또한 건강한 삶을 영위하는 데 있어 아주 중요한 요소다. 음식을 먹지 않아도 수십 일간 건강하게 살아갈 수 있지만, 잠은 며칠만 못 자도 심각한 문제가 발생한다. 사실 수면의 중요성은 매일 실감할 수 있다. 아침에 일어나서 중간에 낮잠을 자지 않고 18시간이 지나면 혈중 알코올 농도 0.05% 수준의 집중력 저하 증상이 나타나고, 22시간이 경과하면 혈중 알코올 농도 0.1% 수준이 된다. 어쩌다 일찍 일어나서 잠을 늦게 자면 누구나 이러한 증상을 겪는다.

수면이 제대로 이루어지지 않으면 업무 및 학습 능률이 떨어지고, 사고 위험이 증가한다. 보통 7~8시간의 수면이 권장되며, 아무리 특별한 사정이 있어 잠을 자지 못하더라도 최소 5시간의 수면을 취해야 무리 없는 일상생활이 가능하다. 통상적인 도시 생활을 하는 사람의 경우 오후 11시 이전에 잠자리에 들어 오전 6~7시 정도에 일어나는 것이 이상적이다.

수면 초기에는 비(非)렘(REM)수면이 우세하고 후기에는 렘수면이 우세한다. 비렘수면이 우세한 수면 초기 시간대(2~3시간)에는 하루 동안 쌓인 육체피로가 회복되고, 이후 렘수면이 우세한 시간대에는 정신적 활동 정리와 정서적 피로 회복이 진행된다. 육체적, 정신적, 정서적 회복에 수면이 매우 중요한 것이다.

수면장애를 호소하는 많은 사람들과 상담을 하다 보면 역설적이게도 만성적인 수면장애의 근본 원인이 수면에 대한 과도한 집착인 경우가 많다. 이를테면, 하루에 7~8시간은 자야 한다는 강박관념으로 억지로 자려고 하다가 수면장애에 이르거나, 부족한 수면을 한번에 몰아서 보충하려다가 수면패턴이 불규칙해지면서 수면장애가 악화되는 것이다.

그래서 나는 수면장애를 호소하는 사람들에게 "졸려서 잠을 자게 되나요? 아니면 자야 된다는 생각 때문에 잠자리에 드나요?"라는 질문을 가장 먼저 한다. 이 질문에 80~90%의 사람들은 졸리지는 않지만 지금 잠을 못 자면 다음 날 피곤할 것 같아서 억지로 자려고 애쓴다고 답한다. 그럼 다음 질문을 이어나간다. "안 졸린데 잠이 오는 게 정상인가요? 잠이 오지 않는 게 정상인가요?" 말할 것도 없이 당연히 졸리지 않으니 잠이 오지 않는 게 정상이다. 그럼에도 이러한 지극히 정상인 반응에 대해 지레 걱정하며, 졸리지 않을수록 자려고 노력하고 그럴수록 신경이 더 예민해지면서 잠이 더 오지 않게 된다. 특히 교대 근무를 하거나 이른 아침에 출근하는 사람들일수록 이와 같은 경향이 강하다.

수면에 대해 이러한 태도를 가지고 있으면 수면장애를 관리하기 매우 어렵다. 일단 수면에 대한 집착과 걱정을 내려놓는 것이 필요하다. 잠을 자지 않고 살아갈 수 있는 사람은 없다. 때문에 특별히 애를 쓰지 않더라도 결국에는 필요한 만큼 잠을 자게 된다. 오히려 잠을 자야 한다, 충분한 수면을 취해야 한다는 기계적인 생각이 자연스러운 수면을 방해한다.

잠이 오지 않으면 굳이 잘 필요가 없고, 휴식을 취하는 것만으로도 충분하다는 인식이 필요하다. 잠은 졸릴 때 자는 것을 원칙으로 하고, 다음 날 기상 시간을 고려해 자야 할 시간이 되었는데 졸리지 않다면 몸과 마음을 이완하고 긴장을 내려놓는 활동을 하면 된다. 심신이 이완되고 긴장이 풀리면 자연스럽게 졸음이 쏟아지면서 좀 더 수월하게 잠에 들 수 있다. 단, 이완요법을 통해 잠을 자고야 말겠다고 다짐하거나, 이완요법을 하면서 '언제 잘 수 있으려나?' 하는 생각을 계속하면 이완요법의 효과를 볼 수 있기는커녕 평소처럼 잠자리에 누워서 왜 잠이 오지 않는지 생각하는 것과 똑같은 상황이 벌어진다.

이완요법으로 심호흡과 아우토겐 트레이닝(autogenic training)을 추천한다. 의자나 소파에 엉덩이를 살짝 앞으로 빼서 앉고 등을 등받이에 편안하게 기댄다. 손을 허벅지 위에 편안하게 올려놓고 눈을 감는다. 온몸의 힘을 뺀 상태에서 배를 집어넣으며 폐 안의 공기를 완전히 내보낸다는 느낌으로 천천히 숨을 내쉬었다가 배와 가슴 가득 숨을 들이마신다. 그리고 다시 천천히 숨을 내쉬고, 또 천천히 들이마시기를 반복한다. 5분에서 수십 분까지 심호흡을 하면서 '나는 아주 편안하다, 이렇게 쉬고 있는 것만으로도 충분하다'는 말을 마음속으로 되뇌기를 반복한다. 이 마음의 말을 경청하면서 온몸의 힘이 빠져나가는 동시에, 몸이 무거워지며 짐짐 더 바닥으로 가라앉는 느낌이 느껴지는지 살핀다. 잠을 자야 한다는 생각을 내려놓고 지금 이 순간 이완과 휴식에 집중하면 어느새 피로가 풀릴 것이다. 수면장애를 겪는 환자들은 이완요법에 대한 설명을 듣는 것만으로도 얼굴이 환해진다.

더불어 졸린 것과 피곤한 것을 구분하는 일도 중요하다. 피곤하면 쉬는 것이고, 졸리면 자는 것이다. 잠은 몸과 마음이 편안할 때 오는 것이니 몸과 마음이 편하지 않은 피곤한 상태에서는 오히려 잠이 잘 오지 않을 수 있다. 만족스러운 수면을 위해서는 우물가에서 숭늉 찾듯이 바로 잠을 청하기보다는 충분한 휴식과 이완요법으로 몸과 마음부터 편안하게 만드는 일이 선행되어야 한다. 이렇게 몸과 마음이 편해지

면 저절로 졸음이 찾아온다. 이 점만 제대로 이해해도 수면장애 증상
은 상당히 호전될 수 있다.

한편, 잠이 올 때만 자리에 눕는 것을 자극조절요법(stimulus control therapy)이라고 하는데, 이 방법 또한 매우 효과적이다. 일정한 시간이
되었다고 바로 잠자리에 들지 않고 몸과 마음이 편안한지부터 살핀다.
그러고 나서 졸음이 몰려오면 자리에 눕되, 졸린 것 같아 자리에 누웠
음에도 15분 이내에 잠이 오지 않으면 다시 일어나서 충분한 휴식을
취한다. 그러다 졸음이 오면 다시 자리에 눕는 과정을 반복한다. 이렇
게 할 경우 전체적인 수면 시간은 줄어들지만 수면의 효율은 향상된다.
단, 잠을 덜 잤다 하더라도 기상 시간은 일정해야 한다. 그리고 낮잠은
자지 않아야 한다. 단기적으로 수면 시간이 줄어들면 수면 압력이 증가
해 당일에는 좀 더 일찍, 쉽게 잠이 들 수 있게 된다.

이완요법과 자극조절요법을 제대로 실천했지만 여전히 수면에 어
려움이 있다면 자신을 긴장하게 만드는 스트레스 요인이 무엇인지 고
민해봐야 한다. 당장 떠오르는 스트레스 요인이 없더라도 자려고 누웠
을 때 혹은 이완요법을 할 때 머릿속을 맴도는 생각이 있다면, 그것이
바로 스트레스 요인일 가능성이 높다. 자신의 스트레스 요인을 파악했
다면 그 문제를 적절히 관리하기 위해 심리상담을 받아보는 것이 좋다.
심리상담 과정을 통해 자신이 왜 그 문제로 긴장하고 걱정하는지, 자신
의 정서적 반응이 적절한 것인지, 과도한 긴장을 완화시킬 수 있는 방
법은 무엇인지 등의 답을 찾아갈 수 있다.

이외에 수면에 도움되는 기본적인 수면위생 지식은 다음과 같다.

- **각성제 피하기** : 카페인(최소 취침 6시간 전부터)과 니코틴(최소 취침 2~3시간 전부터) 노출을 최대한 피한다.

- **알코올 피하기** : 술을 마시면 일시적으로는 수면이 유도되는 듯 하지만, 술이 깨면서 금단증상이 발생해 오히려 수면의 질이 떨어지게 된다. 심지어 수면 후기에 악몽을 유도할 수 있고, 다시 잠들기 어렵게도 만든다. 때문에 알코올을 이용해서 수면상태를 개선하려는 시도는 애초에 하지 않는 것이 좋다.

- **야식 피하기** : 취침 3시간 전에는 온전한 한 끼 식사를 피한다. 하지만 배가 고파 수면이 방해를 받을 것 같으면 과일이나 소량의 (당분이 아닌) 녹말 식품(무설탕·무지방 빵, 떡, 감자, 고구마 등)을 섭취한다.

- **수분 섭취하기** : 취침 전에는 수분 섭취를 피하되, 늦은 오후나 이른 저녁에 충분한 수분을 섭취하면 혈액점도를 낮추고 혈액순환이 개선되어 수면과 피로 회복에 도움이 된다.

- **운동하기** : 오후 시간이나 초저녁의 유산소운동은 숙면에 도움이 된다. 하지만 취침 직전에는 격렬한 운동을 피하고 요가나 스트레칭 같은 이완운동을 하는 것이 좋다.

- **수면의식 치르기** : 잠자리에 들 시간이 가까워지면 조명을 줄이고 이완요법, 반신욕 등을 실천한다. 은은한 조명 아래 가벼운 독서나 TV 시청은 괜찮지만 자극적인 내용의 독서나 TV 시청은 피한다. 그 밖에 각성을 유발할 수 있는 일, 모바일 기기 및 밝은 빛 노출 등도 피한다.

- **침실/침대 환경 조성하기** : 침실은 어둡고 조용하고 선선하게 유지

한다. 손발이 차면 장갑이나 수면양말을 착용한다. 이불은 몸이 눌리지 않도록 가벼우면서 보온성이 좋아야 한다. 자꾸 시간을 확인하게 된다면 시계를 치운다.

지속가능한 삶

chapter

11

지속가능한
먹거리

지구의 허파라 불리는 아마존 밀림은 아마존 원주민들이 가꾼 농장이자 정원이다. 원주민들은 이 거대한 밀림에서 살아가는 데 필요한 모든 것을 얻을 수 있었기에 열심히 밀림을 가꿔왔고, 그 결과 지금 같은 모습이 될 수 있었다. 하지만 현대인은 아마존 밀림을 없애고 이곳을 가축을 방목하는 목초지 및 사료를 재배하는 농지로 뒤바꾸고 있다. 이로 인해 대기 중 이산화탄소 농도도 급격하게 증가하고 있다.

우리가 무엇을 먹을 것인지 결정하는 일은 음식을 먹는 사람들의 건강을 결정할 뿐만 아니라 삶의 터전인 지구의 모습까지 결정한다. 기후 위기가 심각한 수준에 이른 지금, '무엇을 먹을 것인가?'에 대한 고민은 '어떤 지구에서 살 것인가?'라는 고민과 불가분의 관계에 있다.

01 육식과 기후 위기

2020년은 한국인이 기후 위기의 심각성을 비로소 인식하게 된 역사적인 해다. 30일이 넘도록 지속된 폭우를 겪으면서 먼 미래의 일로만 생각했던 기후 위기가 이미 일상의 문제가 되었다는 사실을 깨닫게 되었기 때문이다. '이 비의 이름은 장마가 아니라 기후 위기입니다'라는 주장이 어느 때보다 공감을 얻었고, 대중매체들은 앞다퉈 기후 위기의 심각성을 알렸다.

정부 또한 '그린 뉴딜 정책'을 발표했다. 그런데 온실가스를 획기적으로 줄일 수 있는 핵심 내용은 빠져 있다. 국제에너지기구(IEA)에 따르면, 2017년 기준 한국은 세계에서 7번째로 많은 6억 톤의 이산화탄소를 배출하고, 1인당 배출량은 세계에서 4번째로 많다고 한다.[1] 이렇게 많은 온실가스를 배출하고 기후 위기 악화에 책임이 있음에도 우리 사회는 기후 위기의 심각성이나 온실가스 배출을 줄이기 위한 노력에 그다지 관심이 없다. 환경보다 경제 성장, 가성비, 욕구 충족이 최고의 가치로 인정받고 있다. 반면에, 미국, 유럽 등의 국가들은 실질적으로 온실가스 배출을 줄여나가고 있다. 상황이 이렇다 보니 한국은 국제사회에서 기후악당이라는 오명을 얻고 말았다.

2019년 독일의 청소년들을 대상으로 진행한 설문조사에서 71%의 청소년들이 어떤 조건에서도 환경을 먼저 생각해 행동하겠다고 답했다(참고로 2년 전에는 66%였다).[2] 유럽 젊은 세대의 높은 환경 인식 수준은 최근 몇 년 사이 채식 인구가 5~10배 증가한 사실에서도 확인된다. 그렇다면 한국은 어떨까? 대부분의 젊은 세대들은 온실가스나 기후 위기의 문제에 대해 알고 있다고 답할 것이다. 하지만 환경 재난과 기후 위기를 극복하기 위해 자신의 행동을 적극적으로 바꾸겠다는 사람들은 과연 몇이나 될지 의문이다.

최근 서구국가들에서 보이는 급격한 채식 인구의 증가와 채식 산업의 성장은 심화된 기후 위기와 밀접한 관련이 있다. 2019년 8월 기후 변화에 관한 정부 간 협의체(IPCC)에서 〈기후 변화와 토지 특별 보고서〉를 발표했다. 이에 따르면, 전 세계 인구가 동물성 식품을 전혀 섭취하지 않는 비건이 되면 80억 톤의 온실가스를 줄일 수 있을 것으로 추정된다.[3] 80억 톤의 온실가스라 하면 2018년 기준 인간이 배출한 온실가스 371억 톤의 22%에 해당하는 양이다. 에너지 생산과 운송 방식을 친환경적으로 바꾼다 한들 현재의 식문화에 변화가 없으면 기후 위기에 효과적으로 대응할 수 없기에 IPCC에서 특별 보고서를 발표한 것이다.

현재 세계 농경지의 77%가 가축을 위한 방목지나 사료(주로 콩) 생산을 위해 사용되고 있다. 동물성 식품이 전 세계 칼로리의 18%만 공급하고 있음에도 불구하고 말이다. 지난 50년간 전 세계 1인당 고기 및 식물성 기름 소비가 2배 증가했고 이로 인해 방대한 밀림이 파괴되고 있다. 밀림이 농경지로 바뀌면 밀림이 흡수하던 이산화탄소가 그대로 대기 중에 남아 매년 52억 톤의 이산화탄소가 증가하게 된다.[3-4] 뿐만 아니라 가축들이 트림과 방귀로 내뿜는 메탄, 분뇨 처리 과정에서 발생하는 메탄과 아산화질소, 농지에 과량으로 투입된 화학 비료와 분뇨 퇴비로 인해 발생하는 아산화질소 등으로 인한 온실효과도 이산화탄소 62억 톤 정도에 해당한다. 메탄과 아산화질소는 이산화탄소에 비해 각각 28배, 256배 온실효과가 크기 때문에 소량만으로도 기후 위기에 지대한 영향을 미친다. 게다가 사료 및 육류 운반 등에 의해 26~52억 톤의 이산화탄소가 추가로 발생한다.

현재 한국은 가축 사료의 대부분을 수입하고 있는데, 2019년 브라질에서 대두박의 87.5%, 옥수수의 36.3%를, 아르헨티나에서 옥수수의

32.9%를, 미국에서 옥수수의 22.4%를, 우크라이나에서 밀의 50.6%를 수입했다.[5] 아무리 우리나라에서 기른 한우나 한돈을 먹는다 하더라도 궁극적으로는 아마존 밀림이 파괴될 수밖에 없는 구조다. 2020년 국제노동기구와 미주개발은행이 공동으로 발표한 〈라틴아메리카의 온실가스 순배출 제로(net-zero)와 고용 창출을 위한 보고서〉에는, 동물성 식품에서 식물성 식품으로의 식단 전환을 통해 라틴아메리카 온실가스 배출의 주범인 삼림 파괴를 중단하고 나무 심기 캠페인을 벌이겠다는 계획이 담겨 있다. 그리고 이를 통해 1,470만 개의 일자리가 창출될 것이라 전망하기도 했다. 하지만 이 계획이 성공하려면 라틴아메리카에서 사료와 고기를 수입하는 나라들에서의 동물성 식품 소비량이 적어도 60%는 감소해야 한다는 점을 분명히 하고 있다.[6] 한국에서 한우, 한돈을 지금과 같이 소비하는 한 라틴아메리카의 온실가스 감축과 일자리 창출 노력은 수포로 돌아갈 수밖에 없는 것이다.

지난 50년간 한국의 축산업 규모는 10배 이상 성장했다. 이로 인해 1990년 1,000만 톤 수준이었던 축산 관련 온실가스가 2017년 1,400만 톤으로 증가했다. 사육하는 가축 수와 육류 섭취를 줄이지 않으면 축산 관련 온실가스를 줄일 수 없다. 그럼에도 정부는 육류 섭취를 줄이기 위한 농업 및 영양 정책을 수립하지 않고 있다.

반면, 네덜란드는 자국민들에게 체계적으로 육류 및 어류 섭취 줄이기를 권하고 있다. 2016년 발표된 네덜란드 식이가이드에서는 고기 섭취를 1주일에 2번 이내로 제한하고 생선 섭취도 1주일에 1회 이내로 제한하며 식물성 식품을 통한 단백질 섭취를 권한다. 더 나아가 네덜란드 교육부는 2018년부터 모든 공식 행사의 식단을 채식으로 제공하고 고기나 생선을 요청하는 사람들에게만 동물성 식품을 제공한다는 결정을 내렸다. 2019년에는 네덜란드의 수도이자 최대 도시인 암스테르담 정부도 비슷한 결정을 했다. 과거에는 고기가 기본이고 채식을 요청하는 사람들에게만 채식 옵션을 제공했지만, 이제는 채식이 기본이고 육식이 옵션이다. 바꿔 말해, 채식이 뉴노멀(new normal)이 된 것이다. 뿐만 아니라 네덜란드 의학계에서는 〈로테르담 연구〉를 통해 동물성 단백질이 당뇨병을 증가시키고 심혈관질환 및 암으로 인한 사망을 증가시킨다는 연구결과를 발표함으로써 새로운 식이가이드의 타당성을 뒷받침해주고 있다.[7~8]

한국도 더 늦기 전에 이러한 국제사회의 흐름에 동참해야 한다. 국민 건강과 온실가스 배출 감소를 위해 정부가 나서서 축산 및 육식 제한, 채식 장려 정책을 수립해야 한다. 정부가 기후 위기의 심각성을 알리고, 기후 위기에 대응하는 데 필요한 사회의 전반적인 변화에 대해 설명하고 국민들의 협조를 구해야 한다. 그렇지 않으면 코로나19 대유행으로 비롯된 경제, 사회, 고용 관련 문제들이 기후 위기 시대에는 감당할 수 없을 정도로 증폭될 것이다.

02 공장식 축산이 없어져야 GMO가 사라진다

많은 환경운동가, 유기농 생산자, 생활협동조합활동가, 종교인들은 GMO 식품을 극도로 반대한다. GMO는 유전자변형생물체(Genetically Modified Organism)의 약자이며, GMO 식품은 유전자를 변형시킨 농산물, 축산물, 수산물 및 이 식품들이 재료로 쓰인 가공식품을 뜻한다. 현재 재배되고 있는 GMO 작물은 대부분 제초제(글리포세이트 기반 제초제) 내성 유전자와 Bt독소(살충 효과) 생산 유전자가 삽입된 제초제 내성, 해충 저항성 GMO 작물이다. 많은 사회운동가들이 GMO 작물을 반대하는 입장에 서 있는 데 반해, 상당수의 과학자들은 GMO 작물에 우호적인 태도를 취한다. 유전자 변형 기술은 이미 다양한 분야에서 활용되고 있으므로 이 기술을 식품에 적용하는 것 또한 큰 문제가 없을 것으로 보는 것이다.

실제로 인슐린, 백신, 비타민B12 등 많은 의약품과 보충제가 유전자 변형 및 재조합 기술을 통해 생산된다. 문제는 제약회사의 유전자 변형 세균 배양조와 농사를 짓는 논이나 밭, 숲은 조건이 완전히 다르다는 데 있다. 제약회사의 배양조 환경은 철저히 통제되지만 농업 환경은 GMO 작물과 일반 작물이 철저히 구분될 수 없다. 벌, 나비 같은 곤충이나 바람에 의해 GMO 작물의 꽃가루가 일반 작물로 옮겨지는 교차수분이 얼마든지 발생할 수 있다. 때문에 GMO 작물 재배가 증가할

수록 일반 작물의 GMO 유전자오염이 증가해 예상치 못한 상황이 발생할 수 있다. 이 사실 하나만으로도 유전자 변형 기술을 농업에 도입하는 것을 금지해야 하는 근거는 충분하다.

게다가 제약회사의 공장에서는 유전자 변형 세균 자체가 아니라 그 세균이 생산해낸 단백질을 수거해 사용하기 때문에 특별한 부작용이 발생하지 않지만, GMO 작물은 유전자가 변형된 생물체 전체를 먹기 때문에 부작용 여부를 장담할 수 없다.

실제로 GMO 작물은 개발 초창기부터 예상치 못한 부작용이 보고되었다. 1996년 제초제 내성 콩이 시판되고 2년 후인 1998년 영국에서 해충 저항성 GMO 감자(Bt GMO 감자) 연구가 진행되었다. GMO 감자를 먹은 쥐들은 10일 만에 뇌, 간, 정소가 작아지고, 췌장과 소장이 커지고, 백혈구의 면역반응이 느려지고, 위, 소장, 대장에 암으로 발전할 수 있는 증식성 세뇨성상이 초래되었다.[9] 제초제 내성 옥수수를 24개월간 먹은 수컷 쥐에서 간과 담도에 종양이 2.3배 더 많이 발생했고, 암컷 쥐에서는 유방과 뇌하수체에 종양이 1.7배 더 많이 발생했다. 뿐만 아니라 실험 도중 GMO 옥수수를 먹은 쥐들에게 고통스러울 정도로 거대한 종양이 발생해 윤리적 이유로 안락사를 시킬 수밖에 없었던 사례도 발생했다.[10]

이런 논란에도 여전히 GMO 콩과 옥수수가 재배되고 있는 근본적 이유는 GMO 콩이나 옥수수가 직접적인 식용보다 주로 가축 사료 및 식용유, 녹말, 당분 등의 원재료로 쓰이기 때문이다. 한국은 대부분의 가축 사료를 수입하는데, 사료의 70~80%를 미국, 브라질, 아르헨티나

등지에서 수입한다. 공교롭게도 이들 국가 모두 GMO 작물 재배에 앞장서고 있다. 한국처럼 GMO 사료를 수입해 축산을 하는 나라가 있는한 GMO 콩과 옥수수 재배는 줄어들지 않고, 이 작물들을 재배하기 위한 아마존 밀림 파괴도 계속될 수밖에 없다. 땅과 물이 글리포세이트(라운드업 제초제의 주성분)와 비료에 오염됨으로써 제초제 내성 GMO가 아닌 종자는 아예 자라지도 못하는 땅이 늘어나는 것이다.

GMO 작물의 끔찍한 현실을 깨달았다면 온건한 GMO 완전표시제를 요구하는 수준에 머무르지 말고, GMO 사료 수입 전면 중단을 요구해야 마땅하다. 그리고 GMO 작물 사료를 먹여 생산된 동물성 식품섭취도 중단해야 한다. 그래야 GMO 작물 재배 면적을 줄일 수 있고, GMO 종자와 제초제를 판매하는 대기업들의 활동을 억제할 수 있다. 말로만 GMO 작물을 반대하고 GMO 작물의 농축물인 동물성 식품을먹는 것에 대한 문제 인식이 없다면 실질적인 변화를 기대하기 어렵다. 아무리 GMO 반대를 외쳐도 GMO 사료로 키운 고기나 젖, 알 등을먹으면 GMO 농업은 성장할 수밖에 없다. 이런 면에서 동물성 식품을먹지 않는 비건들이나 자연식물식 실천자들이야말로 GMO 억제에 실질적인 기여를 하고 있다고 볼 수 있다. 열성적인 GMO 반대 활동가들이 본인의 식단에 대해서도 진지하게 고민하며 자연식물식을 실천하길 간절히 바란다.

03 　　　가축의 분뇨가
　　　　　　　　토양과 물을 오염시킨다

4대강 사업이 완료된 이래로 여름만 되면 4대강 녹조에 대한 뉴스가 끊이지 않고 있다. 많은 환경운동가들은 이 녹조 문제를 해결하기 위해 4대강에 설치된 보의 철거를 주장하지만 보다 근본적인 원인은 축산 분뇨에 있다. 표면적으로는 4대강 사업이 완료된 2012년 이후 4대강의 녹조 현상이 심화되기 시작한 것처럼 보인다. 그런데 2012년은 축산 분뇨 해양 투기가 전면 금지되면서 육지에서 처리하는 가축 분뇨의 양이 본격적으로 증가한 해이기도 하다. 육지에서 처리하는 가축 분뇨의 양이 증가하고, 4대강 사업에 의해 유속이 느려지면서 녹조 현상이 발생하게 된 것이다.

　2018년 기준 매일 18.5만 톤(연간 6,755만 톤)의 가축 분뇨가 발생한다.[11] 일반적으로 가축에서 나온 분뇨를 퇴비로 만들어 땅에 뿌리면 화학 비료를 대체해 친환경적일 것이라고 생각한다. 그러나 밀집 사육 환경에서 대량으로 사용되는 항생제와 소독제가 발효를 방해함으로써 가축 분뇨는 양질의 퇴비가 되지 못하고 토양 및 수질오염의 원인이 되고 있다. 우리나라에서 사육되는 가축의 수는 땅이 감당할 수 있는 수준을 넘어선 지 오래다. OECD국가들 중 한국은 2002년 이후로 줄곧 농지에 질소를 가장 많이 투입하고 있다.[12] 화학 비료를 사용하지 않더라도 가축 분뇨만으로도 질소가 과잉으로 투입되는 상황인 것이다. 토양의 양분 수지를 맞추고 질소 균형을 유지하기 위해서는 사육하는 가축의 수를 줄이지 않으면 안 된다.

과잉 투입된 질소는 지하수로 스며들어 지하수의 질산성질소 농도를 높이고, 지하수를 더 이상 먹을 수 없는 물로 만든다. 이런 현상이 가장 심각한 지역은 제주도다. 과도한 돼지(제주 흑돼지) 사육과, '자원순환'이라는 미명하에 진행된 마구잡이식 분뇨 살포로 돼지 분뇨가 지반 깊숙이 침투해 복원이 불가능한 지경에 이르렀고, 인근 주민들은 악취와 지하수오염으로 고통받고 있다. 상황이 이렇다 보니 제주도는 '사육두수 총량제'를 도입해 양돈 분뇨 액비 살포를 금지하는 한편 사육하는 돼지 수를 분뇨 처리 용량 이내로 줄이겠다고 발표했다.[13]

분뇨의 오염 문제는 지하수오염에 그치지 않는다. 강과 바다로 흘러들어간 질소는 강과 바다에 녹조나 적조를 유발한다. 특히 바다로 흘러간 질소는 연안 해역에 식물성 플랑크톤을 폭발적으로 증가시켜 수심이 깊은 바다의 산소를 고갈시킨다. 이로 인해 새우, 게, 물고기는 물론 미생물조차도 살기 힘든 데드 존(dead zone), 즉 죽음의 바다가 형성된다. 1950년대 45개 수준이던 데드 존은 현재 700개 정도가 확인되고, 실제로는 1,000곳 이상일 것으로 추정된다.[14] 한반도 주변에도 진해만과 가막만 등 남해안 인근 해안에 다수의 데드 존이 확인된다.[15]

농지에 과잉으로 투입된 질소는 토양 및 수질오염을 일으킬 뿐만 아니라 온실효과가 이산화탄소의 256배에 이르는 아산화질소(N_2O) 형태로서 대기 중으로 휘발된다. 우리나라 농지에 발생하는 아산화질소의 73%는 가축 분뇨에 의해 발생한다.[16] 따라서 농업에서 발생하는 온실가스를 줄이려면 필연적으로 가축 사육을 줄여야 한다.

2002년 한국에게 질소 투입 1위 국가 자리를 양보한 네덜란드는 가축 분뇨 쿼터제, 겨울철(9월~2월) 분뇨 살포 제한, 가축 농장 집단화 금지 등의 조치로 질소 투입량을 한국보다 낮추는 데 성공했다. 현재 네덜란드는 1헥타르(약 3,025평)당 소 2.3마리, 돼지 5.1마리만을 키우도록 제한하고 있다. 덕분에 네덜란드의 질소 투입량은 지속적으로 감소 중이다.

한국은 1헥타르당 한우 1,428~2,000마리, 비육돈 12,500~13,698마리를 사육할 수 있다(축산법시행령 [별표 1] 참고). 사료의 대부분을 수입하는 한국은 순환농법 자체가 불가능하다. 사료를 수입하면서 순환농법을 하려면 사료를 수출한 국가인 미국과 브라질 등에 가축 분뇨를 재수출해야 한다. 지금과 같이 수입산 GMO 사료에 의존하는 축산을 유지한다면 질소 과잉 투어 1위라는 불명예, 지하수 및 하천오염, 온실가스 배출 증가라는 부담을 안고 갈 수밖에 없다.

04 슈퍼박테리아를 부르는 가축 항생제

단위 면적당 최대 생산성을 위해 가축을 밀집 사육하다 보면 가축의 면역력이 쉽게 떨어져 항생제를 다량으로 사용할 수밖에 없다. 그런데 가축에게 다양한 항생제를 자주 투입하면 항생제에 내성이 있는 세균이 발생한다. 가축의 몸속에 들어간 항생제의 80~90%가 분뇨와 함께 배설되어 토양과 하천을 오염시키고, 가축 분뇨 비료가 살포된 농지와 주변 하천도 오염시켜 항생제에 죽지 않는 내성균을 발생시킨다. 과도한 항생제는 동물과 환경에 내성균을 유발하고, 이 내성균은 가축 접촉, 식품 섭취, 축사 주변 토양이나 하천, 가축 분뇨 살포, 토양 접촉 등의 경로를 통해 인간에게 전파된다. 실제로 2016년 〈영산강 유역 항생제오염 조사〉에서 가축 분뇨 퇴비화 시설 주변 토양과 하천에서 가축용 항생제가 검출됨으로써, 축분 퇴비 사용 시 토양과 하천 주변에 항생제 내성세균이 출현하고 생태계를 교란시킬 수 있다는 우려가 제기되었다.[17]

한국은 유럽국가들과 비교조차 할 수 없을 정도로 가혹한 밀집 사육을 하는 터라 가축에게 투여하는 항생제 양이 상당하다. 항생제를 질병의 예방 및 치료를 위해 사용한다고 생각하기 쉽지만, 축산에서는 항생제를 주로 성장 촉진 목적으로 쓰고 있다. 사료에 소량(0.25% 정도)의 항생제를 첨가하면 성장속도가 50% 정도 증가하기 때문이다. 축산업계에서는 이를 '사료 효율 증대'라는 말로 표현한다. 우리나라는 성장 촉진 및 자가치료 목적의 가축 항생제 사용이 전체의 90% 이상을 차지할 정도로 무분별하게 가축 항생제가 남용되어오다,[18] 2011년에 이르러서야 성장 촉진 목적의 항생제 사료 첨가가 금지되었다. 하지만 사료 첨가 항생제 양은 줄었으나 자가치료 목적의 가축 항생제 사용이 급격히 늘어 전체 가축용 항생제 사용량은 연간 1,000톤 수준으로 큰 변화가 없다.[18~19] 국제적으로 육류 1kg당 50mg 미만의 항생제가 권장되는데, 우리나라는 2010년 기준 육류 1kg당 118mg을 사용하는 세계 최고 수준의 가축 항생제 사용 국가다.[20] 한국은 그야말로 어떤 항생제에도 죽지 않는 '슈퍼박테리아' 위험 국가인 것이다.

2018년 질병관리본부에서 발표한 〈국내 항생제 내성균 감염에 대한 질병부담 연구〉 결과에 따르면, 한국에서는 매년 6가지 주요 항생제 내성균에 9,727명이 감염되어 3,921명이 사망하고 5,501억 원의 비용이 발생한다. 이 중 가장 심각한 '카바페넴내성 장내세균(CRE)'에 감염되면 입원 기간이 116.3일 연장되고 약 1억4,130만 원의 추가 비용이 발생한다.[21] 현재 CRE의 유일한 치료제는 콜리스틴(colistin)이기 때문에 의학계에서는 이 최후의 항생제를 신중하게 사용하고 있다. 하지만 이 최후의 항생제가 가축에게는 연간 6~16톤이나 무분별하게 사용되고 있다. 그 결과 2013년부터 소, 돼지, 닭에서 다양한 콜리스틴 내성세균들이 발생하고 있고,[22] 2016년에는 사람에게서 콜리스틴으로 죽지 않는 CRE가 발견되기에 이르렀다.[21] 가축에서 발생한 내성균이 인간에게 옮아간 것이다.

한국에서는 CRE균혈증 환자가 매년 421명 발생해 231명이 사망하고 연간 442억 원의 의료비용이 추가로 발생한다.[21] 가축에게 무분별하게 사용되고 있는 콜리스틴이 통제되지 않는다면, 그리고 항생제 없이 생존할 수 없는 밀집 사육이 중단되지 않는다면 CRE로 인한 희생자와 피해는 증가할 수밖에 없다.

현재 항생제는 인간에게 주로 사용하는 것과 동물에게 주로 사용하는 것으로 나눠져 관리되고 있다. 인수공통 항생제 내성균이 출현할 가능성을 낮추고 향후 인간에게 사용할 수 있는 항생제 후보를 남겨놓기 위해서다. 하지만 가축에게 무분별하게 사용되는 항생제가 제대로 통제되지 않으면 축산 시설에서 다양한 항생제 내성균이 발생해 인간을 감염시킬 수 있다. 정부와 전문가들은 가축 항생제 남용으로 인한 다제 내성균 출현의 위험성을 인지하고 인간과 동물, 환경을 동시다발로 관리하는 '원헬스(one-health)' 개념을 도입하려 애쓰고 있다. 그러나 가축이 존중해야 할 생명체가 아닌 곧 도축될 상품, '산업동물'로 존재하는 한 인간, 동물, 환경의 통합적인 건강관리는 요원한 일이다.

현재 전 세계가 코로나19 바이러스로 엄청난 인명 피해와 경제 위기를 겪고 있다. 그 시작은 평화롭게 살던 박쥐와 천산갑을 포획하고 밀접하게 접촉한 인간의 행위에서 비롯되었다. 2003년의 사스는 박쥐와 사향고양이, 2009년의 신종 인플루엔자는 밀집 사육 돼지, 2015년 메르스는 박쥐와 낙타 등이 인간과 밀접 접촉하면서 발생했다. 이들 모두 인간과 동물, 자연 서식지의 적당한 거리가 유지되었다면 생기지 않았을 질병들이다.

가축을 밀집 사육하며 단지 상품으로만 바라보는 공장식 축산 시스템은 '예방적 살처분'이라는 명목하에 7,000만 마리의 동물 대학살을 마치 어쩔 수 없는 선택인 양 인식하게 만든다. 구제역, 조류인플루엔자라는 단어와 함께 자연스럽게 살처분이란 단어를 연상하게 되는 것처럼 말이다. 최근에는 아프리카돼지열병까지 유입되면서 야생 멧돼지를 포획하고 사살한다. 이렇게 동물을 학살하는 데 사용된 세금은 4조 원에 육박한다.[23] 하지만 이 과정에서 축산업자들은 어떤 경제적 손해도 입지 않는다. 오히려 보상금으로 더욱 큰 규모의 밀집 사육 농장을 짓는 경우도 허다하다. 과연 이런 천문학적인 지원금으로 현재의 축산을 유지시키는 것이 문명국가에서, 합리가 지배하는 사회에서 가능한 일인지 심각하게 고민할 때다.

무분별하게 사용되는 가축 항생제는 다제내성 슈퍼박테리아뿐만 아니라 전혀 다른 종류의 건강문제를 유발할 수도 있다. 저농도의 항생제가 가축의 성장을 촉진했듯, 동물성 식품의 잔류 항생제 및 가축 항생제에 오염된 식수를 통한 저농도의 항생제 노출은 인간의 성장을 촉진해 대사질환을 초래하고, 장내세균을 변화시켜 면역 관련 질환을 일으킬 가능성이 있다. 아직 가설 수준의 우려이지만 가축에서 관찰된 현상이 인간에게 일어나지 않도록 사전주의의 원칙을 적용해 밀집 사육과 무분별한 가축용 항생제 사용을 제한하는 정책을 단행할 필요가 있다.

epilogue

음식이
지구를 바꾼다

지금까지 우리나라 사람들의 건강상태 및 식습관 변화, 기초적인 영양생리, 인슐린저항성의 원인, 다양한 만성질환의 원인, 미래세대의 건강한 성장에 대한 고민, 환원론적 영양학 패러다임의 폐해, 음식 이외의 생활습관의 중요성, 동물성 식품에 의한 기후 위기 악화, GMO 작물 확산, 가축 분뇨, 가축용 항생제, 다제내성균으로 인한 환경오염 등의 현실을 살펴봤다.

가벼운 마음으로 이 책을 읽기 시작한 독자들에게는 어렵고 낯선 주제도 일부 있었을 것이다. 하지만 나는 2020년대를 살아가는 지구인으로서 각 개인이 자신의 건강을 지키고 다음 세대에게 인류의 번영을 물려주기 위해서는 이 모든 주제에 대한 지식이 필요하다고 생각한다. 나는 지난 10년간 이 문제들을 각종 강연, 방송, 기고 등을 통해 꾸준히 제기해왔다. 그럼에도 많은 매체들은 건강을 위해 무엇을 먹어야 하는지에만 관심이 있었다. 왜 우리가 먹는 음식에 관심을 가져야 하는지, 왜 어떤 음식은 건강에 좋지 않고 어떤 음식은 건강에 도움이 되는지, 우리가 먹는 음식이 어떻게 환경에 영향을 미치는지에 대한 보다 상세한 내용에 대해서는 큰 관심이 없었다. 나는 이러한 현실이 안타까웠다. 그래서 제한된 지면이나마 우리가 먹는 음식에 관심을 가져야 하는 이유들을 독자들에게 전달하기 위해서 이 책을 집필하게 되었다.

가장 아쉬움이 남는 부분은 Part 5다. 기후 위기, GMO 작물, 가축 분뇨, 가축용 항생제, 다제내성균 모두 굵직굵직한 주제임에도 충분하게 설명하지 못했다. 기후 위기가 본격화되고 그에 따른 새로운 건강 위협이 우리를 기다리고 있는 상황에서 우리는 여기에 맞서 싸울 경기장을 최대한 유리하게 만들어야 한다. 지금의 경기장은 기울어져 있어서 패배가 예정되어 있는 것이나 다름없다. 경기장을 바로 세우기 위해서는 무엇보다 식물성 식품 중심으로의 식단 전환이 필요하다.

현재의 지구환경은 인간 생존에 필수적인 의식주를 얻는 과정에서 얻어진 산물이다. 인간에게 유리하게 환경을 바꾼 덕분에 인구수는 지구 역사상 가장 많고, 인간의 영향이 미치지 않는 곳이 없게 되었다. 공기는 미세먼지와 온실가스가 넘쳐나고, 바다는 온갖 화학물질과 각종 쓰레기로 가득하다. 숲을 파괴하고 그 자리에 소, 돼지, 닭 등 인간이 선택한 특정 종만 밀집해서 사육하며 이 가축들을 먹일 사료를 재배한다. 언뜻 직면한 문제들이 너무나 거대하고 복잡해서 우리가 할 수 있는 일이 별로 없어 보일 수 있다. 그래서 패배감과 의욕 상실에 빠지기도 쉽다. 하지만 이 모든 문제들이 우리가 의식주를 해결하는 방식에서 비롯된 것이라면, 생활방식을 바꿈으로써 얼마든지 의미 있는 변화를 만들어낼 수 있다.

우리가 동물성 식품 중심에서 식물성 식품 중심으로, 자연식물식으로 식단을 바꾸면 대기 중으로 배출되는 온실가스를 20%가량 줄일 수 있고, 파괴되는 숲을 보존할 수 있고, 농지의 60% 이상을 다시 숲으로 만들 수 있고, 바다의 산성화와 질소오염, 수자원 남획을 줄일 수 있고,

바닷속 산호초와 남극 및 북극의 펭귄, 북극곰도 살릴 수 있다. 이 커다란 변화들은 단지 인류의 건강을 파괴하는 음식을 먹지 않는 것만으로 충분히 얻을 수 있는 것들이다. 물론 개인적으로는 식단을 바꾸면 만성질환이 사라지고 더불어 의료비 지출도 줄일 수 있다. 기후 위기나 신종 전염병에 의해 가장 심각한 피해를 입는 만성질환자가 줄어들면 보다 유리한 위치에서 미래의 위협에 맞설 수도 있다. 요컨대, 음식이 바뀌면 지구도 바뀐다.

이 책이 독자들의 지속가능한 건강에 도움이 되었으면 한다. 또, 개인의 건강을 넘어서서 지구 전체와 다양한 생명체가 건강해지는 활동에 적극 참여하는 계기가 되었으면 한다. 자연식물식으로 인류의 건강과 지구를 회복하는 활동에 관심 있는 사람들을 위해 '이의철의 자연식물식(www.koreawfpb.org)' 웹페이지를 개설했다. 여기에는 자연식물식과 관련한 다양한 정보, 칼럼, 체험기 등이 제공될 예정이다. 자연식물식을 통해 겪은 몸과 마음, 가치관의 변화를 이 웹페이지에 공유해준다면 더 많은 사람들이 자연식물식을 시도할 수 있게 될 것이다. 또한 독자들 중 요리 솜씨가 좋거나 실제 식당을 운영하는 분들이 있다면, 자연식물식의 원리에 부합하는 맛있는 음식들을 개발해 공유해줄 것도 부탁한다. 이런 노력들이 모일 때 그만큼 우리 삶과 지구, 동물, 식물들도 더 건강해질 것이다.

부록

주요 식품별
영양소 구성

각 식품별 특징의 이해를 돕기 위해 한국인이 많이 섭취하는 식품들의 주요 영양소를 표로 정리했다. 부록 1의 표는 각 식품의 먹을 수 있는 부위 100g당 에너지와 영양소를 나타내며, 2016년 발표된 〈국가표준 식품성분표-제9개정판〉의 내용을 정리한 것이다. 단, 실제 식품의 영양소 구성은 구체적인 품종, 수확시기, 지역, 재배조건에 따라 다양하기 때문에 표의 내용은 식품의 특징을 대략적으로 이해하는 참고용으로만 활용할 것을 추천한다.

탄수화물, 단백질, 지방 등 대량 영양소의 영양소별 칼로리 비율(칼로리%) 합이 100%가 되지 않은 경우가 많은데, 이는 탄수화물 중 난소화성 녹말 혹은 식이섬유의 존재로 인한 것으로서 식품의 대략적인 특징을 이해하는 데는 큰 문제가 없으니 유의하기 바란다.

식품별 1회 분량은 식품유형별 1인분을 뜻하는데, 식품별 100g당 칼로리 및 영양소 양을 감안해 자신이 보충해야 할 음식의 양을 가늠하는 데 도움이 될 것이다. 1회 분량 표시에 동물성 식품이 포함된 것은 식단에 포함시키라는 의미가 아니라, 기존 음식에서 해당 동물성 식품을 식물성 식품으로 대체할 때 참고하는 용도로 활용하기 위해 제시한다.

가령, 보편적으로 권장되는 하루 5분량 이상의 채소 및 과일 섭취는 어떤 채소와 과일을 먹느냐에 따라 양이 달라지지만, 대략 하루에 신선한 채소와 과일을 400g가량 섭취하면 권장량을 충족시킬 수 있다. 아래 1회 분량 표를 보면 이해가 될 것이다.

식품별 1회 분량

식품군	식품명	중량(g)
녹말 식품류 (300kcal 상당)	밥(현미, 백미), 고구마, 옥수수, 밤, 생면	210
	현미, 백미, 팥, 보리, 조, 수수, 국수(건면), 당면	90
	감자, 토란, 마, 야콘	420
	떡(가래떡, 설기떡, 시루떡, 팥소떡)	150
	식빵	105
	빵(팥빵, 잼빵)	80
단백질류 (100kcal 상당)	두부	80
	두유, 순두부	200
	견과류(땅콩, 아몬드, 호두, 잣, 해바라기씨)	30
	대두(건조), 기타 콩류(건조)	20
	(소고기, 닭고기, 생선, 계란 등)	60
	(가공육류 및 어패류; 햄, 소시지, 어묵, 게맛살)	30
유제품류 (125kcal 상당)	식물성 우유 대체 음료, (우유)	200
	(액상요구르트)	150
	(호상요구르트, 아이스크림)	100
	(치즈)	60
유지 및 당류 (45kcal 상당)	들기름, 참기름, 올리브유	5
	설탕, 물엿, 조청, 시럽, (꿀)	10
채소류 (15kcal 상당)	배추, 무, 고추, 당근, 오이, 콩나물, 시금치 등	70
	우엉, 연근, 배추김치, 깍두기, 단무지	40
	건미역, 건다시마, 느타리버섯	30
	건나물, 건고사리, 무말랭이, 마늘	10

과일류	참외, 수박, 딸기 등	150
(50kcal 상당)	사과, 귤, 배, 바나나, 감, 포도, 복숭아, 오렌지	100
	건포도, 건대추	15
	(과일음료)	100

1. 주요 녹말 식품류의 영양소 구성(표1 참고)

녹말 식품류는 대체로 지방 칼로리 비율이 10%를 넘지 않으며 100g
당 칼로리가 300~400kcal 수준이다. 하지만 수분이 많은 감자, 고구
마, 옥수수 등의 녹말 식품류는 칼로리가 60~160kcal 수준으로 낮다.
녹말 가공식품 중 국내 생산 국수류(소면, 중면, 쫄면, 메밀국수 등)는 나
트륨 함량이 상당히 높으므로 개별 상품의 나트륨 함량을 확인해서 식
단을 구성하거나 조리한다. 다양한 녹말 식품들을 활동에 필요한 양만
큼 충분히 섭취하면 단백질 부족은 절대 발생하지 않는다는 사실을 다
시 한 번 확인할 수 있다.

2. 주요 콩류의 영양소 구성(표2 참고)

콩류는 칼슘, 철분, 아연, 엽산 등의 영양소가 풍부하다. 하지만 콩류는
단일한 식품군으로 볼 수 없으며, 크게 대두류와 기타 콩류로 나눠 식
단 구성에 참고해야 한다. 대두류는 지방 칼로리 비율과 단백질 칼로
리 비율이 각각 30% 이상으로 높고, 100g당 칼로리도 400kcal 이상
으로 높다(쥐눈이콩은 대두류가 아니지만 영양학적 특성은 대두류와 비슷하

다). 대부분의 대두 가공식품 또한 지방 칼로리가 40% 이상으로 높은 반면 수분이 많아 칼로리 밀도는 낮다. 반면 기타 콩류는 지방 칼로리가 10%를 넘지 않고, 100g당 칼로리가 300~400kcal 수준으로 녹말 식품류와 비슷하다. 완두, 강낭콩, 동부 같은 건조하지 않은 기타 콩류는 칼로리 밀도가 건조한 것의 절반 수준이다. 영양소 구성 면에서 대두류 및 대두 가공식품은 견과류에, 기타 콩류 식품은 녹말 식품류에 가깝다고 볼 수 있다. 그러므로 기타 콩류는 녹말 식품류와 교환하면서 비교적 큰 제한 없이 자유롭게 섭취할 수 있지만, 대두류는 주의가 필요하다. 대두류 및 대두 가공식품의 경우 체중조절 및 만성질환 관리 중일 때는 제한하는 것이 좋고, 체중과 임상지표가 정상 수준에 머물게 되면 과하지 않게 섭취하도록 한다.

3. 주요 견과류 및 씨앗류의 영양소 구성(표3 참고)

표에 있는 견과류 및 씨앗류에서 별도 표기하지 않은 경우 모두 건조만 한 것이다. 견과류 및 씨앗류는 지방 칼로리 비율이 70~90%에 달할 정도로 지방 함량이 높다. 가열해서 볶을 경우 수분이 증발하면서 지방 함량이 다소 증가하고, 기름을 첨가해서 볶은(튀긴) 경우 지방 칼로리 비율이 90%를 넘어서게 된다. 따라서 견과류 및 씨앗류를 섭취할 때는 될 수 있으면 지방 함량이 적은 방법으로 섭취하는 것이 좋다. 견과류 및 씨앗류에는 칼슘, 철, 아연, 오메가3지방산 등 채식 식단에서 부족하기 쉬운 영양소가 풍부하기 때문에 평소 해당 성분 섭취가 부족할 경우 식단에 추가한다. 하지만 많이 먹을 경우 지방 과잉섭취로 인한 부작용이 발생할 수 있어 체중조절 및 만성질환 관리 중일 때는 피하는 것이 좋고, 체중과 임상지표가 정상 수준에 머물게 되면 소량씩만 섭취하도록 한다. 단, 은행, 연씨같이 지방 칼로리가 10% 미만인 녹말 식품에 가까운 것은 제한할 필요가 없다.

4. 주요 채소류의 영양소 구성(표4 참고)

채소류는 대체로 칼로리가 낮고 콩나물을 제외하면 지방 칼로리 비율도 10% 미만이면서 영양소가 풍부하다. 단, 식이섬유 함량이 높아 탄수화물 칼로리 정보가 부정확하므로, 소량 영양소 중심의 영양 정보와 단백질 및 지방 칼로리 비율 등의 정보를 참고하도록 한다. 특히 우거지, 시래기, 무말랭이, 호박고지, 건나물(묵나물) 등 건조한 채소는 영양소 밀도가 높아 소량만 섭취해도 많은 양의 영양소를 섭취할 수 있다. 하지만 채소류는 건조한 채소 형태보다 될 수 있으면 제철에 신선한 형태로 섭취하는 것이 더 바람직하다. 건조하지 않아도 다양한 종류의 채소를 하루 5분량 섭취할 경우 대부분의 필수 소량 영양소를 충분히 섭취할 수 있다. 건조한 채소류는 별식으로 즐겨보자.

5. 주요 해조류의 영양소 구성(표5 참고)

해조류는 채소류와 마찬가지로 칼로리가 낮고 영양소가 풍부하다. 단,

식이섬유 함량이 높아 탄수화물 칼로리 정보가 부정확하므로, 소량 영양소 중심의 영양 정보와 단백질 및 지방 칼로리 비율 등의 정보를 참고하도록 한다. 제철에 생산된 해조류는 생으로 먹기도 하지만, 미역, 김, 다시마 같은 대표적인 해조류는 건조된 상태로 섭취하는 경우가 많다. 건조한 해조류는 채소와 마찬가지로 영양소 밀도가 높아 소량만 섭취해도 많은 양의 영양소를 섭취할 수 있다. 육지와 바다에서 자라는 다양한 식물성 식품을 섭취하면 별도의 영양소 섭취 기준을 따지지 않더라도 대부분의 기준을 충족시킬 수 있다.

6. 주요 과일류의 영양소 구성(표6 참고)

과일류는 칼로리가 낮고 비타민C를 비롯한 다양한 항산화성분이 풍부하다. 단, 식이섬유 함량이 높아 탄수화물 칼로리 정보가 부정확하므로, 소량 영양소 중심의 영양 정보와 단백질 및 지방 칼로리 비율 등의 정보를 참고하도록 한다. 아보카도는 과일로 분류되지만 지방 칼로리가 90%에 달할 정도로 영양 구성이 견과류와 비슷해 과량 섭취 시 과도한 지방 섭취로 인한 부작용이 발생할 수 있다. 때문에 체중조절 및 만성질환 관리 중일 때는 될 수 있으면 피하는 것이 좋고, 체중과 임상지표가 정상 수준에 머물게 되면 소량씩만 섭취하는 것이 좋다.

7. 주요 버섯류의 영양소 구성(표7 참고)

버섯류는 칼로리가 낮고 영양소가 풍부하다. 단, 식이섬유 함량이 높아 탄수화물 칼로리 정보가 부정확하므로, 소량 영양소 중심의 영양 정보와 단백질 및 지방 칼로리 비율 등의 정보를 참고하도록 한다. 버섯류는 대체로 생으로 먹지만 목이버섯이나 표고버섯은 건조된 상태에서 섭취하는 경우가 많다. 말린 버섯은 채소나 해조류와 마찬가지로 영양소 밀도가 높아 소량만 섭취해도 많은 양의 영양소를 섭취할 수 있다.

표1. 주요 곡물 식품류의 영양소 구성

식품명	칼로리 (kcal)	탄수화물 (g)	단백질 (g)	지방 (g)	탄수화물 (kcal%)	단백질 (kcal%)	지방 (kcal%)	섬유소 (g)	칼슘 (mg)	철 (mg)	나트륨 (mg)
					곡식류						
현미(멥쌀, 호품)	343	73.89	6.3	1.94	86.2	7.3	5.1	3.5	10	0.82	1
현미(찹쌀, 동진)	357	76.22	7.14	2.18	85.4	8	5.5	6.2	10	1.18	1
현미(흑미)(멥쌀)	356	75.31	7.59	2.31	84.6	8.5	5.8	7.6	19	0.85	4
백미(멥쌀, 호품)	354	77.2	5.91	0.73	87.2	6.7	1.9	0.8	4	0.18	0
백미(찹쌀, 동진)	363	78.16	6.64	1.04	86.1	7.3	2.6	1.9	7	0.38	1
쌀보리(도정)	342	74.39	9.3	1.81	87	10.9	4.8	12.8	30	2.59	4
늘보리(도정)	346	75.08	9.79	1.77	86.8	11.3	4.6	20.8	30	2.44	6
찰보리(도정)	346	72.29	11.87	2.15	83.6	13.7	5.6	13.6	34	3.37	5
겉보리(압맥)	343	75.38	8.74	1.66	87.9	10.2	4.4	11	30	2.4	9
통밀	342	74.6	13.2	1.5	87.3	15.4	3.9	16	24	5.2	-
백밀	333	75.8	10.6	1	91.1	12.7	2.7	-	52	4.7	17
메밀(도정)	363	67.84	13.64	3.38	74.8	15	8.4	6.3	21	2.78	1
통호밀	334	70.7	15.9	1.5	84.7	19	4	-	10	6.4	2
귀리(도정)	371	70.4	14.3	3.8	75.9	15.4	9.2	-	18	7	3
치조(도정)	360	71.14	9.58	3.59	79	10.6	9	5.1	14	3.79	1
수수	360	76.5	10.5	3.1	85	11.7	7.8	-	10	2.1	4
찰수수	353	79.2	9.7	1.2	89.7	11	3.1	-	11	2.4	14
퀴노아	364	72.66	9.56	3.26	79.8	10.5	8.1	7.7	63	3.54	0
아마란스	383	67.27	17.09	5.94	70.3	17.8	14	13.8	252	9.79	0

품목	377	70.5	15.4	3.2	74.8	16.3	7.6	-	10	3.7	4
기타 녹말 식품류											
밤고구마	154	37.19	1.01	0.11	96.6	2.6	0.6	2.7	15	0.45	7
호박고구마	141	33.77	1.17	0.2	95.8	3.3	1.3	2	21	0.52	8
밤	151	33.39	3.28	0.5	88.5	8.7	3.0	5.4	16	0.84	1
찰옥수수	142	29.4	4.9	1.2	82.8	13.8	7.6	-	21	2.2	1
단옥수수	109	23.4	3.8	0.5	85.9	13.9	4.1	-	21	1.8	1
감자	70	16.07	1.93	0.03	91.8	11	0.4	1.7	6	0.4	1
자색감자	82	18.5	2.8	0	90.2	13.7	0	-	5	0.8	18
토란	71	15.77	2.08	0.14	88.8	11.7	1.8	2.8	11	0.59	2
마	63	14.05	1.84	0.12	89.2	11.7	1.7	2.4	9	0.44	4
야콘뿌리	62	14.7	0.7	0.1	94.8	4.5	1.5	-	5	2.2	7
녹말 가공식품											
강력밀가루	334	72.89	13.59	1.11	87.3	16.3	3	2.5	17	0.64	1
중력밀가루	375	76.64	10.34	1.01	81.7	11	2.4	2.7	17	0.73	1
박력밀가루	374	77.73	9.15	0.94	83.1	9.8	2.3	2.1	18	0.51	1
녹말가루(감자)	334	82.7	0.07	0.02	99	0.1	0.1	0	4	0.09	22
흰밀가루	351	75.8	8.5	1.6	86.4	9.7	4.1	12.9	25	1.5	1
소면(밀)	370	74.86	10.36	1.27	80.9	11.2	3.1	2	19	0.82	1,274
중면(밀)	366	73.94	10.4	1.21	80.8	11.4	3	2.4	18	0.75	1,284
메밀국수	372	74.41	13.58	1.27	80	14.6	3.1	4.6	28	2.54	707
쫄면(밀)	348	71.29	9.16	1.08	81.9	10.5	2.8	1.7	19	0.57	1,697
마카로니(밀)	380	77.1	12.2	0.4	81.2	12.8	0.9	-	2	1.3	2
스파게티(면,밀)	365	76.64	11.78	1.28	84	12.9	3.2	2.7	24	1.31	2

표2. 주요 콩류의 영양소 구성

식품명	칼로리 (kcal)	탄수화물 (g)	단백질 (g)	지방 (g)	탄수화물 (kcal%)	단백질 (kcal%)	지방 (kcal%)	섬유소 (g)	칼슘 (mg)	철 (mg)	마그네슘 (mg)	엽산 (µg)
대두류												
대두(노란콩)	409	32.99	36.21	14.71	32.3	35.4	32.4	25.6	260	6.66	256	180
대두(밤콩)	410	30.6	35	17.2	29.9	34.1	37.8	-	239	8.1	-	-
대두(서리태)	413	30.45	38.68	15.86	29.5	37.5	34.6	20.8	199	6.19	225	485
대두(흑태)	407	32.45	36.1	15.37	31.9	35.5	34	20.8	158	7.68	209	755
쥐눈이콩	403	30.59	37.32	14.61	30.4	37	32.6	22.2	212	8.14	211	578
기타 콩류												
완두(생것)	114	19.51	7.92	0.44	68.5	27.8	3.5	8.5	36	2.08	45	79
강낭콩(생것)	172	32.38	8.8	0.86	75.3	20.5	4.5	14.1	49	3.11	89	63
동부(생것)	163	28.4	11.2	0.3	69.7	27.5	1.7	-	28	3.3	-	-
동부	349	64.23	18.88	1.82	73.6	21.6	4.7	20	44	4.32	180	484
녹두	352	60.15	24.51	1.52	68.4	27.9	3.9	22.4	100	4.11	174	428
붉은팥	339	59.84	21.91	1.33	70.6	25.9	3.5	17.9	64	5.05	142	190
검정팥	347	64.4	21.6	0.3	74.2	24.9	0.8	-	68	7.3	-	-
회색팥	350	63.3	21.9	1	72.3	25	2.6	-	116	5.1	-	-
병아리콩	373	63.14	17.27	5.66	67.7	18.5	13.7	7.9	153	4.74	135	201

렌틸콩(빨간색)	359	63.63	22.22	1.68	70.9	24.8	4.2	10.5	26	5.71	79	64
렌틸콩(갈색)	359	65.42	21.01	1.43	72.9	23.4	3.6	10.2	72	7.17	106	96
리마콩	351	60.8	21.9	1.8	69.3	25	4.6	19.6	78	6.2	170	120
대두 가공식품												
두부	97	3.75	9.62	4.63	15.5	39.7	43	2.9	64	1.54	80	21
유부(튀긴 것)	381	3.9	20.4	31	4.1	21.4	73.2	-	295	4.6	-	-
연두부	62	4.7	4.2	2.8	30.3	27.1	40.6	-	38	1.2	-	-
순두부	42	0.69	6.85	1.35	6.6	65.2	28.9	0.3	15	0.7	25	7
두유	70	4.7	4.4	3.6	26.9	25.1	46.3	-	17	0.7	-	-
콩국물	57	3.74	4.84	2.57	26.2	34	40.6	1.1	27	0.62	29	37
비지	74	11.7	3.5	1.5	63.2	18.9	18.2	-	66	2.3	-	-

표3. 주요 견과류 및 씨앗류의 영양소 구성

식품명	칼로리 (kcal)	탄수화물 (g)	단백질 (g)	지방 (g)	탄수화물 (kcal%)	단백질 (kcal%)	지방 (kcal%)	섬유소 (g)	칼슘 (mg)	철 (mg)	마그네슘 (mg)	오메가 3(mg)
땅콩	520	18.36	25.74	42.6	14.1	19.8	73.7	13.4	67	3.07	3.38	30
볶음땅콩	567	19.91	28.5	46.2	14	20.1	73.4	10.5	67	2.01	3.66	30
아몬드	581	20.09	23.44	45	13.8	16.1	77.4	14.5	368	4.76	4.01	20
호두	688	7.92	15.47	72	4.6	9	94.2	6.7	81	2.49	2.92	11,460

캐슈너트(조미)	576	26.7	19.8	47.6	18.5	13.8	74.4	6.7	38	4.8	5.4	80
잣	640	17.6	15.4	61.5	11	9.6	86.5	0	21	15.9	-	-
해바라기씨	607	14.7	22.33	56.1	9.7	14.7	83.2	8.1	94	5.12	7.28	50
호박씨	548	5.34	35.35	48.2	3.9	25.8	79.1	4.9	38	8.62	6.08	110
브라질너트	659	11.74	14.32	67.1	7.1	8.7	91.6	7.5	160	2.43	4.06	-
마카다미아(기름볶음)	720	12.2	8.3	76.7	6.8	4.6	95.9	6.2	47	1.3	0.7	90
피칸	691	13.86	9.17	72	8	5.3	93.7	9.6	70	2.53	4.53	-
코코넛	660	23.65	6.88	64.5	14.3	4.2	88	16.3	26	3.32	2.01	-
피스타치오	560	27.17	20.16	45.3	19.4	14.4	72.8	10.6	105	3.92	2.2	-
헤이즐넛	659	13.4	19.8	58.5	8.1	12	79.9	0	312	3.7	-	-
참깨(흰깨)	556	21.77	25.41	45.3	15.7	18.3	73.3	14.9	750	8.04	4.44	170
참깨(검정깨)	549	26.45	20.85	44.1	19.3	15.2	72.3	22.4	1,146	5.8	5.08	190
들깨	530	29.26	22.68	39.7	22.1	17.1	67.5	22	391	7.74	4.8	24,780
볶음아마씨	564	30.5	21.9	43.5	21.6	15.5	69.4	24	210	9	6.1	23,620
치아씨	486	42.12	16.54	30.7	34.7	13.6	56.9	34.4	631	7.72	4.58	-
헴프씨	463	31.3	29.5	27.9	27	25.5	54.2	22.7	130	13.1	6	4,670
은행(생것)	203	42.78	4.69	1.5	84.3	9.2	6.8	2.2	7	0.9	0.19	40
연씨(생것)	85	14.9	5.9	0.5	70.1	27.8	5.3	2.6	53	0.6	0.8	20

표4. 주요 채소류의 영양소 구성

식품명	칼로리 (kcal)	탄수화물 (kcal%)	단백질 (kcal%)	지방 (kcal%)	섬유소 (g)	칼슘 (mg)	칼륨 (mg)	철 (mg)	엽산 (µg)	β카로틴 (µg)	비타민 C (µg)	비타민 K (µg)
배추	17	93.9	21.2	1.1	1	60	222	0.25	33	144	12.07	73.4
우거지	278	84.8	20.7	12.6	29.6	981	3,513	9.45	308	4,810	9.25	1,343.6
열갈이배추	14	79.4	34.9	5.1	2.5	190	159	0.38	39	1,492	21.84	135.8
봄동	23	83.1	35.1	6.7	2.7	101	200	0.87	80	926	23.28	186.73
무	15	89.6	16.8	5.4	0.6	23	268	0.18	11	4	7.34	0
무말랭이	318	82.2	17.1	0.8	28.2	344	3,108	5.18	63	17	61.38	0
총각무	22	94.2	25.1	2.9	2.7	82	261	0.88	16	488	15.56	90.1
열무	14	56.9	59.4	13.5	1.3	156	326	1.7	71	2,698	7.25	345.6
무시래기	23	81.4	27.5	10.6	4.3	108	-	1.46	11	1,787	0	461.3
양파	27	99	14.1	1.3	1.7	15	145	0.2	11	2	5.88	0
토마토	19	89.7	21.7	8.5	2.6	9	250	0.19	15	380	14.16	0
대파	23	83.5	31	5.9	1.6	24	181	0.82	20	277	3.55	87.5
쪽파	21	80.8	33	6	1.1	72	324	2.65	58	879	13.69	132
애호박	22	93.5	19.5	3.7	2.2	15	224	0.23	33	270	3.11	0
호박고지	284	95.3	19.4	3.5	19.9	267	3,735	3.03	326	3,287	53.21	0
양배추	33	96	20.4	2.2	2.7	45	241	0.27	16	13	19.56	12.3
콩나물	36	42.2	51.6	34	1.6	48	218	0.67	52	6	1.8	83.6

숙주나물	13	72	53.2	3.5	1.7	13	84	0.22	54	5	7.24	7.5
오이	14	87.1	34.9	1.3	0.7	18	196	0.2	10	61	11.25	20.2
당근	31	90.7	13.2	3.8	3.1	24	299	0.28	22	5,516	3.02	14.5
치마상추	23	80.2	26.6	14.1	3.9	111	678	2.22	49	2,463	0.18	170.4
로메인상추	23	79.8	31	12.5	3.7	122	290	0.61	84	4,425	0.33	209.2
시금치	29	60.3	57.2	13.3	3.2	59	790	2.73	272	7,051	50.44	449.6
마늘	123	86.7	22.9	0.9	3.3	8	357	0.82	125	0	11.86	0
풋고추	29	88.6	23.6	5.9	4.4	15	270	0.5	25	458	43.95	53.6
홍고추	85	72.2	14.7	28.9	10.2	14	575	0.75	65	3,537	122.74	99.8
부추	30	83.1	27.5	9.9	4.8	59	396	0.83	71	2,131	15.15	91.9
가지	19	91.8	23.8	1.4	2.7	16	232	0.26	13	52	0	0
건가지	290	90.5	20	7.4	29.4	235	3,471	3.47	207	511	0	60
파프리카	26	98.8	14	4.5	1.6	6	234	0.37	45	338	91.75	9.9
브로콜리	32	79	38.5	5.6	3.1	39	365	0.8	43	264	29.17	182.5
미나리	22	80.9	32.9	10.2	3.5	45	271	0.39	45	963	3.67	127.2
들깻잎	47	75.7	38	9.6	5.7	296	421	1.91	150	7,565	2.73	786.5
아욱	37	82.6	33.3	7.5	4.5	267	426	0.57	116	3,900	41.21	453.7
쑥	37	76.1	36.8	9.2	5.9	109	652	8.14	50	4,153	6.57	605.9
쑥갓	15	62.7	51.5	10.2	2.4	91	239	0.79	115	2,472	10.4	191.4
셀러리	17	92.9	24.5	3.7	2.2	88	343	0.28	39	683	10.6	50.7

고춧잎	45	75.5	45.1	6.4	2.8	369	589	4.35	103	5,203	24.03	871.4
건고춧잎	266	56.8	53.3	17.9	33.7	1,495	3,780	31.61	189	25,401	13.89	8,701.8
근대	18	72.9	39.6	10	2.7	49	562	0.53	73	3,046	4.8	349.9
치커리잎	16	73.8	42.5	11.8	2	93	340	1.8	61	2,153	2.11	249
케일	26	70.9	47.8	8.3	3.2	328	594	0.81	105	3,145	-	0
모시잎	64	74.1	41.3	10	5.3	877	602	2.31	237	9,383	47.67	1,196.9
고사리	22	69.1	52.7	7	3.4	9	305	0.88	57	299	2.58	37.89
건고사리	273	82.9	40.8	1.1	42	147	3,287	6.75	398	4,400	5.56	366.6
취나물	51	91.5	20.5	6.7	4.8	134	556	5.99	110	2,302	12.86	280.1
건취나물	299	76	35.9	11	38.5	745	2,441	18.86	456	20,815	0	1,693.3
생강	42	93.5	9.2	3.2	2.6	18	337	0.95	0	19	1.5	0
달래	28	87.1	27.1	7.1	2.9	62	235	3.51	23	1,162	-	94.2
고구마줄기	18	80.7	16.9	1	2.2	92	559	0.41	3	39	1.7	24.9
토란대	16	106.3	7	2.8	1.3	65	430	0.35	24	122	4.12	0
단호박	57	95.6	8.4	10.3	5	12	419	0.36	19	3,670	12.13	0
우엉	69	88.6	15.1	0.8	4.6	46	406	0.8	17	0	0.61	0
연근	75	92.2	8.7	0.8	3.3	28	478	0.8	7	0	28.35	0
도라지	56	93.4	12.1	1.8	4.2	40	231	0.32	66	6	5.06	0
죽순(생것)	24	62.8	58	8.3	2.8	14	468	0.39	32	14	8.03	0

표5. 주요 해조류의 영양소 구성

식품명	칼로리 (kcal)	탄수화물 (kcal%)	단백질 (kcal%)	지방 (kcal%)	섬유소 (g)	칼슘 (mg)	칼륨 (mg)	철 (mg)	엽산 (µg)	β카로틴 (µg)	비타민 C (µg)
미역	12	123.3	56	21.8	3.6	79	1,112	0.46	29	-	7.5
건미역	149	117.2	54.5	29.2	35.6	1,109	432	6.1	283	6,185	0
미역줄기	14	131.4	51.4	12.9	-	120	1900	0.4	-	360	12
다시마	12	140	36.7	15	-	103	1,242	2.4	-	774	14
건다시마	110	164.4	26.9	9	-	708	7,500	6.3	-	576	18
마른김	163	89.3	102.6	8.3	-	265	2,773	15.3	-	11,690	16
마른돌김	165	105	86.1	9.3	-	412	-	18.6	-	25,200	71
톳	14	114.3	54.3	25.7	0	157	-	3.9	-	378	4
건톳	81	158	32.6	8.9	-	768	-	76.2	-	-	-
모자반	15	138.7	48	12	0	209	-	2.1	-	-	-
파래	11	107.3	79.3	12.3	2.1	55	131	4.1	29	-	36
꼬시래기	17	145.9	42.4	10.6	-	630	42	6.9	-	234	9
매생이	39	84	39.8	75.9	6.5	91	263	18.3	71	-	0

표6. 주요 과일류의 영양소 구성

식품명	칼로리 (kcal)	탄수화물 (kcal%)	단백질 (kcal%)	지방 (kcal%)	섬유소 (g)	칼슘 (mg)	칼륨 (mg)	철 (mg)	아연 (mg)	β 카로틴 (μg)	엽산 (μg)	비타민 C (μg)
사과(부사)	53	108.4	1.5	0.5	2.7	4	107	0.1	0.05	25	3	1.41
사과(홍옥)	56	108.4	1.5	0.6	1.3	3	115	0.12	0.24	11	0	1.23
사과(아오리)	49	109.1	2.4	0.6	1.8	2	105	0.11	0.02	32	8	-
귤	36	104.9	7	1	3.3	13	88	0.12	0.08	57	6	29.06
복숭아(백도)	49	106.9	4.8	0.7	2.6	4	216	0.11	0.09	3	0	2.1
복숭아(황도)	49	106.4	3.3	0.7	4.3	5	188	0.09	0.06	105	0	1.67
복숭아(천도)	32	98.1	11.6	1.4	3.8	6	231	0.19	0.21	94	21	1.69
단감	51	107.1	3.2	0.7	6.4	6	132	0.15	0	81	26	13.95
바나나	84	104.5	5.2	1.1	1.9	7	346	0.29	0.19	25	3	5.94
수박	31	101	10.2	1.5	0.2	6	109	0.18	0.11	853	0	-
배	46	107.4	2.6	0.8	1.4	1	128	0.05	0.05	0	0	2.76
참외	47	93.7	13.4	5.6	1.7	6	450	0.26	0.35	6	17	1.99
참외(씨자)	45	99.8	11.8	0.8	2.9	4	456	0.22	0.41	1	33	1.93
포도	67	106.9	3.6	1.3	4.2	9	143	0.3	-	1	-	-
딸기	34	100	8.2	1.9	1.4	17	153	0.33	0.21	9	54	67.11
오렌지	44	101.8	8.2	2	0	33	126	0.2	-	90	-	43

자두	32	105	7.5	0	0.5	6	135	0.4	-	24	-	7
멜론	40	96.4	15	0.9	2	7	374	0.34	0.37	29	21	2.02
키위	66	97.5	5.6	8.6	2.6	30	284	0.32	0.1	84	38	86.51
파인애플	53	108.1	3.5	0.7	2.5	16	97	0.09	0.11	62	23	45.43
블루베리	48	104.8	4.6	1.7	3	9	70	0.23	0.08	26	16	-
건대추	276	105.2	5.4	0.8	9.5	39	805	0.75	0.4	42	37	18.79
아보카도	187	13.3	5.3	90	5.3	9	720	0.7	0.7	53	84	15

표7. 주요 버섯류의 영양소 구성

식품명	칼로리 (kcal)	탄수화물 (kcal%)	단백질 (kcal%)	지방 (kcal%)	섬유소 (g)	칼슘 (mg)	칼륨 (mg)	철 (mg)	아연 (mg)	엽산 (μg)	비타민 C(μg)
느타리버섯	18	133.3	59.6	4	3.8	0	291	0.66	0.81	52	0.63
새송이버섯	21	134.3	58.9	6.9	2.9	2	314	0.38	0.89	34	0
참타리버섯	16	132.5	65	0	-	3	245	0.9	-	-	4
목이버섯	11	176.7	21.1	6.5	3.2	50	37	0.15	0.33	4	0
건목이버섯	167	170.3	24.6	5.2	56.9	762	1,190	1.33	2.07	30	0
양송이버섯	15	98.9	94.9	11.4	1.6	2	392	0.88	0.77	34	0
팽이버섯	20	150.8	44	9.9	3.6	2	353	1.03	0.56	53	0
표고버섯	36	138.7	50.6	8.3	7.3	5	382	0.43	1.79	34	0.24

건표고버섯	181	137.6	52.8	9.7	41.9	13	1,949	3.01	9.14	209	2
노루궁뎅이버섯	17	148.2	37.6	10.6	-	4	183	1.3	-	-	70
송이버섯	21	148.2	39	6.4	4.6	1	317	1.85	0.97	25	1.18

부록 2. 　　　　　　　영양소별
　　　　　　　　　　 식품 함량

자연식물식을 실천하면서 부족할 수 있다고 알려져 있는 영양소의 함량이 높은 식품성 식품을 정리했다. 표의 영양소 함량은 식품 100g이 기준이며, 특정 영양소의 보충을 원할 경우 부록 1과 부록 2의 내용을 참고하면 어떤 식품 혹은 식품군을 식단에 포함시킬지 수월하게 계획을 짤 수 있다. 다시 말해, 특정 영양소의 충분한 섭취를 원하면 해당 함량이 높은 식품을 우선적으로 식단에 포함시키면 된다. 하지만 충분한 양의 건강한 녹말 식품과 다양한 종류의 자연상태에 가까운 식물성 식품을 섭취하면 개별 영양소에 대한 걱정을 할 필요가 거의 없다.

1. 칼슘 함량이 높은 식물성 식품

한국영양학회의 일일 칼슘 권장섭취량은 성장기에 있는 12~14세 남성에서 1,000mg으로 가장 높고, 성인 남녀의 일일 칼슘 권장섭취량은 700~800mg이다(임신 및 수유 시 추가 보충은 필요 없다). 단, 세계보건기구에서는 하루 500mg 이상의 칼슘만 섭취해도 골절이 예방되며 추가로 섭취하는 칼슘으로 추가적인 보호 효과를 기대할 수 없다는 견해를 밝히고 있다는 사실도 참고하기 바란다(뼈 건강 및 칼슘에 대한 보다 자세한 설명은 chapter 9 '영양소의 늪'의 '01 칼슘 역설' 및 '02 뼈를 튼튼하게 하는 채소와 과일' 부분 참고).

식품군	식품명	칼슘 함량	식품군	식품명	칼슘 함량
채소류	건고춧잎	1,495	해조류	건미역	1,109
	우거지	981		건톳	768
	모시잎	877		건다시마	708
	건취나물	745		꼬시래기	630
	고춧잎	369		마른돌김	412
	무말랭이	344		마른김	265
	케일	328		모자반	209
	들깻잎	296	견과류 및 씨앗류	참깨(검정깨)	1,146
	호박고지	267		참깨(흰깨)	750
	아욱	267		치아씨	631
	건가지	235		들깨	391
콩류	대두(노란콩)	260		아몬드	368
	대두(밤콩)	239		헤이즐넛	312
	쥐눈이콩	212		볶음아마씨	210
녹말 식품류	아마란스	252			

2. 철 함량이 높은 식물성 식품

한국영양학회의 일일 철 권장섭취량은 성장기에 있는 12~14세 여성에서 16mg으로 가장 높고, 15~49세 여성에서 14mg이다(임신 시 10mg 추가 보충). 성인 남녀의 일일 철 권장섭취량은 7~14mg이다. 철은 손실되지 않는 한 재활용이 잘 이루어지고, 체내에 철분이 과잉이 될 경우 활성산소를 증가시킬 수 있어 매우 정교하게 조절된다. 때문에 철을 무조건 많이 섭취하기보다는 적절한 수준으로 섭취하고 철 손실을 최소화하는 것이 건강한 철분 관리법이라 할 수 있다(철 섭취 및 빈혈에 대한 보다 자세한 설명은 chapter 5 '만성질환 바로 알기'의 '08 빈혈과 치질의 관계' 부분 참고).

식품군	식품명	철 함량	식품군	식품명	철 함량
콩류	쥐눈이콩	8.14	채소류	건고춧잎	31.61
	대두(밤콩)	8.1		건취나물	18.86
	대두(흑태)	7.68		우거지	9.45
	검정팥	7.3		쑥	8.14
	렌틸콩(갈색)	7.17		건고사리	6.75
	대두(노란콩)	6.66		취나물	5.99
	리마콩	6.2		무말랭이	5.18
	대두(서리태)	6.19	해조류	건톳	76.2
	렌틸콩(빨간색)	5.71		마른돌김	18.6
	회색팥	5.1		매생이	18.3
	붉은팥	5.05		마른김	15.3
견과류 및 씨앗류	잣	15.9		꼬시래기	6.9
	헴프씨	13.1		건다시마	6.3
	볶음아마씨	9		건미역	6.1
	호박씨	8.62	녹말 식품류	아마란스	9.79
	참깨(흰깨)	8.04		귀리(도정)	7
	들깨	7.74		통호밀	6.4
	치아씨	7.72		통밀	5.2
	참깨(검정깨)	5.8			
	해바라기씨	5.12			

3. 엽산 함량이 높은 식물성 식품

한국영양학회의 일일 엽산 권장섭취량은 15세 이상 남녀에서 400μg DFE(식이엽산당량; Dietary Folate Equivalent)로 가장 높고, 임신 시 220μg DFE, 수유 시 150μg DFE 추가 보충이 권장된다. 엽산이 풍부한 식물성 식품을 충분히 섭취하면 엽산이 부족할 경우 생길 수 있는 선천성기형과, 엽산 보충제 복용으로 증가할 수 있는 암 발생 위험을 동시에 예방할 수 있다(엽산에 대한 보다 자세한 설명은 chapter 9 '영양소의 늪'의 '01 보충제는 필요 없다' 부분 참고).

식품군	식품명	엽산 함량	식품군	식품명	엽산 함량
채소류	건취나물	456	콩류	대두(흑태)	755
	건고사리	398		쥐눈이콩	578
	호박고지	326		대두(서리태)	485
	우거지	308		동부	484
	시금치	272		녹두	428
	모시잎	237		병아리콩(인도산)	201
	건가지	207		팥, 붉은팥	190
	건고춧잎	189		대두(노란콩)	180
	들깻잎	150		리마콩	120
	마늘	125	견과류 및 씨앗류	해바라기씨	246
	아욱	116		연씨(미숙)	230
	쑥갓	115		호두	156
	취나물	110		볶음땅콩	138
	케일	105		들깨	101
	고춧잎	103	해조류	건미역	283
녹말 식품류	아마란스	122	버섯류	표고버섯	209
	퀴노아	105			

4. 아연 함량이 높은 식물성 식품

한국영양학회의 일일 아연 권장섭취량은 15~49세 남성에서 10mg으로 가장 높다. 19~49세 여성은 8mg이고, 임신 시 2.5mg, 수유 시 5mg 추가 보충이 권장된다. 미국영양식이학회는 아연이 식물식을 실천하는 사람에게 결핍되기 쉬운 영양소라고 언급하고 있다. 하지만 아래 표를 보면 알 수 있듯이 건강한 녹말 식품과 다양한 식물성 식품만으로도 아연을 충분히 섭취할 수 있다.

식품군	식품명	아연 함량	식품군	식품명	아연 함량
견과류 및 씨앗류	해바라기씨	7.28	녹말 식품류	차조(도정)	3.52
	볶음아마씨	6.1		아마란스	3.21
	호박씨	6.08		메밀(도정)	3.09
	삼씨	6		찰보리(도정)	2.69
	캐슈너트(조미)	5.4		현미(찹쌀, 동진)	2.35
	참깨(검정깨)	5.08		늘보리(도정)	2.14
	들깨	4.8		퀴노아	2.11
	치아씨	4.58		겉보리(압맥)	2.05
	피칸	4.53		현미(멥쌀, 호품)	2.05
	참깨(흰깨)	4.44		백미(찹쌀, 동진)	2.02
	브라질너트	4.06		현미(흑미멥쌀)	2.01
	아몬드	4.01		쌀보리(도정)	2
	볶음땅콩	3.66	채소류	건고사리	10.81
	땅콩	3.38		건고춧잎	7.1
콩류	대두(흑태)	4.49		우거지	6.25
	쥐눈이콩	4.38		건취나물	3.73
	대두(노란콩)	4.32	버섯류	건표고버섯	9.14
	대두(서리태)	4.1		건목이버섯	2.07
	병아리콩	3.23	해조류	건미역	2.97
	렌틸콩(빨간색)	3.16			
	렌틸콩(갈색)	3.1			

5. 칼륨 함량이 높은 식물성 식품

한국영양학회의 일일 칼륨 충분섭취량은 12세 이상 남녀에서 3,500mg 으로 가장 높고, 수유 시 400mg 추가 보충이 권장된다. 충분한 칼륨 섭취는 나트륨의 작용을 완화해 혈압을 적정 수준으로 유지시키는 데 기여한다.

식품군	식품명	칼륨 함량	식품군	식품명	칼륨 함량
콩류	검정팥	2,644	채소류	건고춧잎	3,780
	쥐눈이콩	1,888		호박고지	3,735
	대두(서리태)	1,848		우거지	3,513
	대두(노란콩)	1,838		건가지	3,471
	대두(흑태)	1,804		건고사리	3,287
	리마콩	1,800		무말랭이	3,108
	대두(밤콩)	1,453		건취나물	2,441
	녹두	1,420		시금치	790
	붉은팥	1,341	견과류 및 씨앗류	피스타치오	1,025
	동부	1,335		헤이즐넛	967
	회색팥	1,331		볶음땅콩	799
	병아리콩	1,085		아몬드	780
	렌틸콩(갈색)	943		볶음아마씨	770
	렌틸콩(빨간색)	934		땅콩	746
	강낭콩	730	과일	건대추	805
해조류	건다시마	7,500		아보카도	720
	마른김	2,773	버섯류	건표고버섯	1,949
	미역줄기	1,900		건목이버섯	1,190
	다시마	1,242	녹말 식품류	통밀	780
	미역	1,112			

6. 마그네슘 함량이 높은 식물성 식품

한국영양학회의 일일 마그네슘 권장섭취량은 15~18세 남성에서 400 mg으로 가장 높고, 임신 시 40mg 추가 보충이 권장된다.

식품군	식품명	마그네슘 함량	식품군	식품명	마그네슘 함량
견과류 및 씨앗류	호박씨	503	콩류	대두(노란콩)	256
	아마씨	410		대두(서리태)	225
	헴프씨	390		쥐눈이콩	211
	참깨(검정깨)	383		대두(흑태)	209
	브라질너트	376		동부	180
	참깨(흰깨)	371		녹두	174
	치아씨	335		리마콩	170
	아몬드	335		붉은팥	142
	해바라기씨	288		병아리콩	135
	들깨	254		렌틸콩(갈색)	106
	캐슈너트(조미)	240	채소류	건고춧잎	607
	땅콩	182		건고사리	265
	호두	129		건가지	227
	피스타치오	121		호박고지	216
	피칸	121		무말랭이	165
녹말 식품류	아마란스	388		우거지	156
	메밀(도정)	244		들깻잎	151
	퀴노아	143		모시풀	137
	차조(도정)	143		건취나물	114
	현미(찹쌀, 동진)	118		고춧잎	107
	현미(흑미멥쌀)	113	버섯류	목이버섯	190
	현미(멥쌀, 호품)	100	해조류	미역	901

마그네슘은 뼈와 치아를 구성하고, 인체 내 다양한 효소의 조효소 역할을 한다. 통상 '눈 밑 떨림'과 같은 증상이 있을 때 마그네슘 보충제를 복용하는 것이 상식처럼 통용되지만 표에서 볼 수 있듯이 건강한 녹말 식품과 다양한 식물성 식품을 충분히 섭취하면 마그네슘 부족은 발생하기 어렵다. 그러니 눈 밑 떨림 증상이 있으면 마그네슘 보충제를 찾기 전에 피로누적이나 과도한 긴장이 있는지 확인하고 자연식물식을 실천해보자.

7. 비타민C 함량이 높은 식물성 식품

한국영양학회의 일일 비타민C 권장섭취량은 15~18세 남성에서 105mg으로 가장 높고, 19세 이상 남녀에서 100mg이다(임신 시 10mg, 수유 시 40mg 추가 보충이 권장된다). 비타민C는 대표적인 항산화제로 체내 다양한 화학반응의 보조인자로 기능한다. 비타민C가 부족하면 콜라겐 합성이 방해를 받아 괴혈병이 생길 수 있고, 연골, 근육조직, 혈관에 손상이 발생할 수 있다. 다양한 비타민C 보충제가 시중에서 판매되고 있지만 비타민C를 보충제 형태로 섭취하는 것은 부작용을 초래할 수 있다. 신선한 채소와 과일을 하루에 5분량 이상 섭취하면 손쉽게 권장섭취량 이상의 비타민C를 섭취할 수 있다(비타민C 보충제의 부작용에 대한 보다 자세한 설명은 chapter 9 '영양소의 늪'의 '06 비타민C에 대한 오해' 부분 참고).

식품군	식품명	비타민C 함량	식품군	식품명	비타민C 함량
채소류	파프리카	91.75	과일류	키위	86.51
	무말랭이	61.38		딸기	67.11
	호박고지	53.21		파인애플	45.43
	시금치	50.44		오렌지	43
	모시잎	47.67		귤	29.06
	풋고추	43.95		건대추	18.79
	아욱	41.21		아보카도	15
	브로콜리	29.17		단감	13.95
	연근	28.35	해조류	마른돌김	71
	고춧잎	24.03		파래	36
	봄동	23.28		건다시마	18
	얼갈이배추	21.84		마른김	16
	양배추	19.56		다시마	14
	총각무	15.56		미역줄기	12
	부추	15.15	녹말 식품류	호박고구마	14.49
	토마토	14.16		밤	15.98
	건고춧잎	13.89	견과류 및 씨앗류	은행	16.89
	쪽파	13.69	콩류	완두	11.9
	취나물	12.86	버섯류	노루궁뎅버섯	70
	단호박	12.13			
	배추	12.07			
	마늘	11.86			
	오이	11.25			
	셀러리	10.6			
	쑥갓	10.4			

8. 비타민E 함량이 높은 식물성 식품

한국영양학회의 일일 비타민E 충분섭취량은 18세 이상 남녀에서 12 mg a-TE(알파-토코페롤당량; a-Tocopherol Equivalent)로 가장 높고, 수유 시 3mg a-TE 추가 보충이 권장된다. 지용성비타민인 비타민E 는 대표적인 항산화제로, 통곡물, 채소, 견과류, 콩류 식품 등을 적당량 골고루 먹으면 어렵지 않게 충분섭취량 이상을 섭취할 수 있다. 비타 민E는 건강한 식사를 통해 충분히 섭취 가능하며 LDL콜레스테롤 산 화 및 심혈관질환을 예방해준다. 하지만 보충제를 통한 비타민E 섭취 는 항산화 효과를 발휘하지 못할 뿐만 아니라 심각한 부작용을 일으킬 수 있어 주의가 필요하다(비타민E에 대한 보다 자세한 설명은 chapter 9 '영양소의 늪'의 '07 보충제는 필요 없다' 부분 참고).

식품군	식품명	비타민E 함량	식품군	식품명	비타민E 함량
견과류 및 씨앗류	들깨	27.21	콩류	대두(흑태)	19.08
	호박씨	27.1		대두(서리태)	18.04
	피칸	26.7		대두(노란콩)	16.92
	삼씨	24.7		녹두	8.4
	해바라기씨	21.53		동부	6.75
	호두	19.41		붉은팥	6.4
	땅콩	18.56		두부	6.23
	브라질너트	15.85		리마콩	5.1
	참깨(검정깨)	13.36	녹말 식품류	밤	5.65
	참깨(흰깨)	11.61		메밀(도정)	5.17
	볶음아마씨	10.8		찰보리(도정)	3.59

견과류 및 씨앗류	아몬드	8.9	녹말 식품류	차조(도정)	3.49
	캐슈너트(조미)	6.6		아마란스	3.28
	은행	3.85		현미(흑미멥쌀)	2.8
채소류	건고사리	16.48		아마란스	2.53
	건고춧잎	11.64		현미(멥쌀, 호품)	2
	홍고추	8.22	과일류	아보카도	3.6
	건취나물	6.66			
	호박고지	6.46			
	모시잎	5.63			
	우거지	4.79			
	단호박	3.94			

참고문헌

Part 1 왜 자연식물식인가?

chapter 1 한국의 건강상태 변화

1 Seo BS, et al., Study on the status of helminthic infections in Koreans. Korean J Parasitol 1969;7:53-70(in Korean).
2 국력을 횡령하는 기생충: 감염실태와 대책. 중앙일보. 1971년 4월 17일. 6면.
3 이순형. 우리나라 기생충 질환의 변천사. J Korean Med Assoc 2007; 50(11):937-945.
4 우해봉 등. 인구구조 변화와 복지지출 전망. 한국보건사회연구원. 2014.
5 Kromhout D, et al., Food Consumptio n Patterns in the 1960s in Seven Countries. Am J Clin Nutr, 1989;49(5):889-94.
6 질병관리본부 질병예방센터 건강영양조사과. 국민건강영양조사 제7기 3차년도(2018) 주요결과. 질병관리본부. 2019.
7 박영신 등. 23년간 서울 지역 초·중·고등학생의 비만 추이. Korean J Pediatr 2004;47:247-257.
8 OECD. Obesity Update 2017. OECD. 2017.
9 송세엽. 혈청지질에 관한 연구: 제1편 정상한국인에 관한 연구. 대한내과학회잡지 1964;7(12):657-671.
10 보건복지부 질병관리본부. 국민건강영양조사 제3기(2005) 검진조사. 질병관리본부. 2006.
11 송세엽. 혈청지질에 관한 연구: 제2편 본능성고혈압증 환자의 혈청지질에 관한 연구. 대한내과학회잡지 1964;7(12):672-683.
12 송세엽. 혈청지질에 관한 연구: 제3편 신장질환의 혈청지질에 관한 연구. 대한내과학회잡지 1965;8(7):425-436.

13 WHO. Global status report on noncommunicable diseases 2010. WHO Press. Geneva. 2011.

14 기춘석 등. 한국인 당뇨병 378예에 대한 역학적 고찰, 대한내과학회잡지 1970: 13(8):25-30.

15 한국보건사회연구원. 1998 국민건강 영양조사 심층 연계 분석. 한국보건사회연구원. 2000.

16 김정순, 이학중, 유원상, 유언호. 한국 대표적 인구 30세 이상 성인의 혈압치 분포와 고혈압의 유병률 및 역학적 특성. 대한고혈압학회지. 1998;4(2):89-98.

17 김정순. 종합진찰에 의한 일부 농촌주민의 고혈압증. Korean J Epidemiol(한국역학회지). 1979;1(1):69-75.

18 Kim IS. Comparative study of mortality pattern between Korea and Japan: an overview(한국인과 일본인의 사망력양상의 비교연구). Korean J Epidemiol(한국역학회지) 1979;1(1):47-54.

19 SPRINT Research Group. Wright JT Jr, et al., A randomized trial of intensive versus standard blood-pressure control. N Engl J Med 2015;373:2103-2116.

20 통계청. 사망원인(236항목)/성/연령(5세)별 사망자수, 사망률, 사망원인통계.

21 Enos WF, Holmes RH, Beyer J. Coronary Disease Among United States Soldiers. JAMA 1953;152:1090-1093.

22 이학중 외. 문헌고찰과 아울러본 우리나라 뇌혈관질환의 추이. 대한의학협회지. 1991;34(7):758-768.

23 국립암센터. 2017년 국가암등록통계 참고자료. 2019.

24 Lee JO, et al., Statistical Study of 21-year Period on Cancer Patients of Cancer Research Hospital. Korean J Epidemiol(한국역학회지) 1984;6(1):85-99.

25 김진용 등. 원자력병원을 방문한 (16년간) 암환자의 특성에 관한 연구. Korean J Epidemiol(한국역학회지) 1982;4(1):113-132.

26 국립암센터. 1999-2002년 암등록통계 보도자료. 2017.

27 국립암센터. 2017년 국가암등록통계 참고자료. 2019.

28 Yang SK, et al., Epidemiology of Inflammatory Bowel Disease in the Songpa-Kangdong District, Seoul, Korea, 1986-2005: A KASID Study. Inflamm Bowel Dis 2008;14(4):542-9.

29 Shin DH, et al., Increasing Incidence of Inflammatory Bowel Disease Among Young Men in Korea Between 2003 and 2008. Dig Dis Sci 2011;56(4):1154-1159.

30 Prideaux L, et al., Inflammatory Bowel Disease in Asia: A Systematic Review. J Gastroenterol Hepatol 2012;27(8):1266-80.

31 Kim BJ, et al., Characteristics and Trends in the Incidence of Inflammatory Bowel Disease in Korean Children: A Single-Center Experience. Dig Dis Sci 2010;55(7):1989-1995.

32 Cho GJ, et al., Age at menarche in a Korean population_secular trends and influencing factors. Eur J Pediatr 2010;169(1):89-94.

33 Ahn JH, et al., Age at menarche in the Korean female: secular trends and relationship to adulthood body mass index. Ann Pediatr Endocrinol Metab. 2013;18(2):60-64.

34 Karapanou O, Papadimitriou A. Determinants of menarche. Reprod Biol Endocrinol. 2010;8:115.

35 Wyshak G, Frisch RE. Evidence for a Secular Trend in Age of Menarche. N Engl J Med. 1982;306(17):1033-5.

36 Forman MR, Mangini LD, Thelus-Jean R, Hayward MD. Life-course origins of the ages at menarche and menopause. Adolesc Health Med Ther. 2013;4:1-21.

37 Lee SE, et al., Relationship of age at menarche on anthropometric index and menstrual irregularity in late adolescent girls in Seoul. Ann Pediatr Endocrinol Metab. 2013;18(3):116-21.

38 Kim YJ, et al., Incidence and Prevalence of Central Precocious Puberty in Korea: An Epidemiologic Study Based on a National Database. J Pediatr. 2019;208:221-228.

39 Ko JK, et al., Trends in the Prevalences of Selected Birth Defects in Korea (2008-2014). Int J Environ Res Public Health. 2018;15(5):923.

40 Mendiola J, et al., Shorter anogenital distance predicts poorer semen quality in young men in Rochester, New York. Environ Health Perspect. 2011;119(7):958-63.

41 Swan SH. Environmental phthalate exposure in relation to reproductive

outcomes and other health endpoints in humans. Environ Res. 2008;108(2)
:177-84.

42 Kim M, Hwanga H, Namkung J. THE ESTIMATED PREVALENCE AND
    INCIDENCE OF ENDOMETRIOSIS WITH ADMINISTRATIVE DATA
    IN KOREAN WOMEN: A NATIONAL POPULATION BASED STUDY,
    American society of reproductive medicine, 2018.10.06. Fertil Steril.
    2018;110(4):e393-e394.

43 Blancato J, et al., Estimating Exposure To Dioxin-Like Compounds. U.S.
    Environmental Protection Agency, Washington, D.C., EPA/600/6-88/005B
    (NTIS PB95148193).

44 Yang J, et al., PCDDs, PCDFs, and PCBs concentrations in breast milk from
    two areas in Korea_body burden of mothers and implications for feeding
    infants. Chemosphere. 2002;46(3):419-28.

45 서춘희 등. 부산 지역 임산부의 모체혈, 제대혈, 모유에서 PFOA, PFOS의 농
    도. J Environ Health Sci. 2012;38(1):8-17.

46 Lee S, et al., Contamination of polychlorinated biphenyls and organochlorine
    pesticides in breast milk in Korea: time-course variation, influencing
    factors, and exposure assessment. Chemosphere. 2013;93(8):1578-85.

47 Kim D, et al., Organochlorine pesticides and polychlorinated biphenyls in
    Korean human milk: contamination levels and infant risk assessment. J
    Environ Sci Health B. 2013;48(4):243-50.

48 Lee S, et al., Polybrominated diphenyl ethers(PBDEs)in breast milk of
    Korea in 2011: Current contamination, time course variation, influencing
    factors and health risks. Environ Res. 2013 Oct;126:76-83.

49 Schecter A, Papke O. Comparisons of blood dioxin, dibenzofuran, and
    coplanar PCB levels in strict vegetarians (vegans) and the general United
    States population. Organohalogen Compd. 1998;38:179-182.

chapter 2 한국의 식습관 변화

1   국내 대두박 생산차질로 식용유파동 예고. 한국경제. 1990년 6월 15일.
2   식용유파동 일파만파. 매일경제. 1990년 8월 24일.

3   Epidemiology of hip fracture: Worldwide geographic variation. Indian J Orthop. 2011 Jan-Mar;45(1):15-22.

4   Park KS, et al., Change in incidence of hip fracture in Gwangju City and Jeonnam Province, Korea, over 20 years. Arch Osteoporos. 2015;10:38.

5   Harvard T.H. Chan School of Public Health. "Calcium and Milk."

6   Harvard T.H Chan School of Public health. 한끼 건강식(https://www.hsph. harvard.edu/nutritionsource/healthy-eating-plate/translations/korean/).

7   농촌진흥청 국립농업과학원. 국가표준식품성분표 개요-제9개정판. 2016.

🌿

Part 2 만성질환의 모든 것

chapter 3 알아두면 좋은 영양생리의 기초

1   Heyll U. The "Fight over the Protein Minimum". The conflict between scientific nutrition teaching and food reform in 19th and 20th century Germany. Dtsch Med Wochenschr. 2007 Dec;132(51-52):2768-73.

2   Carpenter KJ. A short history of nutritional science: part 2 (1885-1912). J Nutr. 2003 Apr;133(4):975-84.

3   한국보건산업진흥원. 국민영양통계-영양소별 섭취량(성별). 2017년.

4   du Jardin Nielsen AG, Metcalfe NH. Mikkel Hindhede (1862-1945): A pioneering nutritionist. J Med Biogr. 2018 Aug;26(3):202-206.

5   Hindhede M. The Effect Of Food Restriction During War in Mortality In Copenhagen. JAMA. 1920;74(6):381-382.

6   World Health Organization, Food and Agriculture Organization of the United Nations, United Nations University. Protein and amino acid requirements in human nutrition-Report of a joint FAO/WHO/UNU expert consultation (WHO Technical Report Series 935). 2007.

7   Human protein requirements. Autocorrelation and adaptation to a low-protein diet. In: Rand WM, Uauy R, Scrimshaw NS. Protein-energyrequire ment studies in developing countries: results of international research. Food and Nutrition Bulletin, 1984(Suppl. 10):48-57.

8   Lemon PW et al. Protein requirements and muscle mass/strength changes during intensive training in novice bodybuilders. Journal of Applied Physiology, 1992, 73:767-775.

9   농촌진흥청 국립농업과학원. 국가표준식품성분표 개요-제9개정판. 2016.

10 Levine ME, et al., Low protein intake is associated with a major reduction in IGF-1, cancer, and overall mortality in the 65 and younger but not older population. Cell Metab. 2014 Mar 4;19(3):407-17.

11 Chen Z, et al., Associations of specific dietary protein with longitudinal insulin resistance, prediabetes and type 2 diabetes: The Rotterdam Study. Clin Nutr. 2020 Jan;39(1):242-249.

12 Dhaka V, et al., Trans fats-sources, health risks and alternative approach- A review. J Food Sci Technol. 2011 Oct; 48(5): 534-541.

13 Laake I, et al., A prospective study of intake of trans-fatty acids from ruminant fat, partially hydrogenated vegetable oils, and marine oils and mortality from CVD. Br J Nutr. 2012;108(4):743-54.

14 Simopoulos AP. The importance of the ratio of omega-6/omega-3 essential fatty acids. Biomed Pharmacother. 2002 Oct;56(8):365-79.

15 Park Y, et al., Measurement of Human Chylomicron Triglyceride Clearance With a Labeled Commercial Lipid Emulsion. Lipids. 2001;36(2):115-20.

chapter 4 공공의 적, 인슐린저항성

1   Chen Z, et al., Associations of Specific Dietary Protein With Longitudinal Insulin Resistance, Prediabetes and Type 2 Diabetes: The Rotterdam Study Clin Nutr. 2020 Jan;39(1):242-249.

2   Shang X, et al., Dietary Protein Intake and Risk of Type 2 Diabetes: Results From the Melbourne Collaborative Cohort Study and a Meta-Analysis of Prospective Studies. Am J Clin Nutr. 2016 Nov;104(5):1352-1365.

3   Gannon MC, et al., Effect of Protein Ingestion on the Glucose Appearance Rate in People With Type 2 Diabetes. Clinical Trial J Clin Endocrinol Metab. 2001;86(3):1040-7.

4   Khan MA, Gannon MC, Nuttall FQ. Glucose Appearance Rate Following

Protein Ingestion in Normal Subjects. J Am Coll Nutr. 1992 Dec;11(6):701-6.

5   Nuttall FQ, Gannon MC. Metabolic Response to Egg White and Cottage Cheese Protein in Normal Subjects. Metabolism. 1990 Jul;39(7):749-55.

6   Gulliford MC, et al., Differential Effect of Protein and Fat Ingestion on Blood Glucose Responses to High- And Low-Glycemic-Index Carbohydrates in Noninsulin-Dependent Diabetic Subjects. Clinical Trial Am J Clin Nutr. 1989;50(4):773-7.

7   Pal S, Ellis V. The Acute Effects of Four Protein Meals on Insulin, Glucose, Appetite and Energy Intake in Lean Men. Br J Nutr. 2010;104(8):1241-8.

8   Ascencio C, et al., Soy Protein Affects Serum Insulin and Hepatic SREBP-1 mRNA and Reduces Fatty Liver in Rats. J Nutr. 2004;134(3):522-9.

9   Petersen KF, et al., Impaired Mitochondrial Activity in the Insulin-Resistant Offspring of Patients With Type 2 Diabetes. N Engl J Med. 2004;350(7):664-71.

10   Petersen KF, et al., Reversal of Muscle Insulin Resistance by Weight Reduction in Young, Lean, Insulin-Resistant Offspring of Parents With Type 2 Diabetes. Proc Natl Acad Sci USA. 2012;109(21):8236-40.

11   Lee S, et al., Effects of an Overnight Intravenous Lipid Infusion on Intramyocellular Lipid Content and Insulin Sensitivity in African-American Versus Caucasian Adolescents. Metabolism. 2013;62(3):417-23.

12   Hoeks J, et al., Long-And Medium-Chain Fatty Acids Induce Insulin Resistance to a Similar Extent in Humans Despite Marked Differences in Muscle Fat Accumulation. J Clin Endocrinol Metab. 2012 Jan;97(1):208-16.

13   Michael Ith M, et al., Standardized Protocol for a Depletion of Intramyocellular Lipids (IMCL). NMR Biomed. 2010;23(5):532-8.

chapter 5 만성질환 바로 알기

1   Herman Pontzer, et al., Constrained Total Energy Expenditure and Metabolic Adaptation to Physical Activity in Adult Humans. Curr Biol. 2016;

26(3):410-7.

2   Bernard MFM Duvivier, et al., Minimal Intensity Physical Activity (Standing and Walking) of Longer Duration Improves Insulin Action and Plasma Lipids More Than Shorter Periods of Moderate to Vigorous Exercise (Cycling) in Sedentary Subjects When Energy Expenditure Is Comparable. PLoS One. 2013;8(2):e55542.

3   Yancy WS Jr, et al., A low-carbohydrate, ketogenic diet versus a low-fat diet to treat obesity and hyperlipidemia: a randomized, controlled trial. Ann Intern Med. 2004;140(10):769-77.

4   Chen Z, et al., Dietary Protein Intake and All-Cause and Cause-Specific Mortality: Results From the Rotterdam Study and a Meta-Analysis of Prospective Cohort Studies. Eur J Epidemiol. 2020 May;35(5):411-429.

5   Regulation of cholesterol formation balances synthesis with dietary uptake. (FIGURE 21-44) (2005). In David L. Nelson, Michael M. Cox (Eds.), Lehninger Principles of Biochemistry, 4th Edition. (pp.826). New York: W.H. Freeman and Company.

6   Zhong VW, et al., Associations of Dietary Cholesterol or Egg Consumption With Incident Cardiovascular Disease and Mortality. JAMA. 2019; 321(11):1081-1095.

7   Vogel RA. Brachial Artery Ultrasound: A Noninvasive Tool in the Assessment of Triglyceride-Rich Lipoproteins. Clin Cardiol. 1999;22(6 Suppl):II34-9.

8   Esselstyn CB Jr, et al., A Way to Reverse CAD? J Fam Pract. 2014;63(7):356-364b.

9   Pal S, Ellis V. The Acute Effects of Four Protein Meals on Insulin, Glucose, Appetite and Energy Intake in Lean Men. Br J Nutr. 2010;104(8):1241-8.

10   Kashima H, et al., Effect of Soy Protein Isolate Preload on Postprandial Glycemic Control in Healthy Humans. Nutrition. 2016;32(9):965-9.

11   von Post-Skagegård M, et al., Glucose and Insulin Responses in Healthy Women After Intake of Composite Meals Containing Cod-, Milk-, and Soy Protein. Eur J Clin Nutr. 2006;60(8):949-54.

12   Sung J, et al., Height and site-specific cancer risk: A cohort study of a

korean adult population. Am J Epidemiol. 2009;170(1):53-64.

13   Green J, et al., Height and cancer incidence in the Million Women Study: prospective cohort, and meta-analysis of prospective studies of height and total cancer risk. Lancet Oncol. 2011;12(8): 785-794.

14   Kabat GC, et al., Adult height in relation to risk of cancer in a cohort of Canadian women. Int J Cancer. 2013 Mar 1;132(5):1125-32.

15   Levine ME, et al., Low Protein Intake Is Associated With a Major Reduction in IGF-1, Cancer, and Overall Mortality in the 65 and Younger but Not Older Population. Cell Metab. 2014;19(3):407-17.

16   Suzanne M, Wands JR. Alzheimer's Disease Is Type 3 Diabetes-Evidence Reviewed. J Diabetes Sci Technol. 2008;2(6):1101-1113.

17   김수경. 당뇨병이 치매에 미치는 영향 및 예방법. 당뇨병(JKD). 2012;13(3):140.

18   보건복지부지정 노인성치매임상연구센터. 치매의 유병률과 발병률.

19   Sun L, et al., Soya Milk Exerts Different Effects on Plasma Amino Acid Responses and Incretin Hormone Secretion Compared With Cows' Milk in Healthy, Young Men. Br J Nutr. 2016 Oct;116(7):1216-1221.

20   McArthur KE, et al., Soy Protein Meals Stimulate Less Gastric Acid Secretion and Gastrin Release Than Beef Meals. Gastroenterology. 1988 Oct;95(4):920-6.

21   Abbaspour N, et al., Review on iron and its importance for human health. Journal of Research in Medical Sciences. J Res Med Sci. 2014 Feb;19(2):164-74.

22   UN Children's FundWHO, UN University. Iron deficiency anaemia: assess ment, prevention and control: A guide for programme managers. 2001. WHO/NHD/01.3

23   Yang X, et al., Meat and Fish Intake and Type 2 Diabetes: Dose-respon se Meta-Analysis of Prospective Cohort Studies. Diabetes Metab. 2020;S1262-3636(20)30055-0.

24   Ward MH, et al., Heme iron from meat and risk of adenocarcinoma of the esophagus and stomach. European Journal of Cancer Prevention. 2012;21(2):134-138.

25   Bastide NM, et al., Heme iron from meat and risk of colorectal cancer: a

meta-analysis and a review of the mechanisms involved. Cancer Prev Res (Phila). 2011;4(2):177-84.

26 Genkinger JM, et al., Long-term dietary heme iron and red meat intake in relation to endometrial cancer risk. Am J Clin Nutr. 2012;96(4):848-54.

27 Inoue-Choi M, et al., Red and Processed Meat, Nitrite, and Heme Iron Intakes and Postmenopausal Breast Cancer Risk in the NIH-AARP Diet and Health Study. Int J Cancer. 2016;138(7):1609-18.

28 Höglund E, et al., Tryptophan Metabolic Pathways and Brain Serotonergic Activity: A Comparative Review. Front Endocrinol (Lausanne). 2019;10: 158.

29 Hui-Ju Chen, et al., Association of attention-deficit/hyperactivity Disorder With Diabetes: A Population-Based Study. Pediatr Res. 2013 Apr;73(4 Pt 1):492-6.

30 Chen MH, et al., Risk of Type 2 Diabetes in Adolescents and Young Adults With Attention-Deficit/Hyperactivity Disorder: A Nationwide Longitudinal Study. J Clin Psychiatry. 2018;79(3):17m11607.

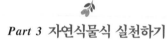

Part 3 자연식물식 실천하기

chapter 6 자연식물식 식사법

1 Haber GB. Depletion and Disruption of Dietary Fibre. Effects on Satiety, Plasma-Glucose, and Serum-Insulin. Lancet. 1977;2(8040):679-82.

2 Kempner W, et al., Treatment of Massive Obesity With rice/reduction Diet Program. An Analysis of 106 Patients With at Least a 45-kg Weight Loss. Arch Intern Med. 1975;135(12):1575-84.

3 Sera N, et al., Binding Effect of Polychlorinated Compounds and Environ mental Carcinogens on Rice Bran Fiber. J Nutr Biochem. 2005;16(1):50-8.

4 Annema N, et al., Fruit and Vegetable Consumption and the Risk of Proximal Colon, Distal Colon, and Rectal Cancers in a Case-Control Study in Western Australia. J Am Diet Assoc. 2011;111(10):1479-90.

5   Stott-Miller M, et al., Consumption of Deep-Fried Foods and Risk of Prostate Cancer. Prostate. 2013;73(9):960-9.

6   Kang Y, Kim J. Association Between Fried Food Consumption and Hypertension in Korean Adults. Br J Nutr. 2016;115(1):87-94.

7   Osorio-Yáñez C, et al., Maternal Intake of Fried Foods and Risk of Gestational Diabetes Mellitus. Ann Epidemiol. 2017;27(6):384-390.

8   IARC, Household Use of Solid Fuels and High-temperature Frying-IARC Monographs on the Evaluation of Carcinogenic Risks to Humans Volume 95. 2010.

9   Azami Y, et al., Long Working Hours and Skipping Breakfast Concomitant With Late Evening Meals Are Associated With Suboptimal Glycemic Control Among Young Male Japanese Patients With Type 2 Diabetes. J Diabetes Investig. 2019;10(1):73-83.

chapter 7 장보기와 외식하기

1   농촌진흥청 국립농업과학원. 콜레스테롤 성분표. 2012.

2   농촌진흥청 국립농업과학원. 국가표준식품성분표-제9개정판. 2016.

Part 4 자연식물식을 둘러싼 걱정들

chapter 8 건강한 성장을 위해

1   World Cancer Research Fund, American Institute for Cancer Research. Food, Nutrition, Physical Activity, and the Prevention of Cancer: a Global Perspective. 2007.

2   World Cancer Research Fund, American Institute for Cancer Research. HEIGHT AND BIRTHWEIGHT and the risk of cancer. 2018.

3   Ross JA. High Birthweight and Cancer: Evidence and Implications. Cancer Epidemiol Biomarkers Prev. 2006;15(1):1-2.

4   Sung J, et al. Height and site-specific cancer risk: A cohort study of a

Korean adult population. Am J Epidemiol. 2009;170(1):53-64.

5   Green J, et al. Height and cancer incidence in the Million Women Study: prospective cohort, and meta-analysis of prospective studies of height and total cancer risk. Lancet Oncol. 2011;12(8): 785-794.

6   Kabat GC, et al. Adult height in relation to risk of cancer in a cohort of Canadian women. Int J Cancer. 2013;132(5):1125-32.

7   Möller E, et al. Body size across the life course and prostate cancer in the Health Professionals Follow-up Study. Int J Cancer. 2016;138(4):853-65.

8   WHO Multicentre Growth Reference Study Group. Breastfeeding in the WHO Multicentre Growth Reference Study. Acta Paediatr Suppl. 2006;450:16-26.

9   질병관리본부. 〈2007년 소아 및 청소년 표준성장도표-해설〉.

10 문진수, 이순영, 남정모 등. 2007 한국 소아청소년 성장도표: 개발과정과 전망. Korean J Pediatr 2008;51(1):1-25.

11 질병관리본부. 〈2017년 소아 및 청소년 표준성장도표-해설〉.

12 이종국. 한국 소아청소년의 성장발육 변천. J Korean Med Assoc 2008;51 (12):1068-1070.

13 Kim S, et al. Concentrations of Phthalate Metabolites in Breast Milk in Korea: Estimating Exposure to Phthalates and Potential Risks Among Breast-Fed Infants. Sci Total Environ. 2015;508:13-9.

14 Yeung LWY, et al. Perfluorooctanesulfonate and Related Fluorochemicals in Human Blood Samples From China. Environ Sci Technol. 2006;40(3):715- 20.

15 서춘희 등. 부산지역 임산부의 모체혈, 제대혈, 모유에서 PFOA, PFOS의 농도. 한국보건학회지, 2012;38(1):8-17.

16 Hines EP, et al. Phenotypic dichotomy following developmental exposure to perfluorooctanoic acid (PFOA) in female CD-1 mice: Low doses induce elevated serum leptin and insulin, and overweight in mid-life. Mol Cell Endocrinol. 2009;304(1-2):97-105.

17 Yang YH, et al. Congener-distribution patterns and risk assessment of polychlorinated biphenyls, dibenzo-p-dioxins and dibenzofurans in Korean human milk. Chemosphere. 2002;47:1087-1095.

18 Lee S, et al. Contamination of polychlorinated biphenyls and organochlorine pesticides in breast milk in Korea: time-course variation, influencing factors, and exposure assessment. Chemosphere. 2013;93(8):1578-85.

19 Lee S, et al. Polybrominated diphenyl ethers (PBDEs) in breast milk of Korea in 2011: current contamination, time course variation, influencing factors and health risks. Environ Res. 2013;126:76-83.

20 정민지, 동위원소희석-기체크로마토그래피-질량분석법을 이용한 유제품 중 비스페놀A와 프탈레이트 대사물질 동시 분석에 관한 연구(2013). 석사 학위 논문. 연세대학교 대학원 화학과.

21 Yang YH, et al. Congener-distribution patterns and risk assessment of polychlorinated biphenyls, dibenzo-p-dioxins and dibenzofurans in Korean human milk Chemosphere. 2002;47:1087-1095.

22 U.S EPA. Estimating Exposure to Dioxin-like Compounds: Volume1-Excutive Summary. 2004.

23 신미연 등. 서울시 하수처리장 방류수 및 한강 내 PFOA와 PFOS의 과불화합물 모니터링 연구. 한국환경보건학회지 2009;35(4):334-42.

24 환경부. 과불화합물의 환경 중 배출량 추정연구(I)(2010년 12월).

25 Jeong Y, et al. Occurrence and exposure assessment of polychlorinated biphenyls and organochlorine pesticides from homemade baby food in Korea. Sci Total Environ. 2014;470-471:1370-5.

26 Sera N, et al. Binding effect of polychlorinated compounds and environmental carcinogens on rice bran fiber. J Nutr Biochem. 2005;16(1):50-8.

27 Melina V, et al. Position of the Academy of Nutrition and Dietetics: Vegetarian. J Acad Nutr Diet. 2016;116(12):1970-1980.

28 보건복지부, 한국영양학회. 2015 한국인 영양소 섭취기준.

29 World Health Organization, Food and Agriculture Organization of the United Nations, United Nations University. Protein and amino acid requirements in human nutrition-Report of a joint FAO/WHO/UNU expert consultation (WHO Technical Report Series 935). 2007.

1 Hegsted DM. Calcium and osteoporosis. J Nutr. 1986;116(11):2316-9.

2 World Health Organization, Food and Agriculture Organization of the United Nations. Diet, nutrition and the prevention of chronic diseases- Report of the joint WHO FAO expert consultation(WHO Technical Report Series, No. 916), 2003.

3 World Health Organization, Food and Agriculture Organization of the United Nations. Vitamin and mineral requirements in human nutrition: Second edition. 2004.

4 Schuette SA, et al. Studies on the mechanism of protein-induced hypercalciuria in older men and women. J Nutr. 1980;110(2):305-15.

5 Zengin A. Ethnic Differences in Bone Health. Front Endocrinol. 2015;6:24.

6 Michaëlsson K, et al. Milk, Fruit and Vegetable, and Total Antioxidant Intakes in Relation to Mortality Rates: Cohort Studies in Women and Men. Am J Epidemiol. 2017;185(5):345-361.

7 Byberg L, et al. Fruit and vegetable intake and risk of hip fracture: a cohort study of Swedish men and women. J Bone Miner Res. 2015;30(6):976-84.

8 Benetou V, et al. Fruit and Vegetable Intake and Hip Fracture Incidence in Older Men and Women: The CHANCES Project. J Bone Miner Res. 2016;31(9):1743-52.

9 곽충실, 황진용, 와다나베 후미오, 박상철. 한국 장류, 김치 및 식용해조류를 중심으로 하는 일부 상용 식품의 비타민B12 함량 분석 연구. 한국영양학회지 2008;41(5):439-447.

10 Watenabe F, Yabuta Y, Bito T, Teng F. Vitamin B12-Containing Plant Food Sources for Vegeterians. Nutrients 2014;6:1861-1873.

11 Albert MJ, Mathan VI, Baker SJ. Vitamin B12 synthesis by human small intestinal bacteria. Nature. 1980 Feb 21;283(5749):781-2.

12 Aung T, et al. Associations of Omega-3 Fatty Acid Supplement Use With Cardiovascular Disease Risks: Meta-analysis of 10 Trials Involving 77,917 Individuals. JAMA Cardiol. 2018;3(3):225-234.

13 Raitt MH, et al. Fish oil supplementation and risk of ventricular tachycardia and ventricular fibrillation in patients with implantable defibrillators: a

randomized controlled trial. JAMA. 2005;293:2884-2891.

14   Raitt MH, et al. Fish oil supplementation and risk of ventricular tachycardia and ventricular fibrillation in patients with implantable defibrillators: a randomized controlled trial. JAMA. 2005;293:2884-2891.

15   Dijkstra SC, et al. Intake of very long chain n-3 fatty acids from fish and the incidence of heart failure: the Rotterdam Study. Eur J Heart Fail. 2009;11:922-928.

16   Kromhout D, et al. n-3 fatty acids and cardiovascular events after myocardial infarction. N Engl J Med. 2010;363:2015-2026.

17   Brasky TM, et al. Serum phospholipid fatty acids and prostate cancer risk: results from the Prostate Cancer Prevention Trial. Am J Epidemiol. 2011;173(12):1429-39.

18   Brasky TM, et al. Plasma phospholipid fatty acids and prostate cancer risk in the SELECT trial. J Natl Cancer Inst. 2013;105(15):1132-41.

19   Kaushik M, et al. Long-chain omega-3 fatty acids, fish intake, and the risk of type 2 diabetes mellitus. Am J Clin Nutr. 2009;90:613-620.

20   Chen Z, et al. Associations of specific dietary protein with longitudinal insulin resistance, prediabetes and type 2 diabetes: The Rotterdam Study. Clin Nutr. 2020;39(1):242-249.

21   Makrides M, et al. Effect of DHA Supplementation During Pregnancy on Maternal Depression and Neurodevelopment of Young Children. JAMA. 2010;304:1675-1683.

22   Keim SA, et al. Effect of Docosahexaenoic Acid Supplementation vs Placebo on Developmental Outcomes of Toddlers Born Preterm: A Randomized Clinical Trial. JAMA Pediatr. 2018;172(12):1126-1134.

23   Dangour AD, et al. Effect of 2-y n3 long-chain polyunsaturated fatty acid supplementation on cognitive function in older people: a randomized, double-blind, controlled trial. Am J Clin Nutr. 2010;91:1725-1732.

24   Quinn JF, et al. Docosahexaenoic acid supplementation and cognitive decline in Alzheimer disease. JAMA. 2010;304:1903-1911.

25   Balachandar R, et al. Docosahexaenoic acid supplementation in age-related cognitive decline: a systematic review and meta-analysis. Eur J Clin

Pharmacol. 2020;76(5):639-648.

26   Institute of Medicine 2011. Dietary Reference Intakes for Calcium and VitaminD. Washington, DC: The National Academies Press.

27   Manson JE, et al. Vitamin D Deficiency-Is There Really a Pandemic? The N Eng J Med. 2016;375(19):1817-1820.

28   Burt LA, et al. Effect of High-Dose Vitamin D Supplementation on Volumetric Bone Density and Bone Strength: A Randomized Clinical Trial. JAMA. 2019;322(8):736-745.

29   Holick MF. Vitamin D deficiency. The N Eng J Med. 2007;357(3):266-81.

30   Lee DH, et al. Does supplemental vitamin C increase cardiovascular disease risk in women with diabetes? Am J Clin Nutr 2004;80:1194-200.

31   Kushi LH, et al. Dietary antioxidant vitamins and death from coronary heart disease in postmenopausal women. N Engl J Med 1996;334:1156-62.

32   Podmore ID, et al. Vitamin C exhibits pro-oxidant properties. Nature. 1998;392(6676):559.

33   Herbert V, et al. Vitamin C-driven free radical generation from iron. J Nutr. 1996;126(4 Suppl):1213S-20S.

34   Eberhardt MV, et al. Antioxidant activity of fresh apples. Nature. 2000;405 (6789):903-4.

35   Boyer J, Liu RH. Review: Apple Phytochemicals and Their Health Effects. Nutr J. 2004;3:5.

36   Alpha-Tocopherol, Beta Carotene Cancer Prevention Study Group. The effect of vitamin E and beta carotene on the incidence of lung cancer and other cancers in male smokers. N Engl J Med. 1994;330(15):1029-35.

37   Omenn GS, et al. Effects of a combination of beta carotene and vitamin A on lung cancer and cardiovascular disease. N Engl J Med. 1996;334(18):1150-5.

38   Lonn E, et al. HOPE and HOPE-TOO Trial Investigators. Effects of long-term vitamin E supplementation on cardiovascular events and cancer: a randomized controlled trial. JAMA 2005;293:1338-47

39   Brown BG, Crowley J. Is there any hope for vitamin E? JAMA 2005;293: 1387-90.

40   Liu S, et al. Vitamin E and risk of type 2 diabetes in the women's health

study randomized controlled trial. Diabetes. 2006;55(10):2856-62.

41 Kang JH, et al. A randomized trial of vitamin E supplementation and cognitive function in women. Arch Intern Med. 2006;166(22):2462-8.

42 Taylor HR, et al. Vitamin E supplementation and macular degeneration: randomized controlled trial. BMJ 2002;325:11.

43 Age-Related Eye Disease Study Research Group. A randomized, placebo-controlled, clinical trial of high-dose supplementation with vitamins C and E and beta carotene for age-related cataract and vision loss: AREDS report no. 9. Arch Opthalmol 2001;119:1439-52.

44 HIBBARD BM. THE ROLE OF FOLIC ACID IN PREGNANCY; WITH PARTICULAR REFERENCE TO ANAEMIA, ABRUPTION AND ABORTION. J Obstet Gynaecol Br Commonw. 1964;71:529-42.

45 Cole BF, et al. Folic acid for the prevention of colorectal adenomas: a randomized clinical trial. JAMA 2007;297(21):2351-9.

46 Figueiredo JC, et al. Folic acid and risk of prostate cancer: results from a randomized clinical trial. J Natl Cancer Inst. 2009;101(6):432-5.

47 Ebbing M, et al. Cancer Incidence and Mortality After Treatment With Folic Acid and Vitamin B12. JAMA. 2009;302(19):2119-26.

48 van Wijngaarden JP, et al. Effect of daily vitamin B-12 and folic acid supplementation on fracture incidence in elderly individuals with an elevated plasma homocysteine concentration: B-PROOF, a randomized controlled trial. Am J Clin Nutr. 2014;100(6):1578-86.

49 Kim YI. Role of folate in colon cancer development and progression. J Nutr. 2003 Nov;133(11 Suppl 1):3731S-3739S.

50 Ulrich CM, Potter JD. Folate supplementation: too much of a good thing? Cancer Epidemiol Biomarkers Prev. 2006;15(2):189-93.

51 Stolzenberg-Solomon RZ, et al. Folate intake, alcohol use, and postmeno pausal breast cancer risk in the Prostate, Lung, Colorectal, and Ovarian Cancer Screening Trial. Am J Clin Nutr. 2006;83(4):895-904.

Part 5 지속가능한 삶

chapter 11 지속가능한 먹거리

1   중앙일보. 한국 1인당 온실가스 배출량 일본 · 독일보다 많아… 영국 · 프랑스 2배. 2019년 12월 06일.

2   KBS뉴스. 독일 청소년들, 환경 · 정치에 대한 관심 증가. 2019년 10월 24일.

3   IPCC. 2019: Climate Change and Land: an IPCC special report on climate change, desertification, land degradation, sustainable land management, food security, and greenhouse gas fluxes in terrestrial ecosystems.

4   IPCC. 2019: [국영문합본] 기후변화와 토지 특별보고서 정책결정자를 위한 요약본(SPM). 기상청 기후변화포털(climate.go.kr).

5   농촌경제연구원. 「농업전망 2020: 농업 · 농촌 포용과 혁신, 그리고 지속가능한 미래」(2020년 1월).

6   Catherine S, et al. Jobs in a Net-Zero Emissions Future in Latin America and the Caribbean. 2020. Inter-American Development Bank and International Labour Organization, Washington D.C. and Geneva.

7   Chen Z, et al., Associations of Specific Dietary Protein With Longitudinal Insulin Resistance, Prediabetes and Type 2 Diabetes: The Rotterdam Study Clin Nutr. 2020;39(1):242-249.

8   Chen Z, et al., Dietary Protein Intake and All-Cause and Cause-Specific Mortality: Results From the Rotterdam Study and a Meta-Analysis of Prospective Cohort Studies. Eur J Epidemiol. 2020;35(5):411-429.

9   Ewen SW, Pusztai A. Effect of diets containing genetically modified potatoes expressing Galanthus nivalis lectin on rat small intestine. Lancet. 1999;354(9187):1353-4.

10 Séralini GE, et al. Republished study: long-term toxicity of a Roundup herbicide and a Roundup-tolerantgenetically modified maize. Environ Sci Eur. 2014;26(1):14.

11 환경부, 국립환경과학원. 가축분뇨 처리통계(2018년도 기준). 2019.

12 OECD. Environmental performance of agriculture-nutrients balances: Nitrogen.

13 뉴스제주. 제주도내 양돈장, 사육두수 총량제 도입된다. 2019년 7월 10일.

14 Laffoley, D., & Baxter, J. M. (Eds.). (2019). Ocean deoxygenation: Every one's problem‐Causes, impacts, consequences and solutions. Gland, Switzer land: IUCN.

15 Lee J, et al. (2018) Hypoxia in Korean Coastal Waters: A Case Study of the Natural Jinhae Bay and Artificial Shihwa Bay. Front. Mar. Sci. 5:70.

16 한국농촌경제연구원. 최근 주요국 농식품부문 기후변화 완화정책. 2018.

17 영산강·섬진강수계관리위원회. 영산강수계에 유입되는 가축분뇨의 항생물 질 분포실태 조사 및 관리방안 연구. 2015.

18 Our World in Data. Antibiotic use in livestock, 2010.

19 농림수산식품부, 농림수산검역원. 2011년도『축산 항생제내성균 감시체계 구 축 보고서』-항생제 사용 및 항생제 내성 모니터링-. 2012.

20 식품 의약품 안전 평가원, 농림 축산 식품부, 농림 축산 검역 본부. 2018년도 『국가 항생제 사용 및 내성 모니터링』-동물, 축·수산물-. 2019.

21 질병관리본부. 〈국내 항생제 내성균 감염에 대한 질병부담 연구〉. 2018.

22 Lim SK, et al. First Detection of the mcr-1 Gene in Escherichia coli Isolated from Livestock between 2013 and 2015 in South Korea. Antimicrob Agents Chemother. 2016;60(11):6991-6993.

23 한겨레. 10년간 4조 들여 7천만 '살처분', 이대로 좋은가. 2020년 1월 16일.

조금씩, 천천히,
자연식물식

1판 1쇄 발행 2021년 2월 22일
1판 7쇄 발행 2023년 9월 26일

지은이 이의철

발행인 황민호
본부장 박정훈
책임편집 강경양
기획편집 김순란 김사라
마케팅 조안나 이유진 이나경
국제판권 이주은
제작 최택순

발행처 대원씨아이㈜
주소 서울특별시 용산구 한강대로15길 9-12
전화 (02)2071-2094
팩스 (02)749-2105
등록 제3-563호
등록일자 1992년 5월 11일

ISBN 979-11-362-6089-5 03510